MANUEL PRATIQUE

DU

TRAITEMENT DE LA DIPHTÉRIE

SÉROTHÉRAPIE — TUBAGE — TRACHÉOTOMIE

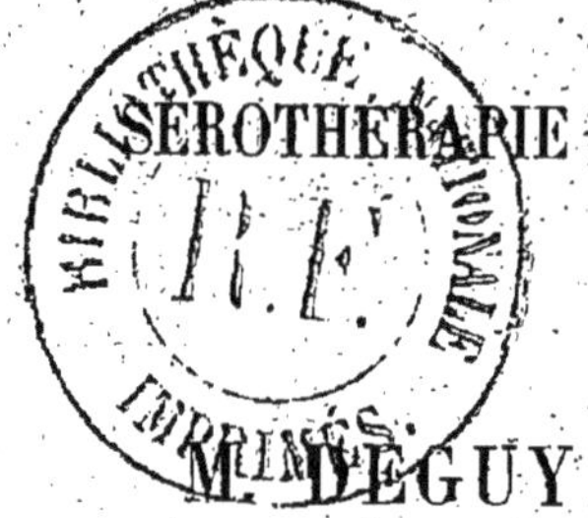

PAR

M. DEGUY
Ancien Interne des hôpitaux, Ancien moniteur
de Tubage et de Trachéotomie
de la Faculté à l'hôpital des Enfants-Malades,
Chef du Laboratoire de la Faculté
à l'hôpital des Enfants (Service de la diphtérie)

BENJAMIN WEILL
Interne des hôpitaux,
Moniteur de Tubage et de Trachéotomie
de la Faculté
à l'hôpital des Enfants-Malades

INTRODUCTION

PAR

A.-B. MARFAN
Professeur agrégé à la Faculté
Médecin de l'hôpital des Enfants-Malades

PARIS
MASSON ET Cie, ÉDITEURS
LIBRAIRES DE L'ACADÉMIE DE MÉDECINE
120, BOULEVARD SAINT-GERMAIN

1902

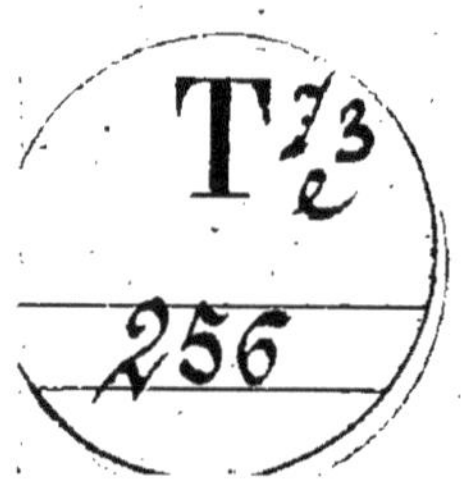

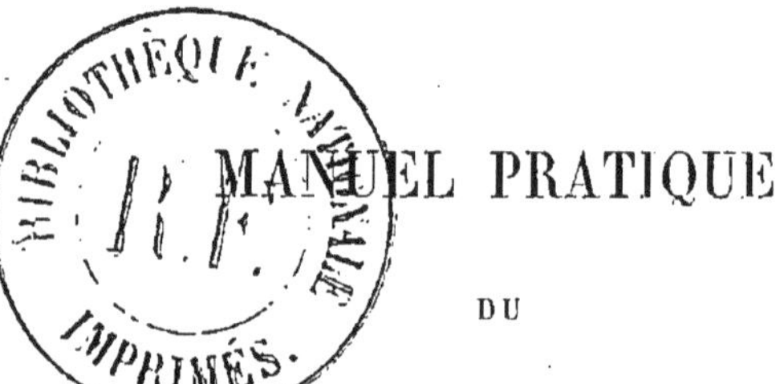

MANUEL PRATIQUE

DU

TRAITEMENT DE LA DIPHTÉRIE

MANUEL PRATIQUE

DU

TRAITEMENT DE LA DIPHTÉRIE

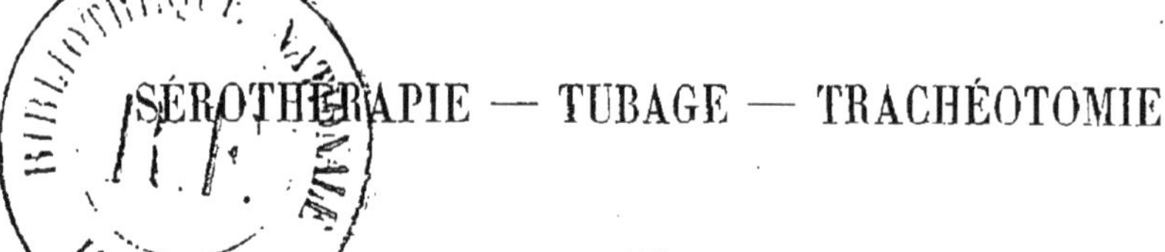

SÉROTHÉRAPIE — TUBAGE — TRACHÉOTOMIE

PAR

M. DEGUY
Ancien Interne des hôpitaux, Ancien moniteur
de Tubage et de Trachéotomie
de la Faculté à l'hôpital des Enfants-Malades,
Chef du Laboratoire de la Faculté
à l'hôpital des Enfants (Service de la diphtérie)

BENJAMIN WEILL
Interne des hôpitaux,
Moniteur de Tubage et de Trachéotomie
de la Faculté
à l'hôpital des Enfants-Malades

INTRODUCTION

PAR

A.-B. MARFAN
Professeur agrégé à la Faculté
Médecin de l'hôpital des Enfants-Malades

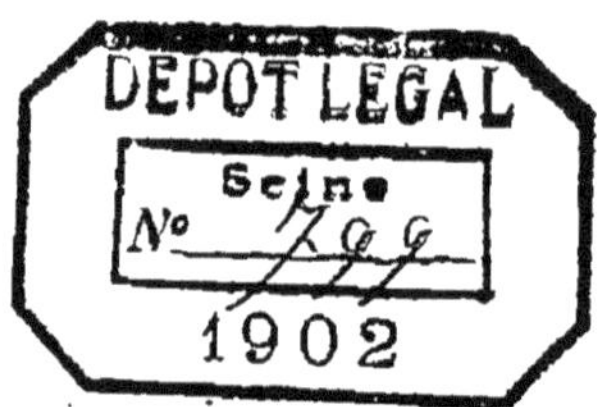

PARIS
MASSON ET Cie, ÉDITEURS
LIBRAIRES DE L'ACADÉMIE DE MÉDECINE
120, BOULEVARD SAINT-GERMAIN

1902

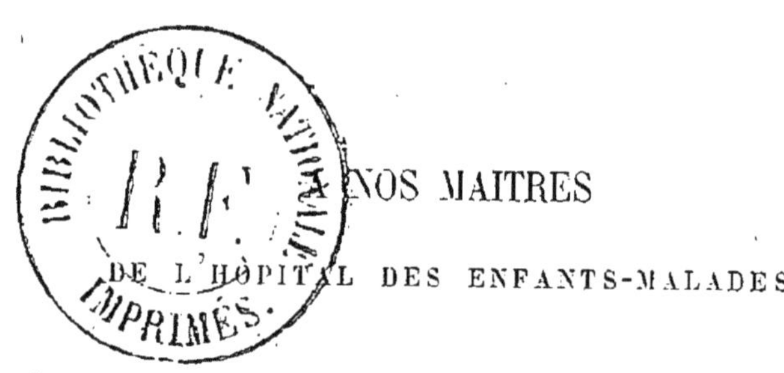

A NOS MAITRES

DE L'HÔPITAL DES ENFANTS-MALADES

A. SEVESTRE
Membre de l'Académie de Médecine
Médecin de l'hôpital Bretonneau

A.-B. MARFAN
Professeur agrégé à la Faculté
Médecin de l'hôpital des Enfants-Malades

Nous dédions ce livre dont la meilleure partie leur revient. Leur enseignement nous a permis de l'élaborer, leurs encouragements nous ont décidé à le publier. Qu'ils trouvent ici l'hommage de notre profonde reconnaissance.

INTRODUCTION

La diphtérie est sans doute la maladie dont l'étude scientifique est la plus avancée; elle a été l'objet d'une série de travaux dont la médecine a le droit de s'enorgueillir et dont les résultats généraux peuvent être condensés en quelques lignes.

C'est une maladie aiguë, contagieuse, caractérisée, en premier lieu, par la production de fausses membranes fibrineuses sur les muqueuses, particulièrement sur celles de la gorge, du nez et du larynx, et, plus rarement, sur la peau dénudée; elle est caractérisée, en outre, par des phénomènes généraux qui révèlent une intoxication plus ou moins grave.

Elle est due à un bacille qui, en végétant sur les muqueuses ou sur la peau dénudée, y provoque la formation des fausses membranes. Ce bacille n'envahit pas la profondeur de l'organisme; il reste limité aux surfaces atteintes. Et cependant, il produit très souvent la mort. Il peut la produire de trois manières. D'abord et surtout par intoxication : dans les fausses membranes, il élabore une toxine qui est absorbée, et c'est par elle qu'il tue dans le plus grand nombre de cas. Ensuite, il peut tuer par asphyxie en provoquant, dans le larynx, la trachée et les bronches le développement de fausses membranes qui rétrécissent ces conduits. Enfin, il agit sans doute, mais peut-être plus rarement qu'on ne l'a dit, en favorisant les infections secondaires, particulièrement les infections à streptocoques. Ces trois mécanismes combinent parfois leur action ; mais, de tous, le plus important est l'intoxication.

En inoculant la toxine diphtérique aux animaux dans certaines conditions, on peut leur donner l'immunité. Celle-ci est due à ce que les sujets qui reçoivent la toxine élaborent une substance qui la neutralise. L'antitoxine circule avec le sérum, de sorte qu'en recueillant le sérum des animaux immunisés et en le faisant pénétrer dans un organisme malade, on neutralise les effets de la toxine et on détermine la guérison, à moins qu'on n'intervienne trop tard, lorsque le poison a produit des désordres irréparables.

Par quelle succession de recherches cette conception a été établie, c'est ce qu'il ne faut pas se lasser de redire ; car peu d'histoires sont aussi instructives. Quelle merveilleuse route que celle qui va de Bretonneau à Behring et où l'on rencontre Trousseau, O'Dwyer, Klebs, Lœffler, Roux et Yersin !

L'œuvre de Bretonneau en est le point de départ, et pour se rendre compte de sa valeur, il faut se représenter ce qu'on savait de la diphtérie avant qu'elle parût (1).

* * *

Il semble certain que la diphtérie existe depuis l'antiquité. A cette maladie appartiennent presque sûrement : les épidémies d'*ulcères de la gorge* qu'Arétée le Cappadocien observa, au IIe siècle après J.-C., en Égypte et en Syrie ; les épidémies d'*angine pestilentielle* qui, au XVIe siècle, frappèrent les provinces rhénanes ; les épidémies de *morbo sofocante*, ou de

(1) Pour l'histoire de la diphtérie jusqu'à Bretonneau, mais non au delà, on consultera le livre du Dr BAYEUX, *La diphtérie depuis Arétée le Cappadocien jusqu'en 1894*, avec les résultats statistiques de la sérothérapie sur 230 000 cas ; tubage du larynx, etc. Paris, 1899.

garotillo, qui sévirent en Espagne et en Portugal au XVIe et au XVe siècle ; les épidémies *de maladie angineuse ou strangulatoire* qu'on observa à Naples au XVIIe siècle ; les épidémies de *maux de gorge gangreneux*, qui régnèrent à Paris au XVIIIe siècle.

Jusqu'en 1765, la nosologie des affections ainsi désignées était pleine d'erreurs et de lacunes. On considérait l'angine diphtérique comme un mal de gorge « gangreneux » ou « ulcéreux », et non comme une phlegmasie exsudative ; quant à la laryngite diphtérique, à la maladie strangulatoire, la plupart des médecins ignoraient le lien qui la rattache à l'angine et ils la regardaient comme une affection distincte. Cependant quelques observateurs avaient remarqué la coexistence ou la succession des deux états morbides et inclinaient à admettre leur communauté d'origine et de nature. C'était un acheminement vers la vérité ; un travail de Home vint interrompre les progrès de l'observation.

En 1765, Francis Home publia sur le croup [1] un livre qui devint tout de suite célèbre. Le mot *croup* appartient au dialecte populaire d'Écosse ; il signifie *croasser, crier avec une voix enrouée* ; le peuple l'employait depuis longtemps pour désigner les maladies à respiration bruyante et à toux rauque. Home s'en empara pour nommer une prétendue maladie dont il trace les caractères de la manière suivante. Elle se manifeste par des symptômes de suffocation qui sont la conséquence d'un rétrécissement progressif du larynx ; ce rétrécissement est dû au développement de fausses membranes sur la muqueuse du larynx ; ces fausses membranes ne sont pas des escarres, mais du mucus épaissi. Home a donc bien vu la laryngite diphtérique. Son œuvre, bien que très sommaire, eut constitué un progrès, s'il n'eût méconnu complètement les liens de l'angine

[1] FRANCIS HOME, *An inquiry into the nature, cause and cure of the croup.* Edinburgh, 1765.

et du croup et s'il n'eût confondu la laryngite diphtérique avec la laryngite striduleuse et toutes les laryngites intenses (1).

Les idées de Home eurent un grand retentissement; elles se répandirent partout. En vain, de bons observateurs signalaient les relations de l'angine et du croup; en vain Samuel Bard, véritable précurseur de Bretonneau, dans sa relation de l'épidémie de New-York (1771), exposait clairement la doctrine de l'identité de nature des deux affections (2). Le fil conducteur était perdu. L'obscurité devint si grande qu'en 1807, Napoléon, à la suite de la mort d'un de ses neveux, institua un prix destiné à récompenser le meilleur travail sur la matière; ni Jurine, ni Albers, qui se partagèrent le prix, n'éclaircirent la question.

* * *

En 1818, la légion de la Vendée vint tenir garnison à Tours. Quelques-uns de ses hommes étaient atteints d'angine maligne. Dans la population civile habitant au voisinage de la caserne se montrèrent des cas de cette maladie, dont la plupart des des médecins de Tours n'avaient pas vu d'exemple. Bretonneau avoue lui-même que, jusque-là, il n'avait pas la certitude d'avoir vu le croup deux fois. Médecin en chef de l'hôpital de Tours, il étudie la nouvelle épidémie et pratique des ouvertures de cadavres. Il présente les résultats de ses premières recherches à l'Académie royale de médecine en 1821. Il en publie l'ensemble en 1826 dans un livre intitulé : *Des inflammations spéciales du tissu muqueux et en particulier de la diphté-*

(1) Bretonneau, peut-être un peu sévère, apprécie ainsi l'ouvrage de Home : « On a peine à concevoir comment un ouvrage qui ne contient qu'un petit nombre de faits isolés et disparates, a pu faire perdre la trace des anciennes traditions, et comment il a pu, pendant un demi-siècle, conserver une telle influence sur l'opinion des praticiens. »

(2) Samuel Bard, *De la nature, de la cause et du traitement de l'angine suffocante, ou sore throat*. Trad. par Ruette, Paris, 1810.

rite ou inflammation pelliculaire, connue sous le nom de croup, d'angine maligne, d'angine gangreneuse. etc. (540 pages, avec trois planches).

Ce livre a pour épigraphe cette phrase de M. Moore : « *Few men, even those of considerable capacity, distinguish accurately between opinion and fact.....* Peu d'hommes, même parmi les plus capables, savent distinguer entre l'opinion et le fait ». Ce n'est pas une monographie où le sujet est régulièrement exposé; c'est un recueil de mémoires et d'études partielles qui se succèdent dans l'ordre suivant lequel ils ont été écrits. Bretonneau, comme il l'explique dans son introduction et dans sa curieuse dédicace, a été obligé d'adopter cette méthode d'exposition parce que son travail fut souvent interrompu par les devoirs de sa profession. Ainsi conçu, ce livre est peut-être plus difficile à lire; mais son originalité n'en est que plus évidente. C'est une des quatre ou cinq œuvres fondamentales de la médecine française au XIXe siècle.

L'histoire de la diphtérie y est tracée à l'aide de faits si bien observés, si bien reliés par d'ingénieuses recherches chimiques et expérimentales qu'il n'y avait plus de place pour le doute. Bretonneau établit que les croûtes blanchâtres qui caractérisent l'angine maligne et le croup ne sont point des escarres, mais des exsudats fibrineux produits par une inflammation spécifique de la muqueuse de la gorge ou du larynx; que c'est le même virus qui les engendre; que, si l'angine et le croup peuvent être isolés, ils sont souvent associés. Il donna de l'unité d'origine de ces deux états morbides une démonstration élégante en présentant une fausse membrane pharyngée se continuant avec une fausse membrane laryngée et trachéale, et « figurant le pavillon d'un entonnoir dont le tuyau trachéal forme la tige ».

La maladie qui provoque ces concrétions membraniformes doit avoir son nom qui la distingue; Bretonneau le lui donne : il l'appelle *diphtérite* (de διφθέρα, *pellis*, peau, membrane).

La diphtérite est une maladie contagieuse, mais la contagion est parfois difficile à démontrer. C'est une maladie spécifique. « Je ne dirais pas toute ma pensée, dit Bretonneau (p. 41), si je n'ajoutais que je vois dans cette inflammation couenneuse une phlegmasie spécifique, aussi différente d'une phlogose catarrhale que la pustule maligne l'est du zona, une maladie plus distincte de l'angine scarlatineuse que la scarlatine elle-même l'est de la petite vérole; enfin une affection morbide *sui generis* qui n'est pas plus le dernier degré du catarrhe que la dartre squameuse n'est le dernier degré de l'érysipèle. » Sur cette doctrine de la spécificité de la diphtérie, ainsi formulée dès le début du livre, Bretonneau revient avec insistance et c'est une merveille de sagacité et de pénétration que le passage où il compare la fausse membrane diphtérique à la fausse membrane que provoque l'application sur les muqueuses des animaux de l'huile cantharidée (p. 355 et 365). Si on considère l'époque où elles furent écrites, ces pages sont vraiment géniales.

Enfin, c'est à Bretonneau qu'on doit le traitement du croup par la trachéotomie; on trouve dans son livre (p. 300) la relation du premier cas de croup suivi de guérison après trachéotomie.

Pour achever de faire connaître l'œuvre de Bretonneau, il faut dire qu'elle renferme des lacunes et des erreurs. Il a cru que la diphtérie tue toujours par asphyxie, qu'elle n'est mortelle que lorsqu'elle envahit le larynx et les voies respiratoires. Il n'a pas mentionné la paralysie diphtérique. Il a confondu la stomatite ulcéro-membraneuse avec la vraie stomatite diphtérique. Cette erreur me semble due à ce que, dans la légion de la Vendée, qui offrit à Bretonneau les premiers cas de diphtérie, la stomatite ulcéro-membraneuse sévissait en même temps que l'angine couenneuse. Elle ne disparut qu'avec les recherches de Rilliet et Barthez et de Bergeron.

*
* *

Bretonneau était assez indifférent au succès de ses idées et sans doute elles seraient restées longtemps ignorées si un de ses élèves ne s'était imposé la tâche de les répandre et n'avait lutté d'une manière infatigable pour les faire accepter. Cet élève s'appelait Trousseau. Non seulement il fit connaître la conception de son maître, mais il la compléta. Bretonneau croyait que la diphtérie ne tue que par suffocation, c'est-à-dire lorsqu'elle envahit le larynx. Trousseau montra que la dipthérie peut tuer tout en restant pharyngée, qu'elle tue alors par le seul fait de sa gravité, en déterminant une sorte d'empoisonnement général (1). Bretonneau reconnut que son élève avait raison et, pour que le nom de la maladie exprimât bien que son caractère virulent l'emportait sur son caractère inflammatoire, il changea le nom de « diphtérite » en celui de « diphtérie », qui lui est resté. Sous l'influence des mêmes idées, il changea « dothiénentérite » en « dothiénentérie ».

Mais surtout Trousseau lutta pendant plus d'un quart de siècle, pour vulgariser la trachéotomie; il finit par vaincre les résistances opiniâtres que cette opération avait rencontrées (2).

On lui a beaucoup reproché d'avoir été injuste envers le tubage du larynx que Bouchut avait préconisé en 1858 et qu'il avait proposé de substituer à la trachéotomie. Ce reproche n'est pas mérité. Les rapports que Trousseau lut à l'Académie de médecine, d'abord sur le travail de Loiseau (3), précurseur de Bouchut, plus tard sur le travail de Bouchut lui-même (4), démontrent au contraire que c'est après une discussion très sérieuse

(1) Trousseau, *Clin. méd. de l'Hôtel-Dieu de Paris*, 1882, 6e édit., t. I, p. 430.

(2) Lire en particulier le discours qu'un partisan de la trachéotomie, Bouvier, fit à l'Académie de médecine dans la séance du 18 janvier 1859.

(3) *Bull. de l'Acad. de méd.*, 26 août 1857.

(4) *Bull. de l'Acad. de méd.*, 14 sept. 1858.

qu'il avait rejeté le tubage. Les instruments de Bouchut étaient vraiment trop imparfaits. Il faudra attendre près de trente ans pour qu'un médecin de New-York, Joseph O'Dwyer [1], ignorant les recherches de Bouchut, parvienne à créer, après de nombreuses expériences et beaucoup de remaniements, une instrumentation pratique [2]. Encore n'est-il pas certain que sans la découverte de la sérumthérapie, l'intubation, même perfectionnée, l'eut emporté sur la trachéotomie. Mais l'emploi de la nouvelle méthode thérapeutique a changé les conditions de l'intervention et l'intubation est désormais l'opération de choix [3].

* * *

Une maladie contagieuse, spécifique, dont les symptômes et les lésions étaient bien connus, appelait les investigations de la bactériologie. Dès le début des études de microbie, on examina des fausses membranes; on y vit des bactéries, car elles en renferment beaucoup et de diverses espèces. On les regarda toutes successivement comme les parasites de la diphtérie.

Le vrai microbe de cette maladie a été mentionné pour la

(1) J. O'Dwyer, Intubation of the Larynx. *New-York med. Journal*, 8 August 1885, p. 145.

(2) Masséi, dans ses leçons, a raconté la rencontre de Bouchut et d'O'Dwyer au Xe Congrès internat. de méd., tenu à Berlin 1890. La section de laryngologie et celle de pédiatrie avaient décidé de se réunir en une séance extraordinaire où serait discutée la question de l'intubation. Bouchut présenta ses instruments primitifs et en indiqua le maniement; il constata que son idée, repoussée en France, avait reçu un accueil favorable en Amérique. O'Dwyer assura avec une parfaite sincérité qu'il ignorait les recherches de Bouchut et, reconnaissant leur priorité, il s'avança vers son collègue, le félicita et lui tendit la main. (Masséi, *L'intubazione della laringe*. Napoli, 1893, p. 13.)

(3) En France, les premiers essais d'intubation avec les instruments d'O'Dwyer ont été faits, croyons-nous, à Marseille en 1887, par le Dr Jacques (*Intubation du larynx dans le croup*. Thèse de Paris, 2 mai 1888). Mais ce n'est qu'à partir de 1894, après la diffusion de la sérothérapie et sous l'impulsion de M. Roux, que cette opération est devenue courante.

première fois par Klebs. Examinant des fausses membranes au microscope, il vit à leur surface des bâtonnets très nombreux, très serrés; en outre il y vit de petits micrococques, isolés ou groupés; il en conclut que le parasite de la diphtérie, le « microsporon diphtericum », est formé de bâtonnets et de microsphères. Plus tard, il distingua deux formes de diphtérie : la forme microsporine et la forme bacillaire entre lesquelles il s'efforça de trouver des différences cliniques (1). Somme toute, il ne paraît pas douteux que Klebs a vu et décrit le vrai bacille de la diphtérie: il a soupçonné sa valeur, mais il ne l'a pas démontrée. Sans manquer d'égards à un savant tel que lui, on peut trouver qu'il n'est pas tout à fait juste d'avoir donné son nom au parasite de la diphtérie.

S'il n'était pas plus simple de désigner ce microbe du nom de « bacillus diphteriœ », il serait juste de l'appeler « bacille de Löffler ». C'est à Löffler, en effet, qu'on en doit la première étude approfondie (2). Examinant au microscope, après coloration au bleu de méthylène en solution alcaline, les coupes d'une fausse membrane et de la muqueuse qu'elle recouvre, Löffler vit que la partie superficielle de la couenne est formée par une couche de petits bacilles, souvent à l'état de pureté, parfois associés à d'autres microbes (micrococques, streptocoques, bâtonnets). Mais les premiers sont seuls constants et abondants. Löffler parvint à les cultiver à l'état de pureté, en découvrant que le milieu de choix est le sérum sanguin. Il fit des expériences sur les animaux et il put reproduire

(1) KLEBS, Beiträge zur Kenntniss der Mikrococcen. *Arch. f. exper. Pathol.*, 1873, Bd I. — Beiträge zur Kenntniss der pathogene Schizomyceten. *Ibid.*, 1875, Bd IV. — Ueber Diphterie. *Correferat in den Verhandlungen des II Congresses für innere medicin in Wiesbaden*, April 1883.

(2) LÖFFLER, Untersuchung ueber Bedeutung der Mikroorganismen für die Entstehung der Diphterie beim Menschen, bei der Taube und beim Kalbe. *Mittheilungen ans dem kaiserlichen Gesundtheitsamte*, 1884, Bd II. — Untersuchung über Diphteriebacillen. *Centralblatt f. Bakt.*, 1887, II, p. 105.

sur les pigeons, les poules, les lapins et les cobayes, des fausses membranes fibrineuses, en badigeonnant avec des cultures pures la muqueuse excoriée de la conjonctive, de la trachée, du pharynx et du vagin. Löffler vit que le bacille ne se trouve qu'au niveau des fausses membranes; il n'envahit pas les humeurs et les organes profonds. Conduites avec une grande rigueur, ayant donné des résultats positifs sur beaucoup de points, ces recherches ne parurent pourtant pas décisives à leur auteur; avec une réserve qui devrait servir d'exemple et une admirable modestie, il déclara qu'il ne lui paraissait pas encore pleinement démontré que son bacille fut l'agent pathogène de la diphtérie. Il se fit à lui-même des objections : la principale était qu'il n'avait pas reproduit des paralysies chez les animaux. Dans un second mémoire, Löffler signala l'existence de ces bacilles qu'on a désigné depuis sous le nom de pseudo-diphtériques.

*
* *

Il appartenait à MM. Roux et Yersin de compléter la démonstration et de découvrir la toxine diphtérique. Leurs trois « Contributions à l'étude de la diphtérie », renferment des recherches fondamentales (1). Les deux premières sont des modèles; les conclusions en ont été maintes fois confirmées. Mais la troisième soulève des questions dont quelques-unes ne sont pas encore résolues. Ces trois mémoires méritent d'être analysés séparément.

Dans le premier, on trouve d'abord la confirmation des résultats obtenus par Lœffler, puis une série de faits nouveaux. Lœffler avait avancé que, chez le lapin et le pigeon, l'inoculation sous-cutanée est moins meurtrière que l'inoculation

(1) Roux et Yersin, Contribution à l'étude de la diphtérie. *Ann. de l'Institut Pasteur*, 1er mémoire, déc. 1888, n° 12, p. 66; 2e mémoire, juin 1889, p. 275; 3e mémoire, juillet 1890, n° 7, p. 385.

dans la trachée. Roux et Yersin montrent qu'avec leurs cultures virulentes, on tue rapidement les animaux qu'on inocule sous la peau, dans les veines ou dans le péritoine, et ils notent que les lésions sont différentes chez le pigeon, chez le lapin et le cobaye. Chez ce dernier animal, qui est le plus sensible, on trouve des lésions assez caractéristiques, lésions toujours les mêmes quelle que soit la voie d'inoculation. Lœffler les avait déjà décrites. Elles consistent en un enduit membraneux grisâtre, limité au point d'inoculation, autour duquel se développe un œdème gélatineux, plus ou moins étendu, et en une dilatation générale des vaisseaux qui se traduit par la congestion des ganglions et des organes internes, principalement des capsules surrénales. Le plus souvent un épanchement séreux remplit les plèvres, et parfois le tissu pulmonaire est splénisé. Il est remarquable que la pleurésie, qui est la règle chez le cobaye, après l'inoculation du bacille de la diphtérie ne se rencontre que très rarement chez le lapin; au contraire, la dégénérescence du foie qui est fréquente chez le lapin manque chez le cobaye.

La virulence du bacille de la diphtérie peut varier suivant les cas; mais, pour un bacille donné, elle ne s'atténue pas ou ne s'exalte pas facilement. Les cultures anciennes gardent leur virulence pendant un temps très long lorsqu'elles sont conservées à l'abri de la lumière; au bout de cinq mois, elles peuvent encore tuer le cobaye.

MM. Roux et Yersin ont montré qu'on pouvait provoquer des paralysies chez les animaux en leur inoculant le bacille de la diphtérie, soit dans la trachée, soit sous la peau. Cet accident se produit même fréquemment lorsque les animaux ne succombent pas à une intoxication trop rapide. Les pigeons guérissent de ces paralysies bien plus fréquemment que les lapins, chez lesquels elles sont presque toujours mortelles. L'impotence commence par les membres postérieurs, envahit ensuite le cou et les membres supérieurs. Parfois la paralysie porte aussi sur les muscles du larynx, ce qui donne de la raucité de la voix.

Comme M. Lœffler, MM. Roux et Yersin ont constaté que le bacille de la diphtérie n'existe que là où il y a des fausses membranes; le sang, la pulpe des organes restent stériles quand on les ensemence. L'existence d'une toxine diphtérique, que ce fait permettait de pressentir, a été démontrée par M. Roux et Yersin.

Le poison diphtérique s'obtient en filtrant le liquide de culture sur porcelaine, de manière à se débarrasser des microbes. Le liquide filtré est limpide et acide. Si on en inocule une certaine quantité dans le péritoine d'un cobaye, au bout de deux ou trois jours, le poil de l'animal se hérisse, l'appétit disparaît, on constate de l'hématurie, de l'irrégularité de la respiration et la mort survient vers le cinquième ou sixième jour. A l'autopsie, les ganglions axillaires et inguinaux sont congestionnés : les vaisseaux sont dilatés, surtout ceux du rein et des capsules surrénales ; on constate aussi des ecchymoses le long des vaisseaux et un épanchement séreux des plèvres. Comme avec tous les poisons chimiques, les accidents consécutifs à l'injection du poison varient selon les doses. Fait capital, si l'animal ne succombe pas, il a des paralysies semblables à celle que provoque l'inoculation du bacille. Le liquide inoculé sous la peau donne un œdème considérable au point d'inoculation. Avec la toxine on peut donc reproduire la maladie tout entière, symptômes et lésions, comme avec le bacille.

Le poison diphtérique est plus abondant et plus actif dans les cultures anciennes. Il est détruit par la chaleur et par l'exposition prolongée à l'air : ces deux propriétés le rapprochent des diastases et l'éloignent des ptomaïnes. Les souris et les rats présentent pour le bacille et le poison une immunité absolue.

Le second mémoire, le plus original peut-être, est exclusivement consacré à l'étude de la toxine diphtérique, commencée dans le précédent.

MM. Roux et Yersin nous font d'abord connaître que ce poison, si meurtrier pour les cobayes, les lapins, les petits oiseaux, agit aussi très énergiquement sur les moutons et les chiens; leurs expériences montrent que la ressemblance est complète entre les paralysies diphtériques obtenues chez le chien et celle que l'on observe chez l'homme.

L'urine filtrée des diphtériques et les macérations d'organes de personnes mortes de diphtérie grave font périr les animaux avec les mêmes troubles que causent les injections de poison retiré des cultures.

Les cultures filtrées, conservées en vases clos, à l'abri de l'air et de la lumière, restent très longtemps toxiques. C'est surtout l'action de l'air qui les altère; elle est beaucoup plus rapide à la lumière solaire; celle-ci agissant seule ne détruit pas le poison.

Les cultures du bacille de la diphtérie dans le bouillon de veau légèrement alcalin, deviennent acides dans les premiers jours, et, si elles sont bien aérées, elles finissent par reprendre une réaction alcaline après un temps assez long. Tant que la culture est acide, son pouvoir toxique n'est pas considérable. Lorsque la culture redevient alcaline, sa puissance toxique augmente beaucoup. Cette propriété rapproche le poison diphtérique des diastases. On sait en effet que la réaction acide ou alcaline du milieu a une grande importance pour l'activité de ces corps; la pepsine est surtout active en milieu acide, la pancréatine en milieu alcalin.

Le poison diphtérique est soluble dans l'eau et insoluble dans l'alcool. Il dialyse lentement, ce qui explique comment on peut, par une injection sous-cutanée, donner une quantité de substance active triple de la dose mortelle, sans que la mort survienne plus vite qu'avec une dose simple ; c'est parce que la diffusion dans l'organisme est très lente.

Le poison diphtérique, comme les diastases, a la propriété d'adhérer à certains précipités produits dans le liquide qui le tient en dissolution. Le corps précipité qui entraîne le plus facilement la substance active de la diphtérie est le phosphate de chaux.

Ce poison a donc beaucoup d'analogie avec les diastases; son activité est comparable à celles de ces substances ou encore à celle des venins. Dans le corps des animaux, il paraît porter spécialement son action sur les vaisseaux ; c'est ce qu'indiquent les congestions, les hémorragies, les œdèmes que l'on trouve à l'autopsie des animaux empoisonnés.

Le troisième mémoire de MM. Roux et Yersin commence par l'étude du diagnostic bactériologique de la diphtérie. On y trouve posées, pour la première fois, les règles de ce diagnostic au moyen de la culture des exsudats sur sérum de sang de bœuf; on y trouve aussi les premiers résultats de l'application de ces règles au lit du malade et la première mention d'un prétendu désaccord pouvant exister, en certains cas, entre la clinique et la bactériologie. Ce fut une source, non encore tarie, de discussions et d'erreurs.

Les auteurs ont étudié ensuite ce que devient le bacille de la diphtérie dans la bouche après la disparition des fausses membranes. En règle générale, la virulence du bacille diminue à mesure qu'on s'éloigne du début de l'angine et qu'on s'approche de la guérison; la maladie étant bien guérie, le bacille disparaît ; par exception on peut trouver le bacille de la diphtérie virulent quatorze jours après la disparition des fausses membranes. Bien que contestées depuis, ces conclusions me paraissent toujours exactes.

Enfin est abordée la grosse question du bacille pseudo-diphtérique. M. Lœffler a signalé le premier dans les fausses membranes un bacille qui ne diffère du bacille diphtérique qu'en ce qu'il n'a aucune action nocive sur les animaux. Ce pseudo-diphtérique a été vu ensuite dans les angines communes et dans la gorge saine. M. Lœffler pense qu'il s'agit d'un microbe tout à fait différent de celui de la diphtérie.

MM. Roux et Yersin ne le croient pas. La différence de virulence, disent-ils, ne comporte nullement la différence d'origine, et d'ailleurs il y a tous les intermédiaires entre le bacille diphtérique vrai et le bacille pseudo-diphtérique. Bien qu'ils n'aient pu transformer un pseudo-diphtérique en vrai diphtérique, ils n'en admettent pas moins que cette transformation est possible, qu'elle peut s'opérer dans la bouche de certains sujets, et que, par exemple, la diphtérie qui complique la scarlatine ou la rougeole peut naître par auto-infection et ne pas être due à la contagion ; mais cette hypothèse n'a pas encore reçu de démonstration.

Tels sont les faits contenus dans les trois « Contributions » de MM. Roux et Yersin ; ils étaient importants et nouveaux ; la plupart furent confirmés par les recherches ultérieures ; la découverte de la toxine diphtérique a préparé celle de la sérumthérapie.

*
* *

M. Carl Fränkel, le premier, montra qu'on pouvait immuniser des cobayes contre la diphtérie en leur injectant avec ménagement de la toxine modifiée par le chauffage à 70 degrés. D'autres auteurs arrivèrent ensuite à produire l'immunisation avec des procédés variés ; M. Behring y parvint en injectant des mélanges de toxine et de trichlorure d'iode. C'est en étudiant les conditions de l'immunité que M. Behring fit, avec la collaboration de Kitasato, la découverte qui devait conduire à la sérumthérapie : l'immunité est due à ce qu'il se forme dans le sérum des animaux traités une substance qui neutralise la toxine à la manière d'un agent chimique et qu'on peut appeler antitoxine. Si on sacrifie un cobaye immunisé et qu'on recueille son sérum pour y ensemencer le bacille de la diphtérie, on constate que celui-ci pousse très bien; mais le milieu de culture ne renferme pas de toxines. Le sérum des animaux immunisés neutralise donc le poison *in vitro*. Il le neutralise également dans l'organisme vivant où on l'introduit avant l'intoxication. Il agit aussi bien contre l'infection par le microbe que contre l'empoisonnement avec les produits solubles. Il possède enfin la propriété de guérir un animal déjà en puissance d'infection. Le sérum antitoxique est donc préventif et curatif. Avec MM. Boër et Kossel, M. Behring en injecta à des enfants atteints de diphtérie; les premiers résultats, publiés en 1892, furent nettement favorables [1].

Les beaux travaux de M. Behring n'entraînèrent pas tout de suite la conviction, et il est difficile de prévoir quel eut été le sort de la sérumthérapie, si M. Roux ne l'avait étudié à son tour et n'avait découvert les moyens de résoudre les problèmes que soulevait l'application pratique de la méthode : difficulté de préparer en abondance une toxine très active, difficulté d'immuniser de petits animaux qui donnent peu de sérum. En collaboration avec M. L. Martin, M. Roux put préparer une toxine très puissante avec laquelle il immunisa des chevaux. Le sérum de ces animaux lui fournit une antitoxine active et abondante et, grâce à lui, il put appliquer le traitement nouveau à l'hôpital des Enfants-malades. Dès les premiers essais, la mortalité qui dépassait 50 pour 100, tomba à 20 pour 100 environ; plus tard, elle s'abaissa à 15 pour 100. En 1894, M. Roux fit con-

(1) BEHRING und KITASATO, Ueber das Zustande kommen der Diphterie-Immunität und Tétanus-Immunität bei Thieren. *Deutsche med. Woch.*, 1890, n° 49, p. 113. — BEHRING, Die Blutserumtherapie. Leipzig, 1892 et 1893, I et II. — BEHRING, BOER und KOSSEL, Zur Behandlung diphteriekranker Menschen mit Diphterie-Heilserum. *Deutsche med. Woch.*, 1893, n°s 17 et 18. — BEHRING, *Die Geschichte der Diphterie, mit besonderer Berücksichtigung der Immunitätslehre*. Leipzig, 1893.

naître ces résultats au Congrès de Buda-Pest. Sa communication leva tous les doutes [1]. Il fut avéré que nous possédions un traitement spécifique de la diphtérie. Depuis huit ans, ce traitement est employé au Pavillon de la diphtérie : son efficacité ne s'est pas démentie.

*
* *

Ce que l'on sait sert à mieux voir ce que l'on ne sait pas. Précisément, parce que l'histoire de la diphtérie est une des plus complètes, nous en apercevons mieux les lacunes et les obscurités. D'ailleurs, l'homme aura toujours à apprendre quelque chose sur une maladie, tant qu'il ne sera pas parvenu à la supprimer. Nous devons donc poursuivre sans relâche l'étude de la diphtérie.

Parmi les problèmes qu'il importerait de voir résolus, on trouve au premier rang celui des rapports du bacille diphtérique et des bacilles pseudo-diphtériques [2]. A s'en tenir aux faits connus à l'heure présente, on doit considérer ces deux bacilles comme représentant deux espèces distinctes. On peut renforcer la virulence affaiblie d'un vrai bacille diphtérique, mais jamais on n'est parvenu à donner la virulence à un bacille pseudo-diphtérique qui en fut toujours dépourvu. D'autre part, on n'a jamais pu prouver d'une manière formelle que la diphtérie pouvait naître par auto-infection. Examinons par exemple le cas de la diphtérie qui se développe dans la

(1) E. Roux et L. Martin, Contribution à l'étude de la diphtérie (sérothérapie). *Ann. de l'Institut Pasteur*, sept. 1894, n° 9, p. 610. — E. Roux, L. Martin et A. Chaillou, 300 cas de diphtérie traités par le sérum antidiphtérique. *Ann. de l'Inst. Pasteur*, sept. 1894, n° 9, p. 640. — E. Roux, Sur les sérums antitoxiques. Communication faite au Congrès international d'hygiène de Buda-Pest. *Ann. de l'Inst. Pasteur*, oct. 1894, n° 10, p. 722.

(2) Je dis « des bacilles pseudo-diphtériques », au pluriel, car d'après les travaux de MM. Veillon et Hallé, il semble bien qu'on englobe sous ce nom plusieurs variétés de microbes, peut-être même des espèces distinctes.

rougeole. On a avancé que la rougeole était capable de transformer un bacille pseudo-diphtérique en vrai bacille diphtérique et que la plupart des croups morbilleux sont le résultat d'une auto-infection. Je ne puis me rallier à cette manière de voir pour la raison suivante : dans la pratique de la ville, je n'ai pas rencontré un seul cas de diphtérie rubéolique ; je n'en ai observé qu'à l'hôpital, où, de temps à autre, la diphtérie se montre au Pavillon de la rougeole sous forme épidémique. Que la rougeole, en lésant l'épithélium des premières voies, favorise l'infection diphtérique, c'est ce qui me paraît certain ; mais, sans contagion, la diphtérie ne naîtra pas. Si on objecte que la contagion n'est pas toujours facile à démontrer, je répondrai que cela tient sans doute à la fréquence des *diphtéries méconnues, bénignes et ambulatoires*. Jusqu'à ce qu'on fournisse une preuve formelle du contraire, il faut croire que la diphtérie est toujours le résultat d'une contagion. Par là, la diphtérie nous apparaît comme une maladie hautement spécifique, caractère que révèlent d'ailleurs ses symptômes, ses lésions, son évolution et son traitement.

La connaissance des bacilles pseudo-diphtériques nous a appris à nous défier des résultats fournis par le diagnostic bactériologique tel qu'on le pratique ordinairement. Quand un exsudat ensemencé sur le sérum de sang de bœuf donne, en moins de vingt-quatre heures, des colonies *nombreuses* de bacilles *longs* et *enchevêtrés*, on peut affirmer qu'il s'agit de diphtérie sans avoir beaucoup de chances de se tromper ; mais quand les colonies sont peu nombreuses, ou quand les bacilles sont courts et à peu près parallèles, aucune conclusion n'est permise ; il se peut qu'il s'agisse d'un bacille pseudo-diphtérique, puisque ce sont là ses caractères ordinaires ; il se peut qu'il s'agisse d'un vrai bacille diphtérique, car il est absolument démontré pour nous que le vrai bacille de la diphtérie peut revêtir la forme du bacille court, être sous cette forme aussi virulent et de la même manière que le bacille long et correspondre à des diphtéries graves. Seule l'inoculation au cobaye, contrôlée par l'action du sérum antidiphtérique, pourra donner, dans les cas douteux, une certitude. Or, comme, dans la pratique courante, on se contente de la culture, il y a lieu de craindre que le diagnostic bactériologique n'ait fait commettre des erreurs. Si, d'autre part, on considère que le résultat négatif d'une culture est souvent regardé comme prouvant la non-existence de la diphtérie, ce qui n'est pas exact, on arrive à s'expliquer le prétendu désaccord entre la clinique et la bactériologie. Ce désaccord n'existe pas. Il n'y a qu'un médecin qui se trompe, à moins que ce ne soit un bactériologiste. J'ai acquis la conviction, par une série de recherches encore inédites, qu'en matière de diphtérie, le diagnostic clinique bien fait, donne moins de causes d'erreur que le diagnostic bactériologique dans les conditions où il se fait ordinairement, c'est-à-dire quand on le fonde sur une seule culture; et je restreindrais beaucoup plus encore que MM. Deguy et B. Weill le nombre des cas où le diagnostic de diphtérie est impossible sans le secours de la bactériologie.

Toutes les conclusions fondées sur le diagnostic bactériologique rapide doivent être revisées. De ce nombre sont celles qui affirment que le bacille de la diphtérie virulent peut exister dans la bouche de sujets sains et qu'il subsiste longtemps dans la bouche des sujets qui ont eu la diphtérie. Des recherches faites avec une méthode plus rigoureuse montreront peut-être que, dans l'organisme sain, le bacille de la diphtérie ne se conserve que fort peu de temps.

Et il s'en faut enfin que tout soit éclairci dans la sérumthérapie. Nous ne savons encore à peu près rien sur la pathogénie des accidents sériques. Le sérum antidiphtérique possède à la fois un pouvoir préventif et un pouvoir antitoxique; il semble que ces deux pouvoirs soient dans une certaine mesure indépendants l'un de l'autre et peut-être sont-ils liés à des substances différentes. Il faudra qu'on arrive à préparer des sérums qui soient, les uns surtout préventifs, les autres surtout antitoxiques. Mais, là-dessus, nous pouvons avoir confiance en ceux qui, dans notre pays, ont assumé la tâche de fournir aux médecins cet admirable remède.

*
* *

Toutes ces questions controversées, MM. Deguy et Benjamin Weill les ont négligées de parti pris et c'est pourquoi ils m'ont prié de les mentionner dans l'introduction qu'ils m'ont fait l'honneur de me demander. Dans leur livre, ils se sont proposés uniquement de faire connaître le traitement de la diphtérie tel que l'ont établi les travaux du XIXe siècle et surtout d'en exposer la technique d'une manière très détaillée. L'un et l'autre étaient parfaitement préparés à ce travail. Attachés au pavillon de la diphtérie de l'hôpital des Enfants-malades, dans lequel plus de 1200 malades sont entrés en 1901, ayant contribué activement à l'enseignement qui s'y donne, inventeurs d'une heureuse modification des instruments de tubage, ils ne pouvaient qu'écrire un bon livre.

Leur ouvrage est le miroir fidèle de ce qui se fait au pavillon de la diphtérie de l'hôpital des Enfants-malades. Dans celui-ci, il y a une tradition composée des remarques, des observations, des procédés de plusieurs générations de médecins, d'internes, voire même de surveillantes et d'infirmières. Cette tradition se transmet oralement; on s'est peu préoccupé de l'écrire. MM. Deguy et Benjamin Weill ont réussi à la faire entrer dans leur livre. J'ose croire qu'ils auront rendu service à leurs confrères.

Novembre 1901.

MARFAN.

MANUEL PRATIQUE

DU

TRAITEMENT DE LA DIPHTÉRIE

AVANT-PROPOS

Le but de notre livre est modeste, nous avons voulu simplement exposer dans une monographie complète, la pratique journalière des hôpitaux parisiens et notamment de l'hôpital des Enfants Malades pour le traitement de cette maladie. Nous avons tenu à ne négliger aucun des détails que les meilleurs ouvrages se bornent à signaler et que nous avons cru utile de développer, car les moindres soins ont souvent un rôle considérable et contribuent largement au succès final de la thérapeutique. Nous nous sommes donc attachés à préciser la technique des diverses interventions, à en montrer les difficultés, à relater les fautes le plus souvent commises et les moyens d'y remédier. C'est un désir de simplification qui nous a conduits à imaginer un nouvel appareil de tubage, qui diminue les difficultés instrumentales, laissant subsister seulement les difficultés inhérentes à l'opéré et à l'opérateur, et qui sont elles-mêmes parfois assez considérables. Nous avons insisté sur tous les points du manuel opératoire qui ont une grande importance pour les débutants. L'enseignement établi par la Faculté de médecine à l'hôpital des Enfants nous a été à cet égard d'une réelle utilité; nous avons vu ce qui faisait échouer les débutants et nous avons tenté d'aplanir toutes les difficultés. A l'heure actuelle, tout médecin doit être capable de pratiquer un tubage ou une trachéotomie et il serait à souhaiter que l'enseignement de la diphtérie prît une extension plus grande. Nous tenons pour certain que beaucoup d'existences seraient sauvegardées, si les malades étaient toujours traités selon la méthode que nous préconisons après nos maîtres dans les hôpitaux. Malheureusement peu de médecins se décident à faire un stage d'un mois dans les pavillons de diphtérie et la plupart vont exercer sans avoir acquis une expérience nécessaire et suffisante du traitement de cette affection. Ce livre a été composé de manière à combler, le mieux possible, cette lacune de l'éducation de beaucoup de jeunes médecins.

Nous nous sommes inspirés, pour la rédaction de cet ouvrage, de notre expérience personnelle, qui porte sur plusieurs milliers d'observations, et de l'enseignement si profitable que nous ont prodigués nos excellents maîtres, MM. Sevestre et Marfan. M. Marfan a été assez aimable pour relire notre manuscrit; nous l'en remercions bien vivement. Nous avons puisé largement aux meilleures sources, au remarquable article de MM. Sevestre et Martin dans le *Traité des maladies de l'enfance*, à l'ouvrage si documenté de M. Variot, aux publications diverses de ces auteurs et de MM. Richardière, Moizard, Gaucher, Méry, Netter, Guinon, Barbier, etc., etc. Nous avons consulté MM. Martin, Gaucher, Boulay et Delherm, pour des questions, sur lesquelles ils ont une compétence spéciale, et nous les remercions de la bienveillance qu'ils ont mise à nous répondre.

Peut-être pourra-t-on nous reprocher de n'avoir pas, au cours de l'ouvrage, donné nos références et d'avoir supprimé toute indication bibliographique : c'est là une omission volontaire. Nous désirions, en effet, faire œuvre de vulgarisation et non d'érudition pure; nous désirions être clairs et pratiques avant tout, et l'on ne saurait nous reprocher d'avoir évité d'écrire une sorte de revue générale qui nous aurait obligés à élargir le cadre de ce livre.

Tel qu'il est conçu, nous espérons qu'il rendra de réels services aux médecins praticiens qui trouveront, dans les nombreuses illustrations de l'ouvrage, des guides précieux et commodes; les étudiants y apprendront bien des éléments de la thérapeutique infantile usuelle, que la crainte de la banalité ne nous a pas empêchés de préciser à toute occasion.

MM. Stettiner et Landowski, externes des hôpitaux, nous ont aimablement prêté leur concours, l'un pour les photographies, l'autre pour certains dessins originaux; l'amitié que nous avons pour eux nous excusera auprès d'eux de la peine que nous leur avons donnée.

Nous remercions vivement nos éditeurs pour le concours qu'ils nous ont prêté et pour leur bienveillance à notre égard.

M. DEGUY – Benjamin WEILL.

Paris, le 3 novembre 1901.

CHAPITRE PREMIER

DIAGNOSTIC DE LA DIPHTÉRIE

Il est une notion fort banale en apparence, mais qu'il faut toujours méditer, c'est que, pour bien traiter une maladie, il faut la bien connaître et savoir la dépister sous tous les aspects cliniques qu'elle peut revêtir. Il nous paraît donc nécessaire d'envisager en une étude d'ensemble le diagnostic de la diphtérie comme prélude au traitement. Sans nous occuper de ses localisations aberrantes, localisations presque toujours secondaires, la diphtérie, en clinique, se présente sous un des cinq aspects suivants :

α. La diphtérie amygdalienne;

β. La diphtérie pharyngo-amygdalienne;

γ. La diphtérie rhino-pharyngée;

δ. La diphtérie laryngée;

ε. La diphtérie diffuse, c'est-à-dire rhino-pharyngo-laryngée.

Quelle que soit sa localisation, elle a une caractéristique *absolue, pathognomonique* : la production d'une *fausse membrane*. En pratique, il faut *toujours* considérer *comme diphtérique* la fausse membrane qui a les aspects suivants : c'est une petite peau, une couenne, de forme essentiellement variable (ronde, allongée, ovalaire, dentelée, ramifiée, etc., etc.), de couleur ordinairement blanc grisâtre, mais pouvant être blanc mat ou brunâtre, ou même noirâtre; assez épaisse (de 1/10 de millimètre à 1 millimètre et plus), toujours plus épaisse à son centre qu'aux bords, résistante, d'une consistance élastique et ne se déchirant que par des tractions relativement fortes, ne se désagrégeant pas lorsqu'on la secoue dans l'eau. Elle donne assez la sensation de ces caillots fibrineux, moelleux, aplatis, rubanés, élastiques, qu'on retrouve dans les artères d'un certain volume d'un cadavre. Lorsqu'on constate par la vue, dans la gorge d'un enfant, une semblable production, et que, si on veut la détacher pour en apprécier les qualités, on la trouve très adhérente, si son ablation fait saigner la muqueuse, *il faut affirmer la diphtérie et instituer le traitement.* De même, lorsqu'en se mouchant, ou qu'à la suite d'une quinte de toux un enfant rejette une membrane présentant les caractères indiqués plus haut, le diagnostic s'impose encore. Il est absolument inutile de se livrer à des recherches bactériologiques, qui feraient perdre un temps précieux et pourraient induire en erreur. Cette loi peut paraître trop absolue, car on a décrit des angines pseudo-membraneuses dues à d'autres microorganismes que le bacille de Lœfler. Cependant, en pratique, il faut l'admettre presque sans réserves, tant sont exceptionnels les cas où la diphtérie n'est pas en cause. D'autre part, il est presque de règle que la diphtérie se traduise par la présence de fausses membranes, ce qui nous amène à penser que, dans l'immense majorité des cas, le diagnostic clinique sera suffisant, le diagnostic bactériologique ne venant qu'à titre de confirmation. De même, dans les cas de diphtérie laryngée avec croup, lorsque ce dernier aura les caractères que nous indiquerons plus loin, même en l'absence de fausses membranes visibles dans la gorge, il faut affirmer son diagnostic sans attendre le résultat de l'examen bactériologique, les rares causes d'erreur ne devant pas arrêter pour instituer le traitement.

Si donc l'examen clinique est suffisant dans la grande majorité des cas, il est, au contraire, en défaut dans les formes anormales de la diphtérie, pour lesquelles l'examen bactériologique s'impose. Ce sont surtout ces dernières qui sont traîtresses et qui méritent d'être mieux connues; nous en dirons quelques mots plutôt que d'insister sur la forme clinique commune, banale, connue de tous les médecins. La diphtérie peut simuler toutes les variétés d'angines ou exister en corrélation avec elles. Nous croyons qu'on peut ramener à huit types les aspects cliniques des angines. Ce sont :

α. Les angines érythémateuses;
β. Les angines érythémato-pultacées;
γ. Les angines phlegmoneuses;
δ. Les angines pelliculaires;
ε. Les angines membraneuses;
ζ. Les angines érosives et ulcéreuses;
η. Les angines ulcéro-membraneuses.

Angines érythémateuses. — Ce sont celles dont le diagnostic est le plus délicat; elles peuvent constituer à elles seules toute la maladie, ou bien n'être que le prélude des autres angines, ou des maladies infectieuses de l'enfance. Pour en faire le diagnostic, nous avons à notre disposition quatre ordres d'éléments, dont un seul, l'examen bactériologique, a une valeur presque absolue. Ce sont :

I. **Les éléments tirés de la notion de contagion.** — Il est de toute évidence que lorsqu'un enfant a été en rapport avec un scarlatineux ou un diphtérique, au moment où il se plaindra de la gorge, on devra penser à une scarlatine ou une diphtérie. La notion d'une épidémie régnante doit également faire tenir l'enfant malade pour suspect.

II. **Éléments tirés de l'évolution de l'angine.** — Une angine érythémateuse, si elle est symptomatique et prémonitoire d'une autre forme d'angine, évolue rapidement, et dès vingt-quatre heures après son début, il se sera formé soit un enduit pultacé, soit une membrane qui pourront mettre sur la voie du diagnostic. Comme les angines érythémateuses ne sont pas graves, on pourra toujours instituer un traitement léger et faire de l'expectation armée.

III. **Éléments tirés de la corrélation d'autres symptômes.** — On recherchera toujours s'il n'existe pas en même temps une stomatite ou une éruption cutanée qui aideront au diagnostic. De même, on verra si le larynx n'est pas atteint et s'il n'y a pas de croup.

IV. Le **critérium bactériologique** avec ensemencement sur sérum est indispensable au point de vue de la prophylaxie et du traitement.

Tels sont les éléments de diagnostic sur lesquels on se basera pour déterminer la nature d'une angine érythémateuse, l'aspect local ne donnant que des présomptions et étant insuffisant. Parmi les angines érythémateuses symptomatiques, signalons :

La DIPHTÉRIE CATARRHALE AIGUË, forme rare et bénigne d'ordinaire, pouvant s'accompagner de croup. La muqueuse est simplement rouge et légèrement boursouflée, et l'angine peut rester toujours ainsi sans production membraneuse apparente. L'adénopathie peut être assez marquée.

Les ANGINES ÉRYSIPÉLATEUSES peuvent être reconnues par leur teinte rouge pourpré, l'apparition de phlyctènes fugitives sur le voile et les piliers, laissant à leur suite des exsudats jaunâtres et circulaires.

L'ANGINE GRIPPALE s'accompagne d'otalgie, d'ardeur pénible au fond de la gorge, des autres signes de la grippe. Les amygdales sont tuméfiées, le pharynx rouge, mais l'*érythème palatin a une apparence striée*. La langue est blanche, porcelainée.

L'ANGINE RHUMATISMALE est une angine rouge, diffuse, avec tuméfaction œdémateuse, dysphagie douloureuse intense; elle peut devenir exsudative et exister avant la poussée articulaire.

Elle prédomine souvent d'un côté et s'accompagne de fièvre et d'embarras gastrique.

L'ANGINE SCARLATINEUSE présente une rougeur écarlate vineuse, étendue en nappe; quelquefois, c'est une simple injection de la muqueuse avec pointillé de petites macules rouges légèrement saillantes. L'exsudat pultacé survient rapidement, et l'exanthème cutané permet d'établir le diagnostic. Quelquefois cependant, l'angine scarlatineuse prend un aspect pseudo-membraneux qu'il peut être difficile de distinguer d'avec la diphtérie, et, dans ces conditions, une culture seule lèvera les doutes.

L'ANGINE DE LA ROUGEOLE, peu importante, se caractérise par de la rougeur du pharynx, avec, parfois, du pointillé rubéolique sur le voile du palais. En même temps, toute la muqueuse buccale est rouge, tuméfiée. La laryngite morbilleuse concomitante n'est pas très rare.

Comme autre variété d'angines érythémateuses, il faut citer les angines *a frigore*, dues au pneumocoque, au streptocoque, staphylocoque, cocci divers, etc.

On devra également se mettre en garde contre les angines médicamenteuses, les *angines iodiques* avec une gorge douloureuse, tuméfiée, œdémateuse, et hypersécrétion salivaire; les *angines des solanées* (belladone, jusquiame), où les muqueuses sont rouges et desséchées, et qui s'accompagnent de soif, de cuisson, de constriction pharyngée. Il suffit d'y penser et de rechercher les signes d'intoxication pour éviter toute erreur.

Nous avons intentionnellement mentionné toutes les variétés d'angines rouges parmi lesquelles nous voyons la diphtérie figurer à titre exceptionnel, mais comme avant la production d'une fausse membrane, l'angine peut passer par la phase d'angine rouge, il était utile d'énumérer toutes les causes d'erreur laissant à l'*évolution* et à la *bactériologie* le soin de préciser la nature de l'angine En résumé : une angine érythémateuse est une angine sans diagnostic certain, elle peut être une chose insignifiante comme elle peut être le début d'une maladie grave. On n'en tient ordinairement pas compte et on en néglige toujours l'examen bactériologique ; comme elle ne présente par elle-même aucune gravité, on attend et on se base sur l'évolution pour en affirmer la nature. Donc, en présence d'une angine érythémateuse, il convient d'être prudent et réservé sur le pronostic à porter, et l'on devra se contenter de moyens thérapeutiques anodins en attendant qu'il y ait lieu ou non d'agir plus activement.

Angines pultacées. — Elles sont caractérisées par des exsudats, blanchâtres, siégeant de préférence au niveau des cryptes de l'amygdale, mais pouvant diffuser. L'exsudat se détachant facilement de la muqueuse sous-jacente qui conserve son poli et son luisant une fois l'exsudat enlevé, se désagrége dans l'eau. La douleur angulo-maxillaire avec tuméfaction ganglionnaire sont presque de règle. Avant la production de l'enduit pultacé, on constate l'existence d'un enduit muqueux, incolore ou blanchâtre, des saillies glandulaires rouges à la paroi postérieure du pharynx avec des traînées muco-purulentes irrégulières. Le catarrhe des muqueuses prédomine avant et pendant la formation de l'enduit pultacé. Ce dernier peut être exclusivement localisé au niveau des cryptes de l'amygdale, ou bien être diffus, plus ou moins étendu, mais surtout très abondant dans les parties creuses et dans les anfractuosités de l'amygdale. Presque toujours, il y a en même temps un état gastrique marqué avec langue blanche et saburrale. L'angine pultacée est banale, elle survient chaque année ou même plusieurs fois chaque année chez les enfants prédisposés, à l'occasion d'un refroidissement ou par simple contagion. La nature microbienne en est variable, on peut y trouver des streptocoques, des staphylocoques ou autres microorganismes. Mais, si cette forme banale est peu importante, il est des cas où l'angine pultacée est symptomatique d'une maladie infectieuse, et toutes les formes d'angines érythémateuses que nous avons signalées peuvent devenir érythémato-pultacées. Il suffit donc de les avoir présentes à l'esprit pour en faire le diagnostic, et l'on devra toujours, dans ces cas, si la chose est possible, faire l'examen bactériologique, ne serait-ce que dans un but prophylactique.

La *diphtérie* peut dans quelques cas exceptionnels, affecter le type *érythémato-pultacé*. Dans ces cas, on voit de petits points blanchâtres à l'entrée des cryptes de l'amygdale, sans fausses membranes véritables. Mais l'observation montre qu'il y a souvent des fausses membranes ou dans le naso-pharynx ou sur le larynx qui échappent à l'examen visuel, et ne manifestent leur présence que par du coryza muco-purulent ou du croup. Quand ces signes existent, ou que l'on a une notion évidente de contagiosité et d'épidémicité, il faudra toujours agir comme s'il s'agissait de diphtérie avant d'attendre le résultat de l'examen bactériologique, ce sera plus prudent, car on ne s'expose qu'aux faibles inconvénients d'un exanthème sérothérapique et on peut éviter une intervention en enrayant la marche de la maladie. D'ailleurs, on peut voir de ces enduits pultacés qu'on croit guéris à la suite de quelques lavages détersifs, faire place à des fausses membranes vraies qui viennent en caractériser la nature. Très fréquemment, on trouvera dans ces angines un bacille court, qui pour beaucoup d'auteurs n'est pas diphtérique; mais le fait que nous croyons démontré, à savoir que certains bacilles courts sont diphtériques, devra rendre les médecins prudents; il est nécessaire qu'ils suivent attentivement leur malade, et, si l'angine tarde à guérir, ou tend à prendre le caractère membraneux, ils feront bien de recourir à la sérothérapie. Lorsque l'examen bactériologique décèle du bacille moyen ou long, la ligne de conduite est toute tracée. Lorsqu'on ne constatera que du bacille court, nous conseillons toujours l'isolement et des mesures prophylactiques rigoureuses, car ces angines sont contagieuses et prennent parfois un caractère d'épidémicité très accentué. Nous aurons d'ailleurs l'occasion de revenir sur ce sujet.

Angines phlegmoneuses. — Leurs caractères essentiels sont, comme on sait, l'unilatéralité, le gonflement, la rougeur, la tension douloureuse de l'amygdale, s'accompagnant de dysphagie, de douleurs lancinantes et de *trismus*. Elles peuvent s'ouvrir spontanément par un cratère amygdalien acnéiforme ou pseudo-furonculeux. L'ouverture spontanée se fait vers le cinquième jour au-dessus de la fossette amygdalienne. Cette variété est rarement compliquée de diphtérie et son diagnostic s'impose. Il peut y avoir des difficultés quand il y a *péri-amygdalite phlegmoneuse* : les piliers antérieurs sont élargis, on constate la chute et le bombement du voile du palais, de l'œdème de la luette, avec parfois sur le pharynx et les amygdales un exsudat opalin. Cette variété comporte avec la diphtérie un double diagnostic : 1° Parfois, soit au niveau de l'orifice spontané d'évacuation, soit autour de l'incision thérapeutique, il se forme un exsudat pultacé assez cohérent, à tendance pseudo-membraneuse. Il faut alors faire l'examen bactériologique, et, si l'enduit est très adhérent, n'en pas attendre le résultat pour injecter du sérum. En effet, si la suppuration péri-amygdalienne est le plus souvent streptococcique, plus rarement staphylococcique, l'exsudat est parfois de nature diphtérique. 2° Dans quelques cas, la diphtérie avec fausses membranes très nettes et typiques s'accompagne d'une tuméfaction considérable de l'amygdale et de la loge péri-amygdalienne et simule absolument la péri-amygdalite phlegmoneuse, à tel point que nous avons vu donner des coups de bistouri, complètement inutiles du reste, dans ces pseudo-phlegmons. De semblables faits cliniques indiquent une diphtérie très grave et doivent être immédiatement et sans retard traités par le sérum à hautes doses.

Angines pelliculaires, suite d'herpès ou d'éruption vésiculeuse. — Elles diffèrent des angines pseudo-membraneuses en ceci : dans ces dernières, il s'agit d'une couenne assez épaisse d'exsudat fibrineux, tandis que dans l'angine pelliculaire, la membrane est produite par la partie superficielle de la muqueuse nécrosée et détachée des parties sous-jacentes. Les pellicules ne sont pas de formation exsudative, elles sont simplement une écaille de la muqueuse. Nous ne pouvons mieux les comparer qu'à la pellicule affaissée d'une ampoule de vésicatoire ou de brûlure ouverte et vidée de son contenu. L'angine pelliculaire est uniquement produite par l'*herpès des muqueuses* ou par des cautérisations intempestives (nitrate d'argent ou autre caustique) qui mortifient et blanchissent la partie superficielle de l'épithélium.

L'herpès pharyngé débute par une vésiculation fugace, éphémère qui bientôt se crève et se recroqueville. Lorsque la pellicule tombe, il reste au-dessous une petite érosion, ronde, lenticulaire, rougeâtre, superficielle et plate. La pellicule se présente sous l'aspect d'un voile opalin, blanc grisâtre, d'autant plus blanc que la macération a été plus longue, et entouré d'une auréole rougeâtre, à contours policycliques et microcycliques. La douleur prééruptive est toujours intense et a été comparée à un feu local. Souvent, il y a en même temps un bouquet d'herpès labial. L'herpès peut être *symptomatique de la diphtérie* et l'on n'a guère à sa disposition que l'examen bactériologique pour pouvoir l'affirmer. M. Marfan pense que, dans ce cas, ce sont deux maladies différentes également spécifiques qui coexistent. Quoi qu'il en soit de la théorie, toute angine herpétique doit donc être considérée comme suspecte. Il est cependant bon de constater que l'angine herpétique est une rareté clinique et que c'est par un abus de langage que beaucoup d'angines ont été qualifiées de ce nom. Une angine pultacée ou membraneuse s'accompagne-t-elle d'une bouquet d'herpès labial, on l'appelle faussement angine herpétique. L'herpès labial dans ce cas n'a aucune signification, il signifie : symptôme d'état infectieux dû au pneumocoque, au streptocoque, au bacille de Lœfler, etc. Le cadre des angines herpétiques, très rares, n'est qu'un ensemble disparate de toutes sortes d'infections et ne doit rester dans la nosographie que pour désigner des angines présentant l'aspect vésiculeux et pelliculaire que nous avons décrit. Aussi convient-il de ne pas se laisser influencer par la présence de quelques vésicules d'herpès et de faire le diagnostic par l'examen clinique et bactériologique de la gorge. S'il y a des fausses membranes nettes, on dira diphtérie ; si l'enduit est simplement pultacé, on dira angine à tel ou tel microbe qui sera décelé par l'examen des cultures. Envisagées ainsi, les angines dites herpétiques ne sont pas si traîtresses qu'on s'est plu à le répéter, et les discussions de diagnostic et de traitement n'ont plus lieu d'exister.

Dans les angines pelliculaires, nous rangeons également l'*angine varicelleuse*, mais la période d'existence de la pellicule est très courte et fait rapidement place à de petites érosions circulaires, blanc jaunâtre, entourées d'une collerette rose. Le diagnostic est quelquefois délicat, car on a observé un pseudo-croup varicelleux.

Les ulcérations *varioliques* sont similaires, mais nous ne les signalons que pour mémoire, l'éruption cutanée étant caractéristique.

Angines pseudo-membraneuses. — Le prototype

de l'angine pseudo-membraneuse, couenneuse, c'est la diphtérie. Quelques autres infections, à coccus Brisou, à streptocoques, à pneumocoques, à levures, peuvent donner lieu à des pseudo-membranes, mais c'est l'exception, et en thérapeutique, toute angine pseudo-membraneuse doit être traitée comme diphtérique.

Les phases qui précèdent la formation de la fausse membrane sont d'abord de la rougeur, puis un exsudat opalin qui s'épaissit, devient plus blanc, couenneux. Autour de la néo-membrane, on constate de la tuméfaction de la muqueuse et un réticulum fibrineux mince à la périphérie.

A la suite des amygdalotomies, on observe parfois des exsudats pseudo-membraneux qui peuvent empiéter sur le voile, simulant absolument la diphtérie. L'examen bactériologique qui s'impose peut y déceler exceptionnellement le bacille de Lœfler.

Angines gangreneuses. — Ce sont les angines noires des anciens auteurs. Elles sont toujours secondaires soit à la diphtérie, soit à la rougeole, soit à la scarlatine; elles sévissent avec prédilection sur les enfants cachectiques. Elles peuvent affecter deux formes, une circonscrite, amygdalienne, une diffuse, mutilante avec ulcérations profondes et mort fatale. Leurs caractères sont la fétidité de l'haleine, le sialorrhée, la coloration gris noirâtre des plaques arrondies, déprimées. La muqueuse est boursouflée tout autour. Il y a une altération profonde de l'état général.

Dans la diphtérie, on peut observer deux sortes d'angines gangreneuses; dans un premier ordre de faits, la diphtérie elle-même, la fausse membrane devient gangreneuse, noirâtre, fétide, la muqueuse saigne facilement. Le pronostic est plus sombre, mais néanmoins, sous l'influence du sérum, on voit les fausses membranes se détacher et il n'y a pas de perte de substance au-dessous de la fausse membrane gangrenée. Dans un second groupe de faits, il se forme des escarres de teinte foncée, s'éliminant lentement, laissant à leur place une perte de substance plus ou moins profonde. L'odeur gangreneuse est intense. Depuis qu'on traite la diphtérie par le sérum, les angines gangreneuses sont rares et ne sont constatées que lors de la chute des fausses membranes. Elles sont le résultat de thromboses des vaisseaux muqueux et sous-muqueux, et souvent, presque toujours elles sont dues à une infection associée dont la plus fréquente est le streptocoque, quelquefois le staphylocoque. Elles peuvent guérir complètement. Leur diagnostic paraît s'imposer même sans le secours de la bactériologie, car il y a ou il y a eu des fausses membranes, et, dans tous les cas où l'on ne fait pas cette constatation, il n'y a vraisemblablement pas de diphtérie.

Angines érosives et ulcéreuses. — Ce n'est que très exceptionnellement que la diphtérie peut se manifester sous cet aspect, et encore ce n'est pas elle qui le détermine, l'angine ulcéreuse ou érosive préexiste et le bacille de Lœfler ne vient se greffer dessus qu'à titre de complication.

L'angine érosive se caractérise par des éraflures superficielles de la muqueuse, cupuliformes, à bords rosés. On l'observe, comme nous l'avons vu dans l'herpès après la chute de la pellicule; et dans la varicelle. Les ulcérations de la variole ont une collerette blanche, et ce n'est qu'après que la phase de vésiculation est passée, lors de l'apparition des ulcérations que surviennent la douleur et le ptyalisme. Elles se cicatrisent en sept à neuf jours et guérissent ordinairement sans laisser de traces. Dans les formes hémorragiques, les vésicules sont comme des grains de tabac, et la collerette de la petite ulcération est noire. On peut alors observer des abcès ou des gangrènes du pharynx.

Mais les deux maladies qui déterminent avec prédilection des angines érosives ou ulcéreuses sont la typhoïde et la syphilis. C'est ordinairement dans le deuxième septenaire de la dothiénentérie qu'on voit souvent sur les piliers antérieurs, à leur union avec le voile, de petites ulcérations susceptibles de se réunir, symétriques, ovalaires, superficielles, d'une teinte opaline ou gris rosé, d'aspect granité, sans exsudat, et avec une aréole hyperémique. Elles guérissent ordinairement bien.

Les syphilides érosives de la muqueuse sont trop connues pour que nous insistions ; mais elles peuvent se recouvrir d'un exsudat, et, chez les enfants, on sera parfois fort embarrassé pour le diagnostic et l'on devra demander à la bactériologie de trancher dans les cas suspects, s'il y a diphtérie associée ou non. L'érythème pharyngé rouge vermillon n'a aucun caractère ulcéreux, ni membraneux.

Angines ulcéro-membraneuses. — Elles peuvent siéger sur le voile du palais, la luette ou l'amygdale. Elles sont essentiellement constituées d'une ulcération recouverte d'un enduit membraniforme. Elles coexistent quelquefois avec une stomatite de même nature. On peut en décrire deux formes : *la forme simple* de l'angine ulcéro-membraneuse et *la forme pseudo chancreuse*. Dans la forme simple, on observe, au niveau d'une amygdale, un exsudat membraniforme blanchâtre ou grisâtre, plus ou moins cohérent ou pultacé, reposant sur une ulcération, simplement superficielle, à bords rougeâtres, violacés, ou assez profonde : l'*angine creuse*. Sous l'exsudat, l'ulcération est tomenteuse et saigne facilement. La muqueuse pharyngée est rouge et œdématiée. La fétidité de l'haleine est quelquefois très intense, et il y a en même temps de l'adénopathie sous-maxillaire.

La forme pseudo-chancreuse est unilatérale, souvent torpide

et apyrétique, à évolution longue, avec hypertrophie et induration de l'amygdale sous-jacente, ulcérée.

Dans ces exsudats, il est presque de règle qu'on rencontre des bacilles fusiformes et des spirilles qu'on tend à considérer comme étant la cause déterminante. Mais, en même temps, les cultures ou l'examen direct révèlent la présence de micro-organismes divers, streptocoques, pneumocoques, staphylocoques, bacilles de Lœfler, qui pourraient bien jouer un rôle pathogène au moins aussi appréciable. Ce que nous voulons en retenir, c'est que, *dans certains cas*, l'angine ulcéro-membraneuse est ou sous la dépendance ou compliquée par la diphtérie, les fusiformes et les spirilles semblent seulement lui donner son caractère spécial. L'examen bactériologique tranchera la question et l'on devra toujours le pratiquer chez un enfant atteint d'angine ulcéro-membraneuse. La même règle n'est peut-être pas aussi nécessaire chez l'adulte.

Que devons-nous conclure de cette étude sommaire des angines, étude que nous avons simplement esquissée? C'est que, si le diagnostic clinique est suffisant dans la grande majorité des cas, il y a néanmoins des formes anormales de diphtérie pour lesquelles il faut conserver le diagnostic bactériologique, et nous terminerons en disant : Partout où il y a fausse membrane, faire l'examen bactériologique à titre de contrôle, sans en attendre les résultats pour instituer le traitement; partout où le soupçon de diphtérie peut surgir, par la notion d'un contact suspect, ou d'un milieu épidémique, et partout où l'on trouve une angine aiguë qui ne revêt pas la forme érythémateuse faire un examen bactériologique.

TECHNIQUE DU DIAGNOSTIC BACTÉRIOLOGIQUE

Nous rejetons l'examen microscopique direct d'un simple frottis. Il peut être suffisant entre des mains exercées, mais il nous semble que ce procédé ne peut être généralisé sous peine d'exposer l'observateur à des mécomptes. C'est la méthode des cultures qui seule peut être employée par tout praticien. Le milieu de culture utilisé est le sérum de bœuf coagulé qu'on trouve facilement dans le commerce ou les laboratoires. Le mode de préparation étant assez délicat, et nécessitant un outillage spécial, nous nous abstiendrons de le décrire.

Pour les ensemencements, nous supposerons une des deux hypothèses suivantes : ou bien le médecin a très facilement à sa disposition des tubes de sérum, ou bien il n'en a pas.

Dans la première éventualité il fera lui-même l'ensemencement avec un fil de platine courbé en anse fermée à son extrémité. A l'hôpital des Enfants, nous nous servons d'une spatule du modèle ci-joint. On stérilise le fil de platine et sa monture en verre dans la flamme d'une lampe à alcool, puis on va

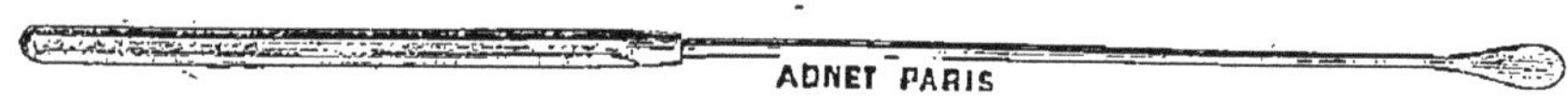

Fig. 1. — Spatule pour ensemencements.

promener après refroidissement l'anse sur la partie suspecte et rien que sur elle. On ensemence le tube avec beaucoup de soins, en évitant de labourer le sérum, simplement en passant plusieurs fois très légèrement à sa surface. On fera une seconde prise pour un second tube. L'extrémité des tubes de sérum doit toujours être passée dans la flamme d'une lampe à alcool avant de remettre et après avoir remis le bouchon de ouate qu'on aura *bien pris soin de ne poser nulle part* et qu'on aura toujours tenu par le petit doigt replié, pendant la durée de l'ensemencement. Les tubes ainsi ensemencés sont envoyés ou portés dans un laboratoire ou chez un pharmacien possédant une étuve à température constante réglée de 37° à 38°.

On trouve dans le commerce des nécessaires à ensemencements tout préparés. Le modèle ci-joint du Dr Miquel a été préparé pour la diphtérie.

Dans le cas où l'on n'aurait pas de tubes de sérum, on peut procéder de la façon suivante : Faire bouillir dans de l'eau pure un tube à urine et une épingle à tricoter garnie à une de ses extrémités de coton hydrophile bien assujetti. On laisse refroidir, puis on nettoie la gorge avec le tampon en essayant d'y faire adhérer une fausse membrane ou l'enduit suspect. On

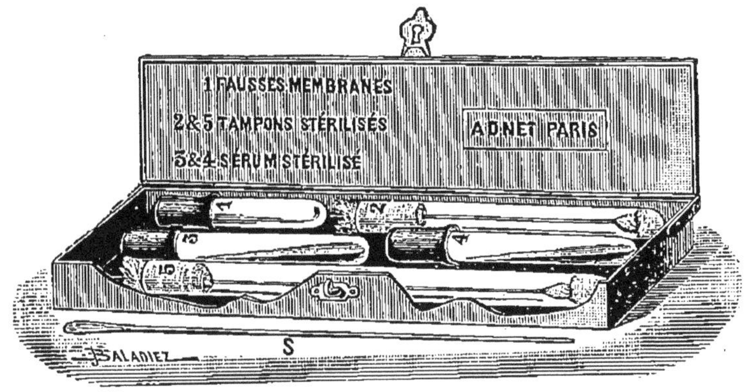

Fig. 2. — Nécessaire pour ensemencements.

introduit le tampon avec l'épingle qu'on a naturellement prise de longueur convenable, dans le tube à urine vidé, et l'on bouche ensuite avec un tampon de coton. On fera chauffer le tube autour de ce bouchon, très fortement jusqu'à ce que ce dernier prenne une teinte un peu roussâtre, cela ne sera pas d'une asepsie parfaite ; mais, faute de mieux, c'est le moyen le plus pratique. Le tube ainsi prêt sera expédié dans un laboratoire où des ensemencements seront faits.

Si l'on ne peut disposer d'une étuve à température constante, il est un petit procédé dont on peut user partout, et qui, pour n'être pas parfait, pourra toutefois rendre quelques services, car tout le monde peut très commodément et très facilement l'utiliser partout. Nous l'avons expérimenté au laboratoire, et il nous a réussi très suffisamment pour la culture des bacilles diphtériques pour que nous nous permettions de le conseiller :

On prend une boîte de fer blanc, comme celles qui contiennent des conserves alimentaires, ou bien comme les boîtes à thé d'une hauteur d'environ 15 centimètres et d'un diamètre de 10 à 12. On la remplit de sable blanc fin qu'on a préalablement fait chauffer dans un four à une température appro-

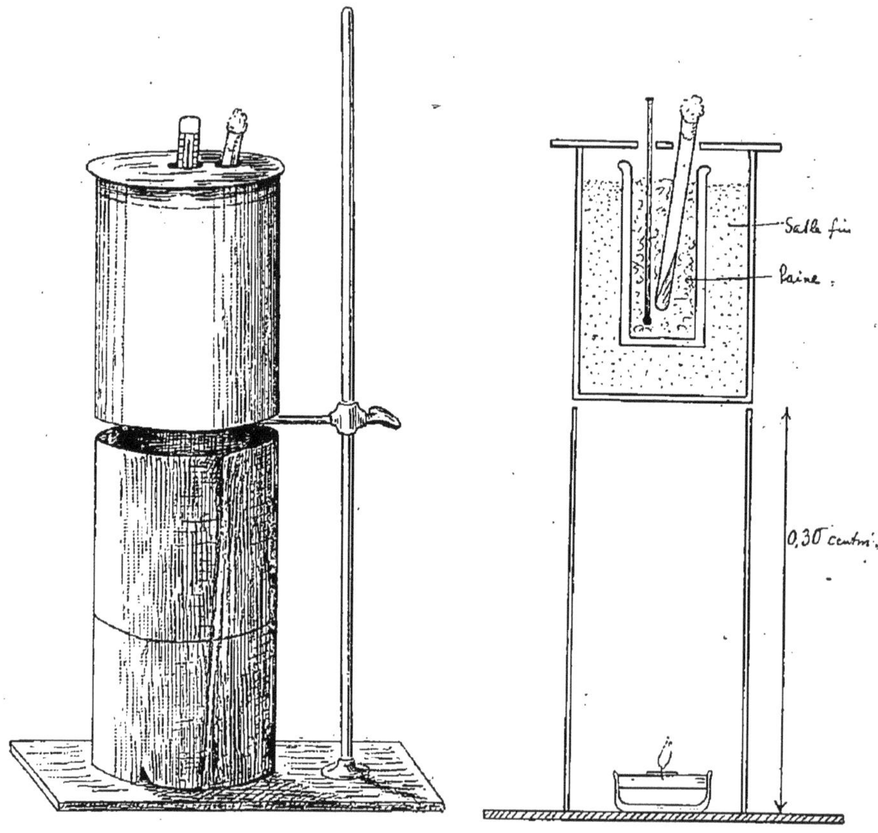

Fig. 3. — Schéma d'une étuve extemporanée.

Fig. 4. — Coupe de l'étuve.

chant de 38°. Une seconde boîte plus petite et concentrique ou un bocal de verre est placé dans la première, séparé du fond et de la paroi par une certaine épaisseur de sable.

La boîte intérieure est remplie de laine contenant les tubes de culture et un simple thermomètre à bain. Pour maintenir à peu près constante la température du sable, on place le tout, recouvert d'un morceau de carton, au-dessus d'une veilleuse à huile surmontée d'un trépied d'environ 35 centimètres de haut. La figure ci-contre montre le dispositif de cet appareil improvisé.

Pour éviter les variations de température inhérentes aux courants d'air ou à l'abaissement de température nocturne, on peut entourer la flamme d'un manchon de carton. La veilleuse doit être renouvelée toutes les 10 heures et l'on ajoute de l'huile dès qu'elle vient à manquer. Nous avons pu, par ce procédé très commode, maintenir des tubes à une température constante de 38° et faire pousser des bacilles de Lœfler. En constatant toutes les heures la température du thermomètre, nous avons remarqué qu'il n'y avait guère pendant 24 heures que des oscillations de 1° à 2°, pendant les heures froides de la nuit, ce qui est de peu d'importance.

Quand on a du gaz à sa disposition, on peut se procurer un petit régulateur à mercure qu'on met à la place du thermomètre et qui réglera spontanément le débit d'un brûleur de petit calibre situé au-dessous à la distance voulue. Ce procédé est très certainement supérieur aux veilleuses qui peuvent avoir une mèche plus ou moins longue. En outre, l'huile en brûlant abaisse son niveau et augmente la distance entre le fond de la boîte et la source de calorique. On peut par une surveillance très simple remédier à ces légers inconvénients et choisir des veilleuses identiques entre elles.

Lorsque le tube a séjourné pendant 24 heures, si la semence a germé on pratique l'examen microscopique, mais s'il n'y a pas de culture, il faut remettre le tube à l'étuve pendant encore 24 heures, l'expérience nous ayant démontré que, dans certains cas, malgré la bonne qualité du sérum de culture, le bacille diphtérique ne pousse qu'au bout de 36 à 48 heures. Il faut être prévenu de ce fait pour éviter une conclusion trop hâtive. D'autres fois, divers micro-organismes ont poussé sur le sérum et ont entravé le développement du bacille de Lœfler, et il faut encore attendre 24 nouvelles heures avant d'affirmer la non-existence de diphtérie, car nous avons constaté quelquefois au bout de 24 heures des staphylocoques vulgaires, et, au bout de 48 seulement, les bacilles de la diphtérie avaient abondamment poussé.

Examen des cultures. — Les cultures du bacille diphtérique se présentent sous forme de petites taches arrondies, blanc grisâtre, dont le centre est plus opaque que la périphérie; elles ont de 1/2 à 2 millimètres de diamètre, souvent moins. Elles ne sont ni cohérentes ni confluentes et restent isolées. En vieillissant, elles restent sèches et blanchissent un peu.

Ce seul aspect est absolument insuffisant pour faire un diagnostic, car le coccus Brisou produit des colonies identiques que le microscope seul peut différencier. D'autre part, ce que nous venons de décrire est l'aspect de cultures pures, bien ensemencées et peu ensemencées, c'est dire que, en pratique, cet aspect sera plutôt l'exception. Il n'est pas permis, à la seule vue d'un tube, de faire le diagnostic. Le bacille de Lœfler dans un premier ensemencement de la gorge, est assez fréquemment associé à d'autres micro-organismes, la culture, surtout dans les services où elle est faite avec une spatule, est assez abondante. Très fréquemment, on ne voit qu'une sorte de bave grisâtre gluante à la surface du tube, avec de-ci de-là des colonies isolées. Ces tubes n'ont pas de ressemblance avec le tube type décrit plus haut, et cependant le microscope montre qu'il s'agit de diphtérie. Il est donc de toute nécessité d'examiner les cultures au microscope et de ne pas se contenter de l'examen objectif du tube.

L'examen microscopique, pour être complet, comporte deux colorations : l'une simple; l'autre par la méthode de Gram. La coloration simple se fait avec une goutte de la solution suivante :

Cristal violet.	1 gramme.
Alcool absolu..	10 grammes.
Acide phénique cristallisé	2 —
Eau distillée.	100 —

On laisse une minute et on lave à l'eau. On sèche la préparation qui est examinée avec l'objectif à immersion. Pour la méthode de Gram, on colore pendant une minute, avec la solution précédente, on verse l'excès de matière colorante et l'on met pendant une minute la solution iodo-iodurée :

Iode.	1 gramme.
Iodure de potassium	2 grammes.
Eau	300 —

On décolore ensuite avec l'alcool absolu ou l'alcool acétone au 1/3, jusqu'à ce que l'alcool coule incolore, puis on sèche et l'on examine la préparation.

Caractères du bacille diphtérique. — Le bacille diphtérique se présente sous trois aspects différents :

α. Le *bacille long*, dont la caractéristique est d'être :

1° Long, enchevêtré, intriqué, de se mettre en V, en L, en Δ (fig. 5).

2° De se colorer inégalement par la coloration simple On voit dans l'intérieur du bacille toute une série de points ronds, fortement colorés, occupant toute la largeur du bacille, les autres parties prenant à peine la couleur. Le contour du bacille est marqué par une faible ligne colorée, simulant assez vaguement une courte chaînette de streptocoques de trois à cinq éléments. Plus rarement, la coloration est uniforme.

3° De garder très incomplètement la coloration par le Gram, surtout si au lieu d'employer comme décolorant l'alcool absolu on emploie l'alcool acétone au 1/3. Dans ces conditions, le bacille se présente avec des contours mal définis et, dans son intérieur, on voit une série de très petites granulations colorées, très disséminées (fig. 6).

4° D'être assez fréquemment fusiforme, la partie centrale étant plus renflée et les deux extrémités plus effilées, ou bien d'avoir une extrémité renflée et l'autre effilée (forme en

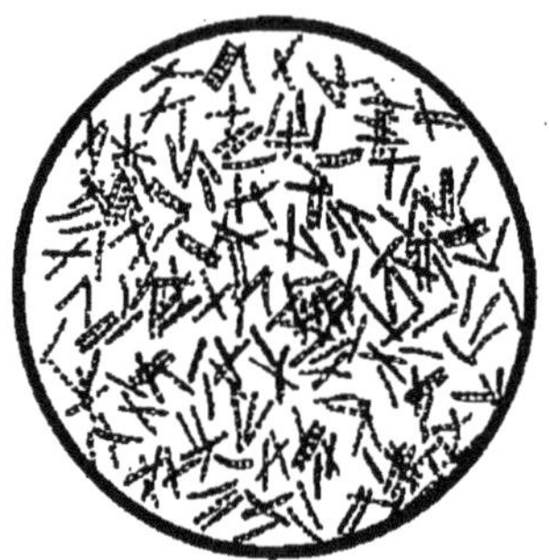

Fig. 5. — Bacille long. (Coloration simple.)

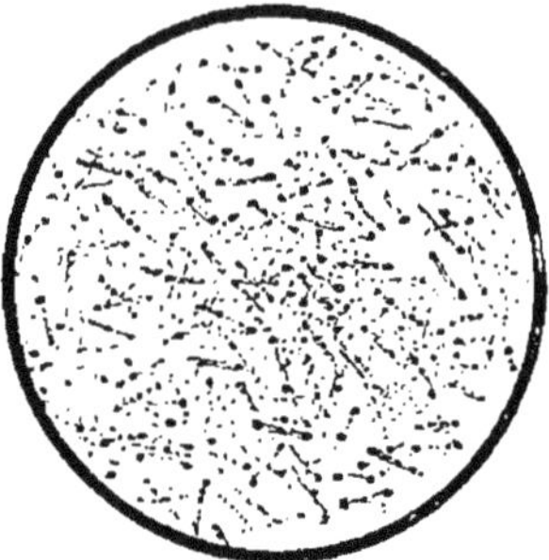

Fig. 6. — Bacille long. (Coloration au Gram.

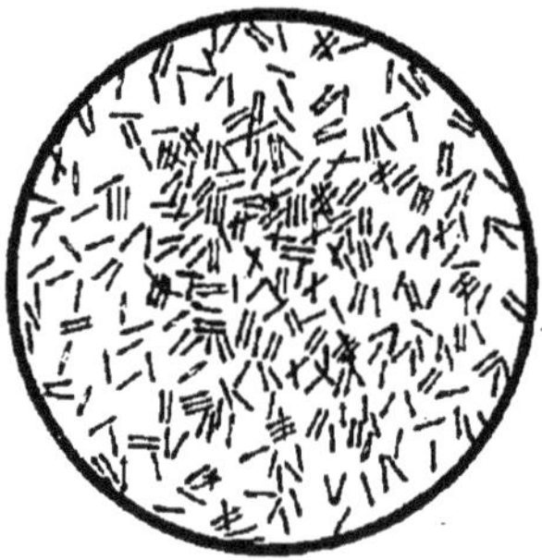

Fig. 7. — Bacille moyen.

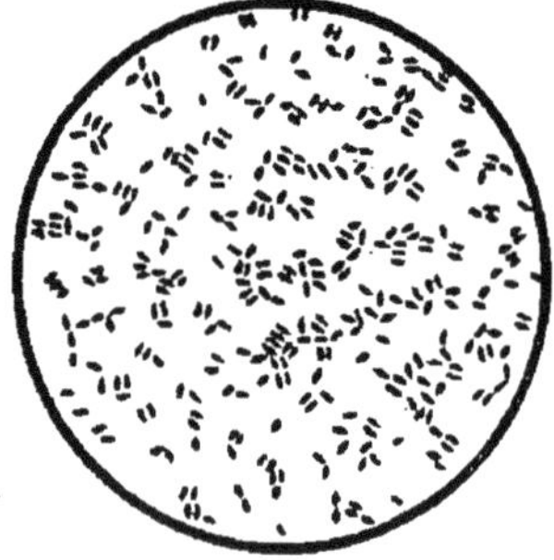

Fig. 8. — Bacille court.

massue), ou de présenter encore la forme classique en « biscuit ». Plus rarement, on observe des formes ramifiées, géantes, actinomycosiques, mais cette dernière variété peut prêter à discussion.

β. Le *Bacille moyen* est le bacille type, celui qui a servi de base à toutes les descriptions. Ses caractères sont les suivants :

1° Il est moins long que le précédent (fig. 7) ;

2° Il se dispose en V, en L, en accent circonflexe, mais s'enchevêtre moins, par suite de sa moindre longueur, et il présente très fréquemment la disposition parallèle;

3° Il reste également coloré dans toute son étendue, soit par la méthode de Gram, soit par la coloration simple. Parfois cependant, il ne présente que les deux extrémités et le contour qui sont colorés; c'est ce que nous appelons la coloration bipolaire.

4° Il présente toujours la forme caractéristique en « biscuit », renflé à ses deux extrémités.

Ces deux variétés appartiennent indiscutablement à la diphtérie; elles sont toutes deux *également* et *très* virulentes, et nous ne pensons pas, de par l'examen clinique et l'expérimentation, qu'on puisse considérer comme un facteur de gravité plus ou moins grand la présence de l'un ou l'autre de ces bacilles, et en tirer des déductions au point de vue du pronostic.

γ. Le *bacille court* est une forme bien spéciale qui diffère essentiellement des deux autres. Il a soulevé de nombreuses discussions que nous nous garderons de faire renaître ici. Voici ses caractères (fig. 8) :

1° Ses cultures donnent des colonies plus blanches, plus humides et plus baveuses que les deux autres;

2° Il est disposé au hasard et disséminé dans les préparations, sans groupement caractéristique;

3° Il reste très fortement coloré dans toute son étendue par la coloration simple et la méthode de Gram;

4° Il est très fréquemment renflé au centre, il est court, trapu, et, par ensemencements successifs, il reste court. La forme en navette qu'il revêt d'ordinaire peut faire défaut [1].

[1] Comme on le voit, notre classification des bacilles diffère sensiblement des descriptions données jusqu'à ce jour, et qui pouvaient prêter à confusion. Les caractères distinctifs que nous indiquons, joints aux figures, permettront d'avoir un terrain d'entente sur les dénominations trop souvent variables des bacilles.

Sans discuter la nature de ce bacille qui, pour les uns est un bacille diphtérique atténué, pour les autres un pseudo-diphtérique; en nous plaçant au point de vue exclusivement clinique, nous sommes à même de pouvoir énoncer les quelques propositions suivantes qui ont une grande importance pratique.

I. Le bacille court peut, dans un certain nombre de cas, donner lieu à des angines *pseudo-membraneuses*. Parfois, ces angines sont très intenses, très tenaces et très rebelles à la médication. Le sérum antidiphtérique semble avoir, dans ces cas, une efficacité moindre. Elles guérissent lentement même avec de fortes doses de sérum et nécessitent l'adjonction d'un traitement local.

II. Le bacille court donne plus fréquemment lieu à des angines pultacées qui peuvent guérir par un simple traitement local.

III. Le bacille court peut déterminer de la laryngite et du croup nécessitant une intervention, et cela sans qu'on ne constate dans la gorge autre chose que de l'angine rouge: ou bien le croup coexiste avec une angine membraneuse ou pultacée.

IV. Le bacille court est particulièrement fréquent dans les angines de la rougeole et de la scarlatine. Il est souvent l'agent des croups rubéoliques.

V. Le bacille court détermine des angines éminemment contagieuses, aussi contagieuses que celles dues au bacille long. Il est facilement diffusible. Lorsque, dans une salle de rougeoleux ou de scarlatineux, on constate une angine suspecte à bacille court, il est presque de règle de voir se développer à la suite plusieurs cas similaires. Ces angines n'ont alors d'autre gravité que l'extension rapide au larynx, en ce qui concerne les rougeoleux.

Ces considérations, uniquement basées sur la clinique, ainsi que d'autres d'ordre bactériologique qui seraient déplacées ici, et que nous développerons ultérieurement, montrent que si le bacille court est fréquemment bénin, c'est néanmoins un microbe avec lequel on doit sérieusement compter. Il faudra, à son égard, appliquer toutes les règles de prophylaxie et d'hygiène que nous signalerons plus loin. Dans les formes membraneuses et croupales, la sérothérapie s'impose. L'expectation armée et le traitement local peuvent, à la rigueur, suffire dans les formes pultacées.

Les microbes qu'on rencontre le plus souvent dans les tubes de culture, associés au bacille diphtérique, sont :

Les staphylocoques dorés et blancs;

Les streptocoques;

Les levures;

Les coli-bacilles;

Du coccus Brisou;

De très gros cocci prenant le Gram;

Des bâtonnets courts et trapus, et du pneumo-bacille.

Les trois premières associations sont les plus fréquentes à l'hôpital des Enfants. Depuis deux ans, nous avons très rarement retrouvé le coccus Brisou. Pour tous ces agents pathogènes, nous renvoyons aux traités de bactériologie.

DIAGNOSTIC DU CROUP

Sous le nom de croup, on désigne la série des accidents et des symptômes résultant de la laryngite diphtérique. On distingue au croup trois périodes évolutives qui sont : 1° la phase des altérations de la voix et de la toux; 2° la dyspnée spasmodique; 3° la dyspnée continue et l'asphyxie.

Première phase. — Elle est essentiellement caractérisée par ces deux signes : *toux rauque* et *voix éteinte*. A cette période, où l'intervention active n'est pas de mise, le traitement consiste uniquement en séjour dans une atmosphère de vapeur et en injections de sérum. Le diagnostic en est très facile, s'il y a en même temps de l'angine diphtérique. Il est plus délicat et même impossible s'il n'y a rien dans la gorge et s'il n'y a pas de jetage nasal, car on peut commettre l'erreur avec une *laryngite aiguë simple*. L'examen bactériologique seul permet de lever les doutes. La toux prend quelquefois un aspect coquelucheux et il faut bien se garder de confondre le croup sans angine avec une coqueluche et vice-versa. Nous signalons ce diagnostic, car nous avons vu tuber des coquelucheux qui avaient de la dyspnée, de la polypnée et pas de diphtérie.

Phase spasmodique. — La dyspnée survient par crises, commençant d'habitude vers le soir et s'accentuant pendant la nuit. Agitation, insomnie, accès de suffocation, telle est la triade symptomatique de cette phase. C'est la période la plus terrifiante de la maladie, car le début des accidents est souvent brusque, et cependant, c'est la période où le sang-froid médical est le plus nécessaire, car il faut savoir intervenir à temps et surtout ne pas intervenir. Très fréquemment, à la suite d'une quinte de toux, l'enfant expulse une fausse membrane et la dyspnée cesse ; très fréquemment aussi, la balnéation tiède, les enveloppements froids, l'antipyrine, le calme le plus absolu font cesser le spasme sans qu'il soit nécessaire d'intervenir ; mais il est alors de toute urgence de rester auprès de l'enfant pour parer à toutes les éventualités et pratiquer le tubage si la crise est trop intense ou se prolonge trop longtemps.

Quelques affections peuvent simuler le croup avec accès de suffocation. Ce sont d'abord les dyspnées pseudo-croupales dues à des *laryngites intenses non diphtériques*. L'erreur de diagnostic est à peu près impossible à éviter sans le secours de la bactériologie, quand il n'y a pas l'élément capital et caractéristique de la diphtérie, c'est-à-dire la présence de fausses-membranes. Entre un croup d'emblée et la dyspnée croupale d'une laryngite simple aiguë, on ne peut se fier pour le diagnostic certain qu'aux résultats bactériologiques. L'erreur a, du reste, peu d'importance à être commise en ce qui concerne les indications d'intervention opératoire, car elles sont les mêmes; elle ne doit être évitée que pour préciser les indications de la sérothérapie.

La *laryngite striduleuse* débute la nuit, brusquement, s'accompagne d'une toux rauque, éclatante, aboyante; la voix est peu altérée, reste claire. Bien qu'elle puisse, exceptionnellement, rester claire dans le croup, ce dernier caractère est d'une grande importance. Début soudain et nocturne, voix claire, tel est la caractéristique de l'accès pseudo-croupal de la laryngite striduleuse. L'accès cesse ou spontanément, ou sous l'influence d'une médication par le bromure et l'antipyrine ; mais, s'il est trop intense ou trop prolongé, les indications opératoires sont les mêmes que dans le croup d'emblée. L'examen bactériologique des cas douteux jugera, en dernier ressort, si l'on doit recourir à la sérothérapie.

Les *spasmes glottiques* d'origine adénoïdienne, hystérique, ou symptomatiques d'une adénopathie trachéo-bronchique sont assez rares chez les enfants pour qu'il n'y ait pas lieu d'en tenir compte dans la pratique courante. De même, certains accès de suffocation très intenses survenant dans l'asthme des foins, dans la coqueluche, ou encore dans la syphilis héréditaire. De même aussi, les crises de suffocation de l'hypertrophie du thymus avec œdème glottique.

La *laryngite aiguë sous-glottique* peut être confondue avec le croup dans sa forme grave; elle en sera différenciée par sa marche qui est ordinairement moins rapide et aussi par l'examen bactériologique. Nous ajouterons à ces caractères que les laryngites sous-glottiques sont fréquemment chroniques et présentent des poussées aiguës récidivantes. Nous avons connu un enfant trachéotomisé trois fois pour de pareilles crises, le tubage étant quelquefois impossible à pratiquer dans cette affection. Les enfants atteints de cette maladie, dont l'origine et la cause sont mal déterminées, pourraient devenir « tubards » ou « canulards ».

Les *abcès rétro-pharyngiens* prêtent parfois à confusion d'autant qu'ils peuvent coexister avec une diphtérie : « Ils produisent une dyspnée surtout continue et donnent lieu à une respiration bruyante avec un cornage spécial comparé par Labric au cri du canard; le doigt, porté dans le pharynx, permet généralement de constater l'existence de l'abcès. » (Sevestre.) Ils déterminent de la dyspnée mécanique par leur volume, et aussi par l'œdème inflammatoire de la glotte dont ils peuvent s'accompagner. Parfois l'abcès, rétro ou latéro-pharyngien est peu visible et peu perceptible au toucher. Nous avons observé un enfant à qui nous avions pratiqué trois intubations successives sans que, pendant ces interventions, on ait remarqué ou senti la voussure caractéristique de l'abcès. Ce dernier a été révélé, lorsqu'on voulut pratiquer la trachéotomie pour éviter une quatrième intubation. Dans ces cas dont nous avons plusieurs observations, l'abcès fuse sous l'aponévrose, vient à la partie antérieure du larynx, sans que rien permette de constater sa présence, car l'infiltration de pus ne s'accompagne ni de tension locale, ni de tuméfaction œdémateuse, ni d'aucun signe local de suppuration, et l'on est tout surpris, lorsqu'on veut tenter la trachéotomie, de voir le pus sortir par l'incision cutanée. En cette occurrence, il est inutile d'achever la trachéotomie, la seule évacuation du pus permet de recourir à l'intubation laryngée, et fait disparaître l'œdème glottique. La guérison est habituelle. Le diagnostic de ces formes d'abcès rétro-pharyngien à migration antérieure se fait souvent tardivement et l'on a invariablement cru qu'il s'agissait de croup.

Il suffit d'avoir présent à l'esprit la possibilité d'accès de suffocation dus à l'*œdème glottique*, aux *corps étrangers du larynx* (Sevestre), aux *polypes du larynx* (Touchard).

Phase de dyspnée continue. — La dyspnée est permanente, les deux temps de la respiration sont gênés, le *tirage* est continu, l'*asphyxie* s'installe. Cette dernière revêt deux formes importantes pour le pronostic : 1° l'*asphyxie rouge* avec facies vultueux congestif, lèvres violacées. C'est la première en date, la plus bénigne, elle est le résultat de l'anoxhémie par insuffisance mécanique de ventilation pulmonaire. La dyspnée spasmodique affecte d'ailleurs plus particulièrement ce type. 2° L'*asphyxie blanche* se caractérise par le facies livide, pâle, bouffi.

Les inspirations sont rares, les extrémités refroidies, les *syncopes* et les *convulsions* sont fréquentes, la mort rapide presque de règle.

Elle est le résultat d'une intoxication profonde avec anoxhémie.

Le diagnostic de cette phase ne se pose guère qu'avec les *bronchopneumonies*. L'erreur est malheureusement quelquefois commise dans les hôpitaux d'enfants, et il arrive qu'on tube des enfants atteints de bronchopneumonies. Pour éviter cette faute, il faut bien connaître les caractères du *tirage* par obstruction laryngée. Il y a trois variétés de tirage :

a. Le *tirage sus-sternal*, caractérisé au moment et surtout à la fin de l'inspiration, par une dépression, un puits qui se produit à la base du cou, entre les deux sterno-mastoïdiens, immédiatement au-dessus de la fourchette sternale.

β. Le *tirage sus-claviculaire*, caractérisé par l'affaissement des fossettes sus-cléidales à l'endroit le plus rapproché de la base du cou.

γ. Le *tirage épigastrique* produit une dépression de la région xyphoïdienne et de l'épigastre, affectant la forme d'une gouttière transversale ou d'un V renversé ; cette dernière forme, d'après M. Sevestre, se voit surtout chez les tout jeunes enfants, dont l'appendice xyphoïde, très flexible, s'enfonce en quelque sorte dans la poitrine.

On peut observer également du *tirage intercostal*.

Le tirage tient en grande partie au vide thoracique et aussi à une contraction extrême des muscles inspirateurs et particulièrement, en ce qui concerne le tirage abdominal, du diaphragme qui attire en arrière les cartilages costaux, encore très flexibles chez l'enfant.

Les autres caractères de la dyspnée croupale sont la *gêne de l'expiration* qui est sifflante et prolongée ; le bruit spécial serratique sifflant de l'inspiration ; la faiblesse ou la disparition du murmure vésiculaire à l'auscultation ; la large béance de la bouche pour laisser passer plus d'air, la dilatation des narines, la tendance à la diminution du nombre des respirations.

Outre les signes fournis par l'auscultation, les caractères de cette dyspnée diffèrent essentiellement de celle de la broncho-pneumonie qui s'accompagne d'un faux tirage. D'abord les respirations sont accélérées dans cette dernière : il y a polypnée. La respiration est plus superficielle, tandis que, dans le croup, l'enfant essaie de la rendre profonde.

Le faux tirage consiste surtout en un aplatissement transversal et latéral du thorax à sa base.

L'expiration dans la bronchopneumonie est laborieuse et détermine une sorte de « *poussage abdominal* ».

On conçoit aisément que le diagnostic est difficile quand il y a association de croup et de broncho-pneumonie, et qu'un tubage pratiqué dans ces conditions ne soulage que modérément les enfants.

Un autre point qu'il serait très utile de pouvoir préciser avant de se décider à une intervention, serait de savoir s'il y a, en même temps que du croup, de la diphtérie trachéale et bronchique. Le fait est malheureusement impossible. On peut soupçonner cette éventualité quand on se trouve en présence d'une diphtérie à marche extensive, mais on n'en aura confirmation qu'au tubage lorsque la présence de fausses membranes trachéales le rendra notoirement insuffisant. D'ailleurs, la trachéotomie peut aussi ne donner aucun soulagement.

Indications opératoires. — Ce que nous venons de dire nous permet de préciser le moment de l'intervention : l'indication de cette dernière se pose à deux périodes seulement : *à la phase spasmodique et à la phase de dyspnée continue et progressive.*

Dans cette dernière, exception faite pour les cas où la dyspnée est peu intense, où l'enfant est robuste, résistant, et a été injecté au sérum au moins 12 heures avant le début de sa dyspnée, il faut toujours intervenir.

Il est toujours indiqué de tenter le tubage comme première intervention.

En cas d'asphyxie blanche, de tendances syncopales ou de convulsions, tuber l'enfant couché et se tenir prêt à la trachéotomie.

Dans la phase spasmodique ainsi que dans les cas légers de dyspnée continue que nous venons de signaler, on agira de la façon suivante : Si on est en présence d'un accès spasmodique très intense ou prolongé, intervenir sans retard.

Intervenir sans crainte chez les enfants jeunes surtout, dans tous les cas où il n'y aurait pas eu une injection de sérum faite au moins 12 heures avant le début des accidents, car, tôt ou tard, l'intervention deviendrait urgente. Cette indication est plus pressante si l'on observe l'enfant le soir, car la surveillance nocturne est plus délicate et le tirage augmente toujours pendant la nuit.

Dans les cas de spasmes légers ou de dyspnée continue peu marquée, on peut différer l'intervention, à condition de rester auprès de l'enfant. L'administration d'antipyrine, un calme absolu ou des distractions fournies à l'enfant, des enveloppements froids, pourront assez fréquemment rendre inutile une intervention; mais il ne faudra pas trop la retarder, si on juge qu'elle deviendra fatalement nécessaire.

Nous verrons ultérieurement le choix à faire entre les deux interventions courantes : tubage ou trachéotomie.

CHAPITRE II

LA SÉROTHÉRAPIE

Depuis 1894, nous possédons le remède spécifique de la diphtérie. Si le nom de Bretonneau est capital dans l'histoire de la diphtérie jusqu'à cette époque, celui de Behring doit maintenant être placé en tête du chapitre de la thérapeutique. En 1890, pour la première fois, il indique les propriétés remarquables du sérum des animaux immunisés contre la diphtérie. En 1893, paraissent les résultats de ses premiers essais, tentés avec Baër sur l'enfant. En 1894 enfin, Roux, qui, cinq ans plus tôt, avait eu avec Yersin le mérite insigne d'isoler la toxine diphtérique, perfectionne la technique de l'immunisation et applique sa méthode à l'hôpital des Enfants malades. Les effets merveilleux qu'il en retira, avec le concours de Martin et Chaillou, déterminèrent, lors du congrès de Budapest, l'adhésion unanime des hommes éclairés.

Roux obtient l'antitoxine ou le sérum antitoxique grâce à l'immunisation progressive des chevaux contre le bacille de Lœffler. Cette immunisation est consécutive à l'injection de quantités peu à peu croissantes de toxine diphtérique additionnée, dans une proportion variable, de liqueur de Gram ; la dose initiale est de 1/4 de centimètre cube de toxine iodée au 1/10, et l'on arrive à inoculer finalement au cheval des quantités formidables de toxine pure, atteignant jusqu'à 250 centimètres cubes en une seule fois. La saignée de ces animaux, qui peut se renouveler assez souvent, fournit aisément un sérum abondant, dont l'injection au malade atteint de diphtérie, constitue la part essentielle du traitement de cette affection. La sérothérapie a permis de ranger la diphtérie, autrefois si meurtrière, parmi les maladies relativement bénignes.

Ce mode de traitement étant d'ailleurs inoffensif, son application s'impose, non seulement dans les cas où le diagnostic est indiscutable, mais encore dans ceux de diphtérie probable. Bien plus, toutes les fois que, le diagnostic restant très hésitant, la temporisation pourrait, au cas de diphtérie reconnue plus tard, entraîner des conséquences fâcheuses, la nécessité de la sérothérapie immédiate ne fait pas de doute.

*
* *

Le traitement sérothérapique de la diphtérie comporte, au seul point de vue pratique, plusieurs problèmes bien distincts. C'est d'abord le choix du sérum et sa posologie, les conditions les plus favorables à son emploi, puis la technique même de l'injection et l'instrumentation qu'elle nécessite, enfin les résultats proches ou éloignés de ces injections.

Le sérum. — Le sérum, en usage à Paris et dans la plus grande partie de la France, est fourni par l'Institut Pasteur de Paris ou les Instituts de province. A l'étranger, il existe plusieurs centres de fabrication, dont quelques-uns livrent au commerce une quantité considérable de sérum antidiphtérique.

La notation de la valeur thérapeutique du sérum n'est malheureusement pas uniforme.

L'Institut Pasteur utilise, en apparence tout au moins, une notation quantitative et fournit des flacons contenant 10 ou 20 centimètres cubes de sérum, sans autre indication. La notice qui y est jointe renferme cependant la phrase suivante : « *Chaque centimètre cube contient* 200 *unités immunisantes de Ehrlich* ».

Les sérums étrangers, ceux de Behring et d'Aronsohn en Allemagne, celui de Tavel en Suisse, les sérums anglais, etc. semblent plus particulièrement envisagés au point de vue qualitatif et sont titrés en valences antitoxiques, d'après la méthode d'Ehrlich. Aussi, quand nous parlons d'une injection d'un certain nombre de centimètres cubes, il s'agira pour eux d'une injection d'un certain nombre d'unités antitoxiques. Il semble que cette dernière notation soit plus rationnelle et doive rallier tous les suffrages.

Mais ceci nous amène à rappeler en quelques mots la valeur des deux termes : *antitoxique* et *préventif*.

Le sérum est dit *antitoxique* parce qu'il neutralise — on le constate expérimentalement *in vitro* — l'action d'une toxine microbienne et que le mélange ainsi obtenu est devenu inoffensif.

Il est dit *préventif* parce que, injecté à l'animal, il rend l'organisme réfractaire à l'injection ultérieure d'une certaine dose de toxine.

Le sérum de Roux, nous a dit M. L. Martin, n'est livré au commerce que s'il contient au moins 180 à 200 unités antitoxiques, c'est-à-dire 1800 à 2000 unités par flacon de 10 centimètres cubes. En outre, il a une puissance immunisante qui est environ de 1/100000: autrement dit, il immunise, à raison de 1/100000 du poids de l'animal, le cobaye qui reçoit, douze heures après l'injection, une quantité de toxine tuant en cinq jours environ les cobayes témoins.

Si M. Roux se refuse à adopter exclusivement la notation d'Ehrlich, c'est qu'il la considère comme insuffisante. Il faudrait y ajouter, selon lui, pour être précis, la notation de la valeur préventive. Or, cette valeur préventive est, quelque surprenant que cela paraisse d'abord, susceptible de grandes variations par rapport à la valeur antitoxique. Enfin, la valeur antitoxique du sérum varie d'un moment à l'autre de sa production et l'on ne peut exiger qu'un minimum, mais non une constante.

En pratique, nous considérerons le chiffre de 200 unités antitoxiques, au centimètre cube, comme à peu près constant pour le sérum de l'Institut Pasteur, et c'est en prenant ce chiffre comme base que l'on pourra rapprocher de ce produit les divers sérums étrangers.

En Allemagne, par exemple, trois fabriques importantes fournissent du sérum. Ce sont celles de Meister, Lucius et Brünig à Höchst, de Schering à Berlin, et de Merck à Darmstadt. Le sérum de Höchst (sérum de Behring) contient 250 unités antitoxiques au centimètre cube, autrement dit 0,0004 centimètres cubes de ce sérum suffisent à neutraliser la dose de toxine mortelle pour un cobaye de 300 grammes environ et qui est l'unité toxique (0,08 centimètres cubes d'une toxine type choisie par l'État prussien); car l'unité antitoxique est la quantité nécessaire pour neutraliser la dose dix fois mortelle de toxine.

On délivre ce sérum en flacons de :

600 A.E. (1)	1 =	Dose thérapeutique	simple.
1000 —	11 =	—	double.
1500 —	111 =	—	triple.

Un sérum D supérieur contient 500 unités antitoxiques au centimètre cube. On le fournit en flacons contenant :

2 centimètres cubes	= II	D = 1000	A.E.
3 —	= III	D = 1500	—
4 —	= IV	D = 2000	—
6 —	= VI	D = 3000	—

La fabrique de Schering (sérum d'Aronsohn) produit un sérum contenant 100 ou 200 A. E. en flacons de 1,5 et 10 centimètres cubes, contenant ainsi chacun 100 ou 200, 500 ou 1000, 1000 ou 2000 A. E.

En Suisse, l'Institut de Berne, sous la direction du profes-

(1) A. E. = *Antitoxin-Einheiten* = Unités antitoxiques.

seur Tavel, livre au commerce le sérum en ampoules contenant des doses de 500 ou 1000 unités antitoxiques, sa valeur pouvant atteindre 400 unités antitoxiques par centimètre cube.

Ces différentes fabriques sont, de par la loi, sous le contrôle du gouvernement et doivent fournir au commerce un sérum rigoureusement titré; et il faut déplorer l'insuffisance de réglementation qui a permis d'user, en Angleterre et au Danemark, de sérums non contrôlés, médiocres sans doute, et qui ont pu faire douter malheureusement de l'efficacité de la méthode.

La conservation du sérum. — Sous l'influence du temps, de la chaleur et surtout de la lumière, le sérum perd une partie de son efficacité. Il importe donc de le conserver dans l'obscurité et dans un endroit frais. D'ailleurs, cette atténuation ne se produit que très lentement; MM. Sevestre et Martin ont constaté que l'activité du sérum se maintenait encore très suffisante un an après la prise et l'embouteillage. Pourtant, ils conseillent d'utiliser de préférence du sérum de fraiche date. Le sérum vieux aurait, au contraire, d'après M. Chantemesse, l'avantage d'être plus rarement l'agent de ces érythèmes toxiques que l'on observe à la suite des injections de tout sérum d'origine animale et du sérum antidiphtérique en particulier, comme nous l'indiquerons plus loin.

Le sérum est généralement livré sous forme liquide; mais il existe également un sérum solidifié obtenu par dessiccation dans le vide à basses températures. Il se présente sous l'aspect de petites masses brunâtres, plus ou moins cristallines, et qui conservent, sous un volume très réduit, toutes les propriétés thérapeutiques du liquide. Il a, de plus, l'avantage de s'altérer moins facilement et de pouvoir aisément être expédié à distance, étant donné son état solide et son petit volume. Il suffit, au moment de l'emploi, de briser l'ampoule qui le contient et de faire dissoudre à nouveau le contenu dans dix volumes d'eau stérilisée.

On peut encore distinguer deux variétés de sérum : l'un est livré dans l'état même où il a été obtenu; l'autre, dit *sérum chauffé*, est soumis d'abord, et pendant un temps variable, à une température de 58 degrés, insuffisante pour altérer ses propriétés thérapeutiques, mais capable, dit-on, de diminuer dans une certaine proportion son pouvoir toxidermique; c'est là une opinion que nous apprécierons plus loin.

La pureté du sérum. — Avant d'utiliser un flacon de sérum, il est nécessaire de constater sa stérilité; on en est assuré si la teinte en est jaune clair et si l'examen qu'on fait de sa transparence ne montre aucun trouble au sein du liquide.

Les doses. — Le sérum étant choisi, reste à préciser la dose qu'on emploiera. On a dit et répété bien souvent que la seule injection de sérum efficace est la première. Une pareille formule est évidemment excessive; mais il est vrai de dire que la première injection a pour but de neutraliser autant que possible toute la toxine circulant dans l'organisme depuis un temps souvent indéterminé; *il importe donc d'injecter d'emblée une dose d'antitoxine plus que suffisante rigoureusement*. C'est dire que, sans refuser l'usage des injections ultérieures qui ont une efficacité réelle souvent, l'injection initiale nous paraît devoir être massive.

Il n'est pas de règle absolue qui puisse guider dans cette posologie, la puissance de l'intoxication diphtérique variant assurément suivant les régions, et, dans une même région, suivant que la maladie se présente à l'état endémique ou épidémique; l'efficacité du sérum elle aussi varie sans doute suivant la diphtérie qu'elle a à combattre, vu que toutes les toxines ne sont pas identiques et que d'ailleurs les associations microbiennes en modifient la puissance.

Ces réserves faites, voici quelques conseils dont on pourra s'inspirer dans la plupart des circonstances.

La première question à résoudre est l'*indication* même de la sérothérapie; elle se basera sur la probabilité de la nature diphtérique de la maladie, indiquée dans les conditions que nous avons déterminées plus haut. Mais nous ne saurions trop insister sur ce fait que l'injection de sérum antidiphtérique est inoffensive et qu'on ne péchera pour ainsi dire jamais par excès dans son emploi; *mieux vaut injecter à tort une angine ou une laryngite non diphtérique que retarder le traitement d'une diphtérie avérée.* Cela est vrai surtout dans les régions où l'examen bactériologique ne pourra être fait rapidement et aussi dans certaines agglomérations d'enfants où la contamination est à redouter et où il est indiqué de supprimer le plus rapidement possible le foyer initial. Dans ces agglomérations se posera encore la question de l'injection à titre prophylactique, à laquelle nous répondrons plus loin.

S'il s'agit d'un cas suspect et où le doute seul détermine l'injection, d'une angine par exemple, où des exsudats très limités ont une apparence diphtéroïde, on se bornera à ce que nous appellerons la dose minimum. Cette dose variera avec l'âge du malade.

Nous considérons, comme parfaitement inoffensives et convenant par conséquent comme quantités minimum, les doses de 10 centimètres cubes pour le nourrisson, de 20 centimètres cubes au delà de dix-huit mois.

S'il s'agit d'une diphtérie très nette au point de vue clinique, on injectera d'emblée une dose de 30 centimètres cubes et même, s'il s'agit d'un enfant présentant une diphtérie à manifestations extensives, si cette diphtérie remonte à trois ou quatre jours, on n'hésitera pas à faire aussitôt une injection de 40 centimètres cubes.

Évolution d'une diphtérie traitée par le sérum. — Dans quelles conditions faut-il renouveler l'injection? Avant de les préciser, il nous faut indiquer rapidement les effets qui suivent une première injection, pratiquée suffisamment tôt, dans une diphtérie pure, ceux que l'on observe en somme dans la grande majorité des angines d'intensité moyenne, soumises en temps utile à la sérothérapie.

Au bout de vingt-quatre heures au plus, un examen de la gorge permet de constater que l'extension des fausses membranes a été enrayée; dès le deuxième jour, et surtout au bout de quarante-huit heures, les fausses membranes paraissent gonflées, boursouflées, deviennent plus blanches; elles semblent restreindre l'isthme du pharynx. En réalité, elles sont décollées et sur le point de tomber. Sous l'influence des lavages, une grande partie de l'exsudat se détache et il a à peu de tendance à se reproduire. Parfois même cette évolution est encore plus rapide.

Dans les cas de croup, où l'œil ne peut observer le processus, il est légitime d'induire à une analogie complète. D'ailleurs les résultats généraux sont identiques.

S'agit-il d'un croup au début de la deuxième période, la voix est éteinte et la dyspnée commence seulement à se manifester. Si l'injection de sérum intervient à ce moment, on peut escompter presque toujours l'inutilité de toute intervention opératoire, tubage ou trachéotomie ; à plus forte raison, si l'on a pu agir dès la période initiale de dysphonie pure. Au bout de vingt-quatre heures, si la voix reste communément éteinte, la dyspnée n'a point paru ; si elle avait déjà fait son apparition, elle n'a pas augmenté ou tend déjà même à rétrocéder. Dans le cas de diphtérie localisée, soit au niveau des conjonctives, soit au niveau d'une plaie cutanée, l'évolution est tout à fait comparable à celle qu'on observe en cas d'angine.

En même temps que ces phénomènes locaux, on observe une détente dans les symptômes généraux. La *température* présente ordinairement une ascension passagère, dépendant de l'injection même, et qui varie de quelques dixièmes à 1°,5. Mais déjà au bout de 24 à 48 heures, elle tend à redevenir normale et, s'il est vrai qu'elle soit dès l'origine rarement très élevée, on observe cependant une différence de 1/2° à 1°, par rapport à la température initiale. Au lieu de 38°,5 ou 39°, elle descend soit brusquement, soit par étapes, à 38°, 37°,5, rarement 37°. Le *pouls* devient moins fréquent ; chez les enfants cependant, il pourra rester assez rapide pendant plusieurs jours et on observera seulement un abaissement du chiffre des pulsations de 160 ou 150 à 100 ou 80. L'*aspect général* du malade se modifie de même et, s'il s'agit d'un enfant, il est très fréquent, dès le lendemain, de le voir s'asseoir sur son lit, reprendre goût à ses jeux et s'intéresser à ce qui l'entoure.

Dans tous ces cas, particulièrement favorables, où la diphtérie est pure et de moyenne intensité, où le traitement est précoce, la première injection peut suffire, et si l'on observe les modifications des phénomènes généraux que nous venons de noter, si les fausses membranes semblent n'avoir au bout de 36 à 48 heures aucune tendance à la reproduction, il est tout à fait indiqué de s'en tenir à cette dose initiale.

Il n'en est pas de même dans le cas de diphtéries traitées un peu tardivement ou dans le cas de diphtérie très grave et à tendance d'emblée si extensive, que quelques heures suffisent pour l'envahissement des amygdales, des piliers, de la luette et de la paroi du pharynx elle-même. Il faudra, dans de pareilles circonstances, après l'injection massive du début, de 30 ou 40 centimètres cubes, recourir 18 à 24 heures plus tard à une nouvelle injection de 20 ou 30 centimètres cubes. Si l'on constate, au bout de 48 heures après la première injection, une tendance des fausses membranes à se détacher, si l'adénopathie sous-maxillaire diffuse, qui est de règle dans ces cas, a sensiblement diminué, si l'état général parait s'être relevé, la température s'étant abaissée à 38° ou 37°,5, le pouls étant moins rapide et mieux frappé, l'abattement moins considérable, on pourra patienter et réserver pendant 24 ou 48 heures l'indication d'une nouvelle injection. Dans le cas contraire, sans préjudice d'une médication tonique générale, il faudra pratiquer encore une injection de 20 centimètres cubes de sérum. Dans de nombreux cas, c'est à des doses massives et répétées, motivées par la persistance et la reproduction des fausses membranes et par l'affaissement général, et atteignant 100 à 150 centimètres cubes au total, qu'on a dû de venir à bout de diphtéries qui eussent à toute autre époque emporté rapidement les enfants atteints. Il arrive d'ailleurs que, dans certaines diphtéries à manifestations étendues, on constate après plusieurs jours, soit la persistance ou la recrudescence d'exsudats limités, soit le renouvellement d'accidents laryngés généralement à caractères spasmodiques. Dans ces prolongations, recrudescences ou réitérations de diphtérie, l'indication primordiale est le recours à de nouvelles injections.

La technique de la sérothérapie. — La technique de l'injection est des plus simples : rien d'essentiel ne la distingue de celle des autres injections hypodermiques. Les seringues les meilleures sont celles qu'on peut facilement faire bouillir et qui ont une capacité de 20 centimètres cubes. A défaut de celles-là, on pourra se servir d'une simple seringue de Pravaz, laissant l'aiguille sous la peau et remplissant plusieurs fois le corps de la seringue.

La seringue de Roux, construite par Collin, est celle dont nous nous servons habituellement. Elle comprend un corps de pompe en verre, avec une garniture de métal et des rondelles de caoutchouc interposées ; un piston en caoutchouc, un ajutage, en caoutchouc épais, de 10 centimètres de longueur ; des aiguilles de calibre un peu plus large que celui des aiguilles pour seringue de Pravaz.

Les seringues construites par Galante, Natton, sont faciles à stériliser et leur usage est tout à fait recommandable. Celle de Luër, toute en verre, a le seul défaut d'être trop fragile.

Au moment de pratiquer l'injection, il est indispensable de plonger cette seringue, ainsi que l'ajutage en caoutchouc et l'aiguille, dans l'eau qu'on porte à l'ébullition pendant cinq à dix minutes. On aura eu soin de desserrer un peu la seringue pour éviter la fêlure du verre, se dilatant sous l'action de la chaleur, et on aura fait pénétrer un peu d'eau dans le corps de pompe.

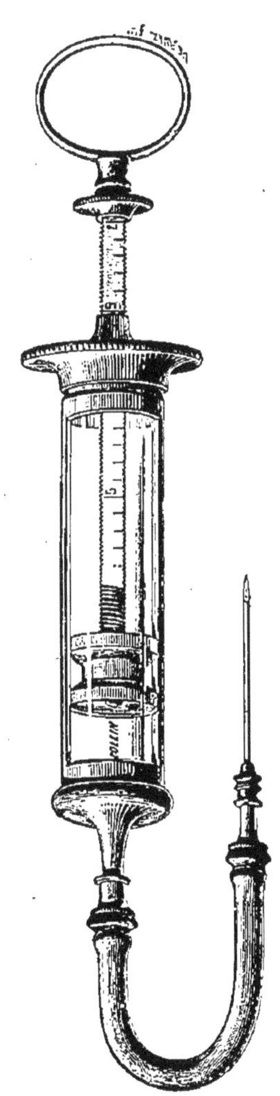

Fig. 9.
Seringue de Roux.

Les soins préliminaires. — L'opérateur devra faire un lavage soigneux de ses mains, savonnage, brossage, passage à l'alcool et dans une solution antiseptique; nous donnons la préférence à l'oxycyanure de mercure au 1/1000e. Ce sel a sur le sublimé l'avantage de ne pas altérer le nickelage des instruments et permettra ainsi de n'user que d'un même antiseptique, s'il y a lieu d'y plonger, par exemple, les instruments de tubage.

Il faut aussi nettoyer avec la même rigueur la région du corps où l'on pratiquera l'injection. C'est généralement l'abdomen, au voisinage du flanc. On peut, il est vrai, choisir toute autre région à peau suffisamment souple et il conviendra même de préférer, par exemple, l'espace interscapulaire, voire la face antérieure de la cuisse, s'il existe au niveau de l'abdomen quelques pyodermites qui pourraient être le point de départ d'une infection ultérieure au niveau de la piqûre. La région abdominale est, en toute autre occasion, préférable, car l'injection détermine souvent une sorte d'endolorissement local et, dans le décubitus dorsal, l'abdomen se trouve soustrait à toute pression qui exagérerait la douleur. Dans le même ordre d'idées, il vaudra mieux choisir le flanc gauche. Il est arrivé, en effet, que cette hyperesthésie a pris, chez certains enfants, un caractère d'acuité tel qu'on a pu douter un instant s'il ne s'agissait point d'une coïncidence de lésions abdominales profondes et, l'injection ayant été faite à droite, si l'appendice ne devait pas être incriminé.

Toutes les précautions prises, on débouchera, sans toucher au goulot, un flacon de sérum, et on remplira la seringue, soigneusement revissée, de la quantité de sérum qu'on veut introduire sous la peau. On usera avec avantage, dans ce but, de l'ajutage en caoutchouc, qui plonge facilement dans le flacon. S'il s'agit d'ampoule, comme il arrive pour certains sérums étrangers, on brisera les deux pointes avec un instrument flambé et on recueillera le contenu dans un récipient de verre ou de porcelaine, préalablement plongé, pendant plusieurs minutes, dans l'eau en ébullition, puis refroidi.

L'injection. — On fait avec la main gauche un large pli à la peau de la région nettoyée, et, à la base de ce pli, en plein tissu cellulaire, on fait pénétrer l'aiguille, dont on aura eu soin de vérifier d'avance la perméabilité. L'injection ne devra pas être faite dans le derme; elle déterminerait une douleur trop vive et une rougeur diffuse de toute la région. Elle ne devra pas être faite dans le tissu musculaire, parce qu'il faut songer à l'éventualité d'une infection, si exceptionnelle soit-elle, qui déterminerait alors un abcès profond. L'aiguille introduite, et la certitude obtenue qu'elle n'a point pénétré dans un vaisseau important, on adapte l'ajutage en caoutchouc, dont on a, en tenant verticalement la seringue et en poussant légèrement le piston, chassé l'air qu'il pouvait contenir. On pousse alors l'injection lentement, en quelques minutes. On retire l'aiguille,

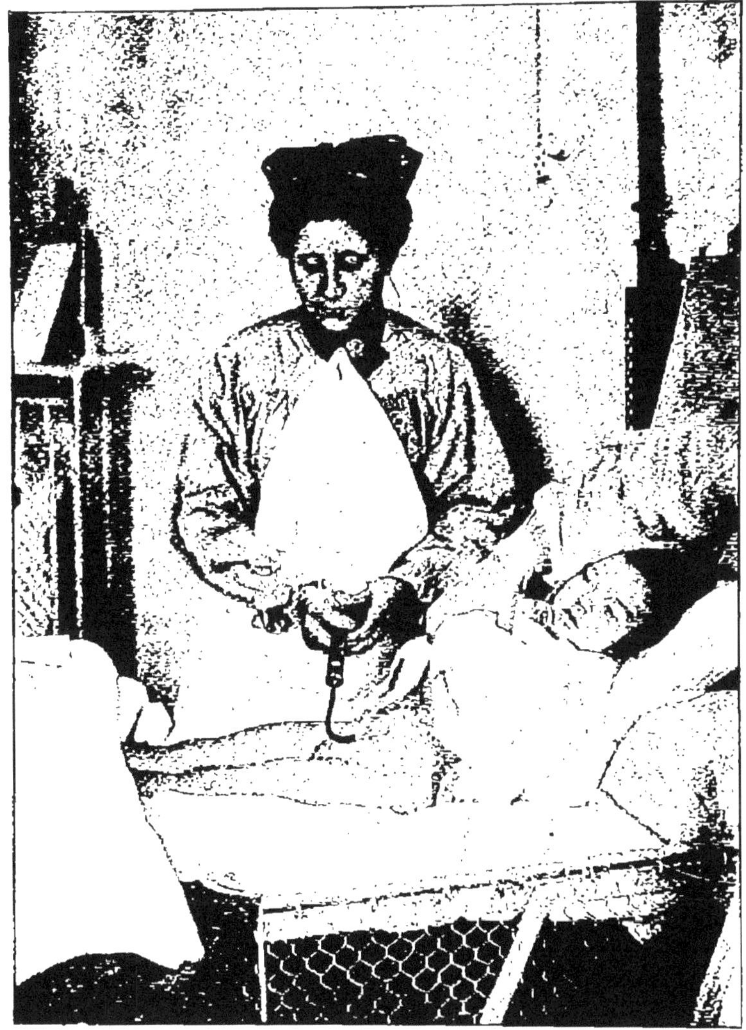

Fig. 10. — L'injection est faite lentement, dans le tissu cellulaire sous-cutané, au niveau de l'abdomen.

et, laissant de côté l'instrument, on se préoccupera du pansement. Le plus simple consiste dans une couche peu épaisse de coton hydrophile stérile, qu'on fixera par un bandage de toile ou une bande de tarlatane pendant quelques heures.

Il faudra ensuite nettoyer soigneusement la seringue; le sérum, très poisseux, l'encrasserait rapidement. Il suffit d'y faire passer, à plusieurs reprises, l'eau froide qui a servi à la stérilisation. On fera bien d'y laisser une minime quantité d'eau jusqu'à la prochaine utilisation, car le piston se dessécherait, deviendrait cassant, et on serait exposé, dans la suite, à des déboires. Dans le même ordre d'idées, on aura soin de desserrer un peu le piston de la seringue inutilisée.

Suites locales. — Les suites locales de l'injection sont ordinairement insignifiantes. Une boule d'œdème, d'origine toute mécanique, et très fugace d'ailleurs, en est la conséquence immédiate; elle disparaît généralement dans l'heure suivante. Il arrive qu'un érythème limité s'y substitue durant quelques heures, une journée au plus. Il revêt parfois un aspect scarlatiniforme ou érysipélateux et peut s'étendre sur une notable partie de la paroi abdominale. Mais, hormis le cas d'injection mal faite et trop superficielle, il disparaît sans laisser de traces.

La douleur, que nous avons signalée déjà, est assez constante, mais variable dans ses degrés. Le plus souvent, c'est seulement une hyperesthésie légère et telle que la pression accidentelle du ventre donnera un instant à l'enfant le souvenir de la piqûre; dès le lendemain, cette douleur disparaît. Seules les injections faites trop superficiellement et une nervosité particulière de l'enfant pourront entraîner une acuité et une durée plus grande de la douleur locale.

Phénomènes généraux consécutifs. — Tous les phénomènes généraux qu'on a attribués à l'injection de sérum antidiphtérique, accidents syncopaux, fréquence du pouls, hypo- et hyperthermie n'offrent pas, dans la plupart des cas, de gravité réelle et doivent, en tout cas, compter parmi les effets d'injection d'un sérum animal quelconque, ou être subordonnés à l'évolution de la maladie diphtérique elle-même. C'est ainsi que M. Sevestre a démontré expérimentalement que l'injection de sérum non immunisant détermine également une hyperthermie passagère et qu'il ne faut, en aucune façon, la mettre sur le compte du seul sérum antitoxique. Cela dit pour qu'on ne croie pas devoir, en présence d'un de ces symptômes, renoncer au bénéfice éventuel d'une nouvelle injection antitoxique.

La prétendue albuminurie post-sérothérapique mérite une mention spéciale, certaines voix autorisées ayant affirmé que le sérum ne modifiait pas heureusement l'albuminurie préexistante et qu'il fallait même attribuer à son influence l'apparition tardive du trouble urinaire. En réalité, cette relation de causalité entre sérum et albuminurie est loin d'être démontrée, et la présence d'albumine dans les urines n'est en aucun cas, à notre avis, une contre-indication à l'emploi du sérum. Le plus souvent, d'ailleurs, on verra le taux de l'albumine diminuer rapidement et, en peu de jours, il n'en restera plus de traces appréciables.

Érythèmes. — Les conséquences les plus fâcheuses de la sérothérapie sont assurément les *érythèmes* qui surviennent dans les 16 jours suivant l'une des injections pratiquées, rarement plus tard. Leur histoire doit être bien connue de tout médecin et se rattache directement à l'étude du traitement de la diphtérie; elles ont, en effet, donné lieu trop souvent à des erreurs de diagnostic, évitables dans bien des cas.

On a coutume de les diviser en deux catégories, les *érythèmes précoces* et les *érythèmes tardifs*. En fait, une distinction précise est bien difficile à établir, car on en observe presque à toute époque dans les limites indiquées plus haut. Pourtant il est vrai de dire qu'ils sont un peu plus fréquents du 3e au 6e et du 10e au 14e jour.

Les *érythèmes précoces* peuvent revêtir divers aspects. Rarement ils sont scarlatiniformes; plus souvent ils ont un aspect polymorphe; mais, en général, c'est un érythème ortié qu'on observe. Une poussée d'urticaire apparaît, alors que la fièvre est déjà tombée, et ne la rallume point. Ce sont des plaques de dimensions et de limites très variables; tantôt quelques papules localisées aux membres, tantôt un érythème ambulant, se déplaçant, pour ainsi dire, d'heure en heure. Il s'accompagne ordinairement d'un prurit plus ou moins intense.

Souvent on observe de larges placards à contours sinueux et polycycliques à centre blanchâtre surélevé, à bordure légèrement saillante, de coloration rosée, blanchissant à la pression. Ces placards, ordinairement symétriques, sont localisés aux surfaces d'extension des grandes articulations, coudes et genoux notamment.

L'éruption ortiée est d'ordinaire fugace, sauf dans quelques cas tout à fait exceptionnels, où on peut la voir se prolonger jusqu'à la période des érythèmes tardifs et modifier même son aspect pour s'associer à une éruption polymorphe, morbilliforme ou scarlatiniforme.

Sans action sur la température, elle ne s'accompagne généralement d'aucun trouble digestif et c'est à juste titre que l'on considère cet érythème précoce comme un épisode sans importance du traitement sérothérapique de la diphtérie.

Les *érythèmes tardifs* se présentent assez fréquemment au contraire sous un aspect plus sévère. Apparaissant le plus souvent du 11e au 14e jour, plus rarement du 14e au 16e, ils sont précédés ou accompagnés d'une élévation de température telle, qu'on pourrait y voir l'annonce d'une complication sérieuse. Tantôt une ascension brusque de la courbe thermique, revenue à ce moment à la normale, et qui atteint subitement 40 degrés, sans qu'aucun phénomène subjectif justifie un pareil écart, en est le premier symptôme. Quelques heures plus tard, on voit paraître les premiers éléments éruptifs. D'autres fois, c'est l'éruption qui se montre la première, et les symptômes généraux suivent. Quoi qu'il en soit de la précession de l'un ou de l'autre symptôme, il s'agit à ce moment d'une éruption de type variable, parfois franchement scarlatiniforme ; c'est alors communément qu'on observe les températures les plus élevées, bien qu'il y en ait aussi d'*apyrétiques*. L'*érythème scarlatiniforme* qui ressemble souvent à s'y méprendre à la scarlatine même, de par ses localisations et aussi de par la brusque ascension thermique qui l'accompagne, a cependant quelques caractères propres. Il est, dans bien des cas, limité aux membres ; il ne détermine pas de desquamation franche. L'élévation thermique dure rarement plus de 24 ou 48 heures et produit peu de réaction subjective. Les vomissements, caractéristiques du début de la scarlatine vraie, sont le plus souvent absents ; le pharynx est généralement nettoyé à ce moment, mais peut redevenir rouge. La langue est moins saburrale que dans la scarlatine et souvent rouge ; elle ne prend pas cet aspect framboisé si caractéristique dès l'apparition de l'exanthème scarlatin. Le meilleur élément de diagnostic consiste encore dans l'anamnèse et la notion d'une injection de sérum pratiquée 10 à 15 jours plus tôt. Dans certains cas, l'analogie est telle que le diagnostic ne peut être affirmatif.

L'érythème sérothérapique tardif peut encore être *morbilliforme* ; il peut aussi revêtir la forme de *larges placards* un peu saillants et à contours *circinés*, symétriques le plus souvent ; enfin il peut prendre tel aspect sur le tronc et tel autre sur les membres, et on peut observer des érythèmes à polymorphisme très net dont le diagnostic étiologique est sans doute le plus facile à poser.

Le même sujet peut avoir eu dans les premiers jours une éruption ortiée et présenter ensuite un érythème tardif, d'un type différent.

On distinguera assez aisément l'érythème morbilliforme par l'absence de catarrhe, son début brusque tant au point de vue de la fièvre, qu'à celui de l'apparition des papules, par la localisation initiale des éléments éruptifs qui se fait rarement à la face comme dans la rougeole vraie, mais bien plutôt au tronc ou mieux aux membres, comme il en est de la majorité des érythèmes d'origine toxique. Enfin on peut presque affirmer l'absence des excellents signes diagnostiques, d'ailleurs inconstants, de la rougeole légitime et qui sont la présence de pointillé blanc à la face interne des joues (signe de Koplick) et la stomatite érythémato-pultacée de Comby.

Les érythèmes à tendances hémorragiques ou *érythèmes purpuriques* sont très rares et d'ailleurs leur évolution est toujours bénigne. Il ne faut point les confondre avec ces purpuras précoces et rares survenant dès le 2e ou le 3e jour de la maladie, tenant vraisemblablement à une infection surajoutée, streptococcique, et de pronostic tout à fait funeste.

Les éruptions, précoces ou tardives, ont une durée ordinairement courte, 2 ou 3 jours au plus. Parfois on en observe plusieurs poussées, même si l'injection a été unique. Dans quelques cas, ils se compliquent de phénomènes *arthralgiques*, dont les localisations sont le plus souvent parallèles à celles des placards érythémateux, prédominant alors aux régions péri-articulaires. Ces douleurs peuvent être assez intenses, mais n'astreignent le malade à l'immobilité que durant 24 à 48 heures au plus. Elles peuvent précéder ou suivre de plusieurs jours les manifestations éruptives. Il serait oiseux de défendre la sérothérapie d'avoir déterminé des arthrites suppurées.

L'apparition des érythèmes coïncide fréquemment avec une nouvelle fluxion ganglionnaire cervicale et sous-maxillaire, ordinairement transitoire et durant rarement plus de deux jours. Cependant ce sont parfois ces adénites tardives qui aboutissent à la suppuration et dans le pus desquelles se rencontre le streptocoque à l'état de pureté.

Il n'est pas rare d'observer au cours des érythèmes tardifs l'apparition d'un nouvel exsudat au niveau du pharynx. M. Marfan, qui insiste sur la fréquence de cette angine de retour, la considère comme intimement liée à l'érythème. En général, cet exsudat, qui n'est d'ailleurs pas franchement pseudo-membraneux, n'est pas de nature diphtérique et le streptocoque y prédomine. Aussi l'injection d'une nouvelle quantité de sérum n'est-elle pas indiquée à cette période.

L'état général du petit malade, au cours de ces érythèmes, est le plus souvent peu inquiétant. Il n'y a aucune relation entre l'élévation thermique et l'habitus extérieur de l'enfant. Cela est si vrai que, si, au treizième jour après l'injection de sérum, le thermomètre accuse 40°, et que l'enfant, assis et jouant, ne présente aucun abattement, on peut presque à coup sûr prédire que cette température est l'annonce d'une réaction transitoire, que traduira parfois, mais non toujours, un érythème d'aspect d'ailleurs variable. D'autres fois, un léger état saburral, un vomissement, un peu de constipation ou de diarrhée seront les quelques phénomènes généraux connexes de la poussée éruptive.

Le traitement de ces érythèmes, une fois manifestés, se réduit à peu de chose. On se bornera à favoriser les évacuations, à donner un léger purgatif; le calomel, par exemple, à faible dose, de 5 à 20 centigrammes suivant l'âge.

L'usage de sérum chauffé ou de sérum vieux, qui n'est peut-être pas sans inconvénient, ne nous paraît pas mettre à l'abri de ces complications dont la fréquence est très variable suivant l'époque de l'année, et les échantillons de sérum utilisés. La quantité de sérum utilisé paraît être indifférente au point de vue étiologique.

Il n'y a point de traitement préventif, et il nous paraît d'autant plus difficile à imaginer que l'on ignore la véritable origine de la plupart de ces accidents. La pathogénie de ces érythèmes est diversement interprétée. Il semble bien que les érythèmes précoces soient le plus souvent dus uniquement à l'action du sérum même, indépendamment de l'antitoxine qu'il contient. On observe en effet l'urticaire après injection de sérum animal non immunisant.

Quant aux accidents tardifs, leur pathogénie a été l'objet de plusieurs hypothèses qu'on peut résumer de la manière suivante :

Pour MM. Sevestre et Martin, ils auraient « une double origine : 1° un état particulier de l'organisme, résultant de l'existence d'infections secondaires, en particulier par le streptocoque; 2° l'injection du sérum, qui agit comme une cause occasionnelle, et par un mécanisme encore mal déterminé. »

M. Variot, refusant une origine streptococcique aux érythèmes tardifs, admet volontiers que le sérum, et notamment les substances albuminoïdes qu'il contient, soient directement en cause. « Avant d'être rejetées par les émonctoires de l'organisme, ces molécules de substances protéiques se transforment, se dédoublent et ce sont vraisemblablement ces produits de dédoublement des molécules albuminoïdes qui, après une période de temps assez fixe, détermineraient les troubles divers de l'intoxication sérique. » M. Roger émet une opinion analogue.

Nous avons été très frappés de ce fait que l'injection de sérum, pratiquée à titre prophylactique, chez les rougeoleux par exemple, avait été très rarement suivie d'accidents éruptifs. Aussi, bien que nous ne puissions nier l'existence d'adénopathies suppurées, d'origine streptococcique, coïncidant avec un érythème, d'aspect d'ailleurs variable, il nous semble qu'une autre hypothèse doit se poser dans un certain nombre de cas. S'il est vrai que chez un morbilleux, qui donne asile à des streptocoques au moins aussi abondants et aussi virulents que ceux qui coexistent avec la diphtérie, les accidents éruptifs consécutifs soient rares, c'est que le terrain diphtérique doit entrer en ligne de compte. Ce n'est pourtant pas la toxine diphtérique seule qu'il faut incriminer, car, avant la sérothérapie, les érythèmes étaient infiniment plus rares, et peut-être s'agit-il d'une réaction subordonnée à la rencontre des deux éléments, toxine et antitoxine, au sein du même organisme.

Quant à la loi qui régit la morphologie de l'érythème, elle est plus mystérieuse encore, si l'on songe que deux enfants d'une même famille, injectés simultanément pour une diphtérie ayant une origine commune, présenteront souvent des érythèmes d'aspect différent.

Autres suites de la sérothérapie. — Nous n'insisterons pas sur d'autres accidents, qu'on peut voir survenir parfois, tels que les abcès localisés au niveau de l'injection, exceptionnels dans les services de diphtérie et imputables à une faute d'asepsie au cours de l'injection, partant évitables.

Certains troubles digestifs, en particulier des diarrhées glaireuses, assez rares également, ont été signalés par M. Sevestre. Ils cèdent rapidement à des purgatifs salins légers.

Enfin il nous faut encore indiquer les vulvites, de fréquence variable, qui surviennent à la suite de diphtéries traitées. Elles sont en général gonococciques et nettement contagieuses dans le plus grand nombre des cas ; cependant, il nous semble que la contagion n'explique pas tout et nous sommes portés à admettre l'hypothèse des auteurs qui considèrent le sérum comme capable d'exalter la virulence d'un gonocoque latent jusque-là. Ces vulvites seront toujours justiciables de grands lavages minutieux et à faible pression, à l'aide d'une solution au millième de permanganate de potasse.

CHAPITRE III

TRAITEMENT LOCAL ET TRAITEMENT GÉNÉRAL EN DEHORS DE LA SÉROTHÉRAPIE

Depuis l'institution de la méthode sérothérapique, le traitement local des diverses manifestations de la diphtérie a perdu une grande partie de son importance. Il faut d'ailleurs l'envisager à un point de vue différent suivant qu'on n'y voit qu'un simple adjuvant ou la partie essentielle du traitement. Il arrive, en effet, que, dans des conditions très spéciales et notamment lorsque la sérothérapie est refusée sous l'influence d'un état d'esprit exceptionnel, il est vrai, mais qui se rencontre néanmoins, il reste encore le seul traitement possible. Ajoutons de suite qu'en pareille circonstance le médecin fera bien tout d'abord de dégager sa responsabilité et de mettre sa conscience à l'abri de tout remords en cas d'échec d'une thérapeutique évidemment inférieure.

Traitement local adjuvant de la sérothérapie. — Le traitement sérothérapique étant appliqué, la direction du traitement local est relativement simple. Il importe avant tout de proscrire absolument toute manœuvre ayant pour objet l'arrachement brutal des fausses membranes. Sous les membranes, en effet, la muqueuse est enflammée, mais non ulcérée, et il faut éviter de déterminer l'excoriation et l'érosion des tissus et de créer une porte d'entrée aux microbes pathogènes multiples, hôtes habituels de la cavité buccale et dont le bacille diphtérique, en activité à ce moment, relève la virulence.

L'hémorragie est assez forte parfois et la reproduction *in situ* de la fausse membrane est la règle. Dans le même ordre d'idées, il faut rejeter, de parti pris, les antiseptiques violents ou les caustiques énergiques qui influent sur la vitalité des tissus; loin de les protéger contre les agents pathogènes qu'ils sont impuissants à détruire tous, ils diminuent la résistance naturelle de ces muqueuses contre eux.

Les lavages. — Le traitement local, dans les déterminations naso-pharyngo-laryngées d'une diphtérie traitée par le sérum, consiste essentiellement dans les grands lavages de la gorge, avec des solutions antiseptiques variées, mais dépourvues d'action irritante et toxique. Exposons d'abord la technique même du lavage. — Le matériel nécessaire est restreint : un bock de verre ou de métal émaillé, un tube de caoutchouc d'un mètre de long, une canule spéciale en os ou en gomme durcie et non en verre, car elle pourrait être brisée par les dents de l'enfant; l'ouvre-bouche est le plus souvent inutile.

Deux personnes sont nécessaires, surtout s'il s'agit d'un enfant jeune ou indocile. Deux chaises sont disposées l'une en face de l'autre; l'une est occupée par l'aide, l'autre par l'opérateur. L'enfant, assis sur les genoux de l'aide, fait face à l'opérateur; les jambes de l'enfant sont immobilisées par celles de l'aide; s'il s'agit d'un malade un peu vigoureux, il sera bon de l'envelopper entièrement dans un drap. Le buste du malade est appuyé contre celui de l'aide, et ce dernier entourant l'enfant avec ses bras, lui maintient l'avant-bras gauche avec la main droite, l'avant-bras droit avec la main gauche. On a eu soin de se mettre auprès d'une table et d'installer le bock plein de liquide, à 50 centimètres au moins au-dessus de la bouche du patient. La photographie ci-contre rendra aisément compte du dispositif.

L'opérateur saisit alors la canule de la main droite, de la main gauche il tient la tête de l'enfant, le pouce au-devant du front, les quatre doigts sur le crâne et l'oblige à pencher légèrement la tête en avant. Il introduit la canule soit

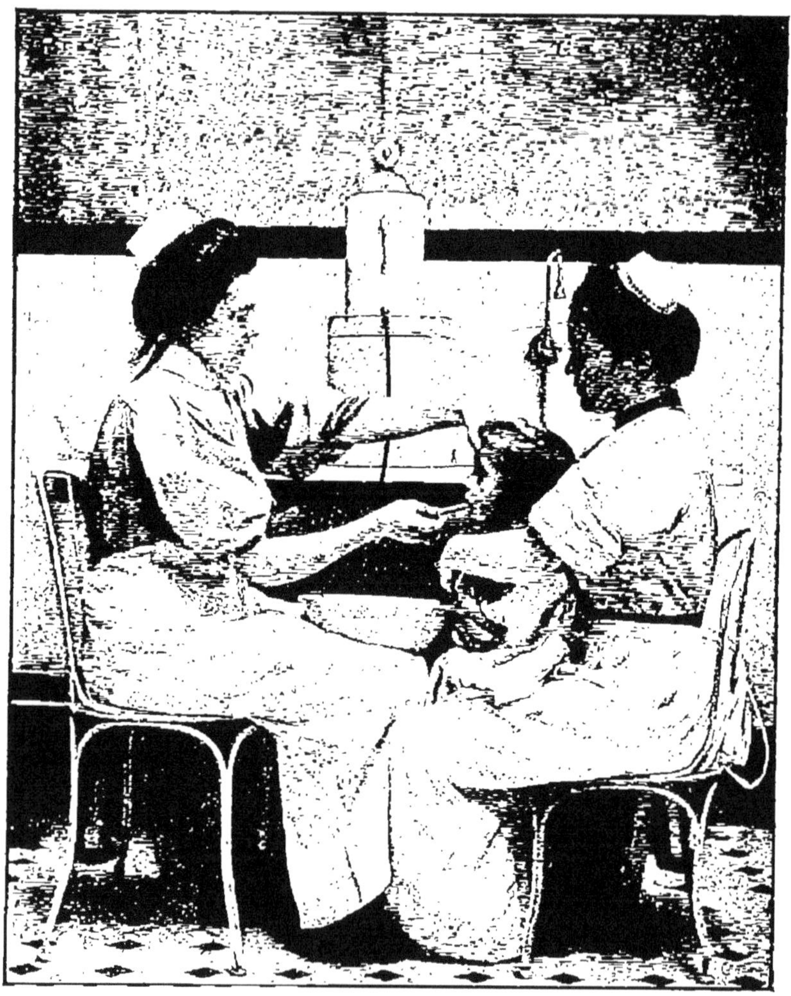

Fig. 11. — Lavage de la gorge.

directement entre les dents du petit malade, soit, si l'enfant se refuse à les desserrer, dans le vestibule de la bouche, en longeant les dents pour faire arriver le jet de liquide derrière les arcades dentaires ; sous l'influence du réflexe ainsi provoqué l'enfant ouvrira la bouche et on glissera la canule entre les dents. Le jet doit être assez puissant pour déterminer le réflexe pharyngé qui empêche l'enfant d'avaler le liquide et en assure ainsi le reflux. Le liquide rejeté tombe dans une cuvette placée sur les genoux de l'aide. Le lavage doit se faire par courtes intermittences, permettant au malade de reprendre haleine de temps à autre, et le jet sera dirigé successivement vers les différentes parties de la gorge. La faute à éviter, commune à tous ceux qui n'ont pas l'habitude de ces lavages, est de diriger le jet de liquide vers le palais ou le voile, et non vers les amygdales et le pharynx.

La quantité de liquide utilisée pour chaque irrigation varie de 1 litre à 1 litre 1/2; il faudra la diminuer si l'enfant paraît peu résistant et si l'on craint une lipothymie. Il y aura aussi avantage dans ces cas à pratiquer le lavage, l'enfant étant couché sur le côté, au bord du lit. Le médecin devra toujours pratiquer lui-même au moins le premier lavage. Il n'est pas rare, dans le cas de diphtérie confluente, d'observer des faiblesses et des syncopes vraies; on s'arrêtera alors et on étendra rapidement l'enfant, en faisant des frictions alcooliques et au besoin la respiration artificielle. Ces faits sont heureusement rares. Il nous suffit de les signaler pour que l'on comprenne qu'ils sont une contre-indication aux lavages ultérieurs. Le nombre des lavages est d'ailleurs variable. S'il s'agit d'une angine très intense, il y aura avantage à les renouveler fréquemment; toutefois on les séparera par un intervalle d'au moins deux heures, car ils s'accompagnent toujours chez l'enfant d'une certaine fatigue. Durant la nuit, on pourra diminuer le nombre des irrigations et profiter seulement des réveils spontanés de l'enfant pour l'y soumettre. A mesure que les fausses membranes se détachent, et vers la fin de la maladie, on les espacera de plus en plus, mais il sera bon de les prolonger jusqu'au quinzième jour environ, dans les cas moyens, en se bornant à la fin à deux grands lavages dans les vingt-quatre heures.

Le liquide à employer dans les cas bénins sera tout simplement l'eau bouillie tiède ou encore les solutions suivantes :

a.	Acide borique.	30 grammes.
	Eau bouillie tiède	1 litre.
b.	Liqueur de Labarraque	50 grammes.
	Eau bouillie.	1 litre.
c.	Acide salicylique.	1 à 2 grammes.
	Eau	1 litre.
d.	Hydrate de chloral. . . . . 5 à	10 grammes.
	Eau bouillie.	1 litre.
e.	Permanganate de potasse.	1 gramme.
	Eau bouillie.	4 litres.

Les deux premières solutions sont indiquées dans les cas les plus bénins. Si l'haleine est très fétide, la gorge remplie de fausses membranes sanieuses, s'il y a du jetage nasal, on utilisera de préférence la solution chloralée ou la solution de permanganate de potasse. Cette dernière a l'inconvénient de colorer un peu le menton de l'enfant; quant aux mains de l'opérateur, elles seront décolorées aisément par la solution concentrée de bisulfite de soude.

Certains auteurs conseillent l'usage de l'eau oxygénée; nous en avons obtenu d'excellents résultats dans diverses formes d'angine grave, à odeur putride. C'est un antiseptique énergique et qui a, sur le sublimé ou l'acide phénique, l'avantage précieux de n'être pas toxique. On l'emploie à des titres variables suivant l'usage qu'on en veut faire.

Pour les irrigations, on se servira de la solution suivante :

Eau oxygénée à 12 volumes . . . . 50 à	100 grammes.
Eau bouillie.	1000 —

Il faudra avoir de l'eau oxygénée récente et la conserver à

l'abri de la lumière. Au moment de l'usage, on en versera de 5 à 10 cuillerées à soupe dans 1 litre d'eau, en modifiant la dose suivant l'état de la gorge.

A défaut d'autres antiseptiques, on pourra cependant recourir au sublimé ou à l'acide phénique, mais à l'état de dilution faible :

Sublimé corrosif.	1 gramme.
Eau bouillie.	5000 grammes.

ou

Acide phénique	50 centigrammes.
Eau bouillie.	100 grammes.

Nous préférons la solution d'oxycyanure de mercure à 1 pour 4 ou 5000.

Quand la tendance aux syncopes interdira la pratique des lavages, on y suppléera, dans une certaine mesure, à l'aide de nettoyages fréquents et méthodiques de la bouche et du pharynx. On usera, dans ce but, de tampons d'ouate, montés sur pince, et imbibés de l'une des solutions indiquées plus haut.

Les vaporisations et les pulvérisations. — Les vaporisations constituent également un excellent moyen thérapeutique destiné à faciliter la chute des fausses membranes. Elles sont particulièrement indiquées dans le cas de croup et doivent s'associer alors à la médication balsamique et antispasmodique.

On réalise facilement une atmosphère de vapeur dans la chambre du malade en faisant bouillir sur un réchaud, au moyen d'une large bassine, de l'eau pure ou contenant, soit quelques feuilles d'eucalyptus, soit un peu de créosote, soit un peu d'essence de térébenthine.

On a conseillé de remplacer la vaporisation par la pulvérisation, à l'aide de la marmite de Lucas Championnière, d'une des solutions antiseptiques suivantes :

a.	Thymol	4	grammes.
	Phénol	15	—
	Alcool à 90°	100	—
	Eau	900	—

A employer pure.

b.	Eucalyptol	10	grammes.
	Essence de thym / — citron / — lavande	āā 5	—
	Alcool à 90°	150	—

Mettre une cuillerée à café de cette solution dans un litre d'eau.

La pulvérisation réalise moins bien une atmosphère de vapeur d'eau que la vaporisation, et celle-ci nous paraît devoir être préférée.

Les vaporisations seront pratiquées systématiquement dans tous les cas de croup, quelle que soit la période de la maladie où on ait à les traiter. Si elles ont été utilisées suffisamment tôt, et surtout si la sérothérapie, pratiquée de bonne heure, permet d'escompter l'arrêt du processus à brève échéance, on pourra éviter les interventions opératoires, tubage ou trachéotomie. Durant le séjour du tube dans le larynx ou après le détubage, elles sont encore indiquées, comme nous le dirons plus loin.

Dans les services spéciaux ou dans les infirmeries bien organisées, on pourrait avoir un générateur de vapeur tel que l'a conçu M. Variot et qui simplifierait la technique de ces vaporisations.

Les topiques. — L'usage des topiques ne s'impose que si, pour une raison quelconque, on ne peut avoir recours à la sérothérapie; c'est alors le moyen le plus précieux contre l'infection diphtérique. Certains topiques seront encore utilisés, même dans les diphtéries traitées par le sérum, notamment quand, sous l'influence d'infection surajoutée, un processus ulcéreux se manifestera ou encore quand une persistance anormale des fausses membranes réclamera un traitement local énergique.

Les lavages et vaporisations seront le complément indispensable de ces topiques.

Les méthodes les plus efficaces avant la sérothérapie étaient assurément la méthode de Gaucher, soit avec le topique indiqué par cet auteur, soit avec le phénol sulforiciné de Berlioz et Yvon, et les badigeonnages de glycérine au sublimé au 1/30, suivant la formule de Goubeau, préconisée par Moizard, Sevestre et Variot.

La méthode de Gaucher comporte trois temps : 1° ablation de fausses membranes, 2° application du topique, 3° nettoyage de la cavité bucco-pharyngée à l'aide d'irrigations antiseptiques.

L'ablation des fausses membranes se fera patiemment, avec fermeté et douceur à la fois, et ne devra pas constituer une torture pour le malade. On parvient au résultat par un écouvillonnage méthodique à l'aide de tampons de molleton montés sur des tiges d'osier; on introduit dans la bouche un de ces tampons et, par un mouvement de rotation, on y fait adhérer les fausses membranes; on retire alors ce tampon que l'on brûlera et on recommence plusieurs fois, s'il est nécessaire, avec des tampons neufs. Ayant nettoyé toutes les régions apparentes et accessibles de la gorge, on trempe un tampon d'ouate dans le topique et après l'avoir égoutté, on le porte successivement sur tous les points où la muqueuse détergée était recouverte de fausses membranes; après deux ou trois attouchements, on laisse l'enfant fermer la bouche, et on attend une dizaine de minutes environ avant de pratiquer l'irrigation antiseptique. Pour cette irrigation, on usera d'une solution phéniquée variant de 5 à 10/1000 suivant la tolérance du malade, et il faudra surveiller à cet égard la coloration des urines qui sera noire en cas d'intoxication ; la quantité de liquide doit être de 1 litre 1/2 à 2 litres. Cette irrigation est pratiquée comme nous l'avons indiqué plus haut, et il est important que l'enfant n'avale point de liquide ; aussi le jet devra-t-il être assez fort. D'ailleurs, chez les tout jeunes enfants, il vaudra mieux utiliser, au moins au début, de l'eau bouillie ou boriquée.

Ce traitement devra être renouvelé toutes les deux, trois ou quatre heures, suivant la rapidité de reproduction des fausses membranes ; pour la nuit, M. Gaucher engage à ne le pratiquer qu'une fois, entre trois et quatre heures du matin, le dernier lavage étant fait vers onze heures et demie du soir et le premier à sept heures du matin.

Le topique préconisé par M. Gaucher, et qui est une modification de celui de Soulez, a la composition suivante :

Camphre	20	grammes.
Huile de ricin	15	—
Alcool à 90°	10	—
Phénol cristallisé	5	—
Acide tartrique	1	gramme.

Cette méthode, actuellement abandonnée, a donné d'excellents résultats entre les mains de M. Gaucher. Cet auteur pense actuellement qu'on pourrait encore y recourir dans le cas d'angine pseudo-membraneuse limitée et bénigne ; mais la difficulté d'application de ce mode de traitement, de l'avis même de son plus autorisé défenseur, doit le faire rejeter si l'enfant n'est pas parfaitement docile.

Le topique de Gaucher avait été attaqué par certains auteurs, son application entraînant, d'après eux, une brûlure et une douleur persistante. Aussi avait-on tenté de lui substituer le phénol sulforiciné de Berlioz et Yvon, en solution à 20 pour 100, ou mieux, le stérésol indiqué par Berlioz, vernis à la gomme laque contenant de l'acide phénique, et qui, adhérant à la muqueuse sous forme d'une pellicule jaune, assure un contact antiseptique assez prolongé. En voici la composition :

Essence de cannelle de Chine	3	grammes.
Saccharine	3	—
Benjoin	5	—
Baume de tolu	5	—
Acide phénique cristallisé	30	—
Gomme laque	135	—
Alcool à 90° Q. S. pour	500	—

La solution de sublimé corrosif dans la glycérine à un titre variant de 1/30 à 1/40, suivant l'âge du malade et l'état de la gorge, constitue également un bon topique, dont MM. Moizard, Sevestre et Variot ont pu recommander l'usage. Il importe d'égoutter soigneusement le tampon imbibé de glycérine au sublimé avant d'en toucher la muqueuse pharyngée, et Sevestre conseille même de passer aussitôt après un tampon sec pour enlever l'excédent du liquide.

Ulcérations secondaires. — Exsudats persistants. — Si l'on veut agir sur un exsudat persistant, ou encore sur les ulcérations qui se montrent quelquefois après la chute des fausses membranes, nous conseillons d'essayer successivement des attouchements soit à la teinture d'iode, soit à l'eau oxygénée pure, soit encore un contact discret du crayon de nitrate d'argent. On n'aura à employer ces cautérisations que tardivement, du dixième au quinzième jour, et seulement contre des lésions qui sont rebelles à l'action du sérum, peut-être parce qu'elles dépendent d'infections surajoutées.

Indications thérapeutiques spéciales au croup. — Le *croup* comporte, nous l'avons déjà dit, outre la pratique des vaporisations et des lavages, quelques indications spéciales. Avant de se résoudre au tubage, et pour essayer de l'épargner au petit malade, on a recours à la médication antispasmodique. Elle comporte des moyens externes et l'ingestion de certains médicaments. Les premiers sont surtout les enveloppements froids du thorax. Ils ont pour but, par la brusque réaction qu'ils déterminent, d'enrayer ou de modérer l'accès spasmodique au moment de sa production. On les pratiquera de la manière suivante : plusieurs doubles de tarlatane, ou une simple serviette pliée en deux, seront trempés dans l'eau froide ou dans un mélange d'alcool camphré et d'eau dans la proportion de 1 pour 4 ; on exprimera le linge ainsi imbibé et on l'étalera sur un imperméable reposant lui-même sur une couverture de laine. L'enfant, dépouillé de sa chemise, sera couché le dos reposant sur le linge mouillé ; ce linge devra être assez large pour se replier aisément au-devant de la poitrine. On renouvellera l'enveloppement dès que le linge sera chaud, environ toutes les dix minutes d'abord, puis à des intervalles de plus en plus éloignés, une demi-heure, une heure et plus.

Ces enveloppements réussissent souvent très bien à calmer l'état de spasme qui provoque le tirage intermittent, et c'est seulement après l'échec de cette tentative qu'on aura recours au tubage. Le tirage continu n'est pas influencé par ces applications.

La médication interne, qu'on associera aux enveloppements, dans le cas de croup au début, consiste dans l'administration de sédatifs ou narcotiques, tels que bromure et antipyrine, ou opium (sirop de codéine à petites doses). Nous conseillons volontiers l'usage de la potion suivante :

Bromure de potassium.	5	grammes.
Antipyrine	10	—
Eau de tilleul.	50	—
Sirop d'écorces d'oranges amères. . . .	100	—

Donner deux cuillerées à café ou à soupe selon l'âge.

Soins du nez, des oreilles, des ganglions du cou et de la peau. — Quels que soient l'étendue et le siège des exsudats diphtériques, on joindra heureusement aux divers traitements précédents quelques pratiques antiseptiques concernant le nez et les oreilles.

Pour les soins du nez, on usera d'une simple pommade formulée de la manière suivante :

a.	Vaseline.		20 grammes.
	Acide borique.		4 —
	Menthol.		10 centigrammes.
b.	Lanoline	ãã	10 grammes.
	Vaseline.		
	Résorcine.		2 —

On introduira un peu de cette pommade, trois ou quatre fois par jour, dans chaque narine, le malade étant couché sur le dos, de façon que la vaseline, en se liquéfiant, diffuse peu à peu sur toute la pituitaire.

Mieux outillé, on aura recours aux instillations d'huile mentholée, pratiquées aisément avec la petite seringue nasale ima-

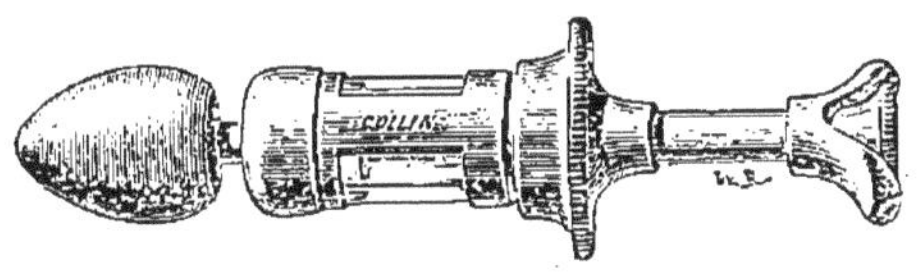

Fig. 12. — Seringue de Marfan.

ginée par M. Marfan et qui s'adapte exactement à l'orifice des narines.

La solution se fera dans les proportions suivantes :

Huile d'amandes douces		25 grammes.
Menthol.	25 à	50 centigrammes.

Ces soins du nez sont un des meilleurs moyens de lutter contre l'infection tubaire et l'éventualité d'otites moyennes consécutives. M Variot conseille, d'ailleurs, l'usage systématique de lavages du nez, auxquels M. Marfan reproche de provoquer de l'otite. On pourra les pratiquer à l'aide d'un appareil dit « enema », ou avec le simple laveur, en faisant pénétrer le jet, sous faible pression, dans l'une des narines; on pourra utiliser, dans ce but, la solution d'eau oxygénée ou une solution chloralée au 1/100e.

Dans le cas de coryza très intense avec jetage abondant, et surtout si l'on soupçonne une association streptococcique, on pourra utiliser la pratique suivante, imaginée par M. Roger pour le traitement des rhinites purulentes de la scarlatine : on passera un drain perforé étroit dans l'une des narines, et on le tirera du pharynx hors de la bouche à l'aide d'une pince; on liera alors les deux extrémités du drain, et, dans l'un des orifices, on fera passer un courant de liquide antiseptique ; on réalisera ainsi un lavage très soigneux de toutes les cavités nasales, et plus aisément qu'en ajustant à la narine l'extrémité d'une seringue.

On ne négligera d'ailleurs pas les soins de l'oreille externe, et il sera bon, surtout si l'angine est extensive, s'il y a de la rhinite et que l'on redoute une infection de l'oreille moyenne, de faire également une ou deux fois par jour, dans le conduit auditif externe, des instillations de quelques gouttes de glycérine phéniquée au 1/20e.

Quant aux applications diverses de teinture d'iode, sangsues, vésicatoires sur la peau, au niveau du cou ou de l'angle des mâchoires, nous ne saurions trop nous élever contre leur emploi. D'une inutilité flagrante, elles n'ont pour résultat que de créer, au niveau du tégument, des érosions ou des pertes de substance qui favoriseront soit l'auto-infection diphtérique, soit l'introduction de germes septiques dont le développement se fera trop facilement aux dépens d'un organisme déjà débilité.

Les seules applications externes qu'on puisse permettre sans inconvénients, sont celles de compresses imbibées d'eau chaude, recouvertes d'un imperméable, et qui constituent un assez bon antiphlogistique dans le cas d'adénopathie cervicale volumineuse. A la rigueur, si les douleurs sont très vives, ce qui est exceptionnel, on pourra recourir à quelques cataplasmes aseptiques de farine de lin, préparés avec une décoction d'eau de pavot.

En somme, aucune intervention visant, soit les manifestations ordinaires de la diphtérie, soit les complications variées qui peuvent s'y associer, ne doit déterminer une effraction des téguments ou des muqueuses, et il faut proscrire absolument les vésicatoires thoraciques dans les complications pulmonaires au même titre que les manœuvres brutales d'avulsion des fausses membranes.

En outre, il faudra protéger la peau, si elle a été blessée accidentellement ou si elle présente quelque plaie antérieure, quelque pyodermite banale, contre l'infection diphtérique, et on y parviendra par un pansement occlusif rigoureux ou, pour les petites lésions, par un lavage à l'eau oxygénée, ou à l'eau bouillie savonneuse et une occlusion au stérésol, ou au vernis antiseptique de Hérissey dont la formule est la suivante :

Gomme laque pulvérisée.	60 grammes.
Baume de tolu.	5 —
Thymol.	1gr,50
Alcool à 90°	50 grammes.
Éther ordinaire	100 —

Filtrez.

On répétera le badigeonnage deux fois par jour, ou plus, s'il est nécessaire.

Hygiène générale. — Du reste, il sera indispensable de veiller à la propreté rigoureuse du corps et on l'assurera généralement par le bain ou les lotions.

Autant que possible, on donnera au malade un bain chaud de dix minutes chaque jour, simple bain de propreté, qui assurera le bon fonctionnement de la peau; on y adjoindra utilement, surtout en cas d'adynamie, une friction excitante qu'on pratiquera avec un linge de flanelle imbibée soit d'eau de Cologne, soit d'eau vinaigrée, ou encore la simple lotion suivante :

Alcoolat de romarin.	ãã 100	grammes.
Alcoolat de lavande.		
Alcool camphré.	300	—

Les bains seront particulièrement indiqués en cas de diphtérie hyperpyrétique et on pourra les renouveler alors deux fois dans la journée, si la fièvre ne se justifie pas par une complication déterminée; dans le cas contraire, l'hydrothérapie sera pratiquée suivant les indications propres et qu'on trouvera exposées plus loin.

Médication interne au cours de la maladie. — Outre ces moyens thérapeutiques à action extérieure, il faut envisager la médication interne. Généralement restreinte, elle consiste seulement en une potion tonique qu'on pourra varier suivant l'intensité de l'infection et aussi suivant l'âge du malade.

Nous conseillons volontiers, dans les cas de gravité moyenne, la prescription d'une simple potion à la fois balsamique et tonique qui aura pour effet de soutenir le malade et de prévenir dans une certaine mesure les complications respiratoires. On pourra formuler :

a.	Benzoate de soude	2	grammes.
	Acétate d'ammoniaque	5	—
	Teinture de cannelle.	6	—
	Sirop de groseille.	30	—
	Vin de Malaga.	120	—

Donner une cuillerée à café ou à soupe toutes les deux heures suivant qu'il s'agira d'un enfant ou d'un adulte.

b.	Teinture de kola	4	grammes.
	Extrait de quinquina	2	—
	Sirop d'écorces d'oranges amères	ãã 20	—
	Sirop de tolu		
	Vin de Banyuls	100	—

Quand l'adynamie sera très marquée on prescrira un peu de caféine dans une potion alcoolique, de la manière suivante :

Caféine	25 à 50	centigrammes.
Benzoate de soude	2 à 4	grammes.
Cognac	ãã 15	—
Sirop d'éther		
Sirop de groseilles	50	—
Eau de tilleul	80	—

ou le vin toni-cardiaque suivant :

Caféine	4	grammes.
Teinture de kola	20	—
Extrait de quinquina	10	—
Vin de Banyuls	1000	—

Filtrez.

Un verre à Bordeaux par jour, en plusieurs fois.

Certains auteurs ont conseillé le perchlorure de fer, très en honneur autrefois, et qui aurait une action à la fois locale, par son passage même au niveau de la gorge dans le cas d'angine, et générale, en tant que préparation martiale tonique. Tout en croyant peu à son efficacité, nous en indiquerons ici le mode d'emploi :

Perchlorure de fer	XX	gouttes.
Sirop d'écorces d'oranges amères	30	grammes.
Eau distillée	70	—

A prendre à quatre ou cinq fois dans la journée; on en continuera l'usage au cours de la convalescence.

De l'ensemble de ces préparations, il faut surtout retenir la valeur incontestable de l'alcool à faibles doses, dans le but de surexciter, durant les quelques jours que dure la maladie, la force de résistance du patient. En dehors ou à défaut de potions proprement dites, on aura recours aux vins généreux à petites doses, aux grogs, au café dilué ou additionné de lait. Le café sera le tonique de choix s'il y a une albuminurie notable et qui oblige à éviter les excitants plus énergiques.

Dans les formes fébriles, et lorsque les malades présentent une agitation excessive, ce sont d'une part les bains chauds, de l'autre, les préparations contenant un peu de bromure et, en l'absence d'albumine, un peu d'antipyrine, qui donneront les meilleurs résultats. On pourra prescrire :

Bromure de potassium. . . . . }	ãã 4	grammes.
Antipyrine. . . . . }		
Cognac	20	—
Sirop d'écorces d'oranges amères	40	—
Eau de tilleul	90	—

Donner de trois à six cuillerées à soupe, suivant l'âge.

On a préconisé à juste titre, comme tonique général, le sérum artificiel injecté sous la peau à doses variables. Dans tous les cas de diphtérie grave, à forme extensive, lorsque le pouls sera un peu rapide et dépressible, on pourra injecter à deux ou trois reprises dans les vingt-quatre heures et suivant l'âge, 20, 40, 100, 200 centimètres cubes de la solution de chlorure de sodium à 7 pour 1000.

Enfin, dans les cas d'adynamie profonde, où l'on constate une diminution notable de la force d'impulsion du cœur, on injectera avec avantage, 1/2 à 2 centimètres cubes de la solution d'huile camphrée au 1/10e. La caféine à petites doses rendra également de grands services, et l'on pourra en ajouter les effets à ceux de l'huile camphrée, en faisant alterner par demi-seringues de Pravaz, à deux ou trois reprises, la solution au 1/10e d'huile camphrée et la solution suivante de caféine :

Caféine.	1 gramme.
Benzoate de soude	5 grammes.
Eau distillée, Q. S. pour.	10 centimètres cubes.

Diététique pendant la maladie et la convalescence. — La diététique est extrêmement simple. Durant toute la période fébrile et au delà même de cette période, si l'on constate une albuminurie notable, le régime alimentaire comportera seulement l'usage du lait. La reprise progressive de l'alimentation se fera à l'aide de bouillies ou potages légers. Les différentes bouillies de farines de céréales, préparées au lait, les bouillons de poulet, des œufs, constituent des aliments légers et reconstituants à la fois.

Il faudra souvent exciter l'appétit en proposant au malade des mets un peu variés. Il est essentiel de le nourrir assez copieusement dès la fin de la période aiguë, car la diphtérie entraîne souvent à sa suite un état de grande faiblesse et d'anémie. Aussi donnera-t-on des viandes grillées et rôties, du poisson, des crèmes; s'il y a un peu de dysphagie, et même en son absence, on prescrira 50 à 100 grammes de viande de mouton crue, râpée, dans une assiette de bouillon tiède.

Le vin sera donné à doses relativement fortes, pendant toute la période d'asthénie; il sera préférable de le diluer assez fortement. Le café, mélangé à l'eau ou au lait, sera également indiqué. On pourra l'associer, durant tout le cours de la convalescence, au quinquina, de la façon suivante :

Infusion de café.	120 grammes.
Sirop de gomme.	40 —
Extrait mou de quinquina.	2 à 4 —

Si l'anémie est assez prononcée on prescrira, de préférence, une préparation martiale contenant un peu d'arsenic. On formulera par exemple :

Liqueur de Fowler.	ãã 10 grammes.
Tartrate ferrico-potassique.	

IV à X gouttes avant chaque repas dans un demi-verre d'eau sucrée.

Ou encore :

Tartrate ferrico-potassique	4	grammes.
Liqueur de Fowler	2	—
Sirop d'écorces d'oranges amères	60	—
Eau	340	—

Une cuillerée à soupe avant chaque repas.

Le changement d'air, quand il est possible, donne d'excellents résultats, soit qu'on ordonne le séjour à la campagne ou à la mer, suivant la saison, soit qu'on prescrive une cure dans une station thermale. On indiquera de préférence les stations d'eau chlorurée sodique, Salies-de-Béarn, Bourbon-Lancy, Bourbonne, Biarritz, Salins. La cure thermale est à recommander surtout après les convalescences longues, laissant des enfants très déprimés et anémiés ; il s'agit le plus souvent d'enfants lymphatiques et dont la constitution laissait déjà à désirer avant la maladie.

CHAPITRE IV

LE TUBAGE DU LARYNX
INSTRUMENTS — TECHNIQUE OPÉRATOIRE
DIFFICULTÉS ET ACCIDENTS DU TUBAGE

La diphtérie du larynx nécessitant une intervention, et le praticien se décidant à recourir au tubage, le choix de l'instrumentation est la première question à résoudre. Le nombre des modèles proposés, bien que l'extension de la pratique du tubage soit de date relativement récente, et peut-être pour cette raison même, est assez élevé.

Toute instrumentation comporte essentiellement : un introducteur, des tubes, un extracteur, un ouvre-bouche.

On peut classer les différents appareils en deux grandes catégories : d'une part, les appareils à mandrin comprenant principalement l'appareil d'O'Dwyer, celui de Collin, avec tubes de Sevestre ou de Bayeux, et celui de Deguy et Benjamin Weill, construit par le Dr Henri Collin ; d'autre part, les appareils sans mandrin, parmi lesquels nous citerons surtout ceux de Ferroud et de Froin.

Les premiers ont, dès longtemps, notre préférence, et nous les décrirons tout d'abord ; nous indiquerons ensuite les appareils sans mandrin et nous donnerons les raisons qui nous ont amenés, après une longue expérience, à les écarter de notre pratique.

Les appareils à mandrin. — L'instrument en usage jusqu'à ces derniers temps, au service de la diphtérie de l'hôpital des Enfants-Malades, était le modèle dit de Sevestre-

Collin. Modification heureuse de l'appareil d'O'Dwyer, il constitue encore, à nos yeux, un excellent instrument, et comme il sera longtemps encore entre les mains des praticiens, nous décrirons complètement cet appareil et le manuel opératoire qu'il comporte. Nous indiquerons ensuite les motifs qui, nous conduisant à simplifier l'outillage et même la technique, nous ont amenés à faire construire, par le Dr Henri Collin, l'instrumentation actuelle.

Les instruments d'O'Dwyer sont encore utilisés par un grand nombre de médecins hors de France, et nous rappellerons brièvement en quoi ils consistent.

Le tube d'O'Dwyer est, selon l'appellation consacrée, un tube long; ses dimensions sont calculées, en effet, de telle manière qu'introduit dans le larynx son extrémité inférieure descend assez profondément dans la trachée. Sa forme extérieure, dont dérivent presque tous les tubes imaginés depuis, offre un renflement supérieur ou tête qui s'étend surtout en arrière et est destiné à reposer sur la région aryténoïdienne. La partie gauche de la tête est percée d'un trou permettant le passage d'un fil de sûreté.

Immédiatement au-dessous de cette partie renflée, tête du tube, est un rétrécissement ou collet. Puis le tube s'évase à nouveau, le diamètre antéro-postérieur étant, sur une même tranche du tube, toujours supérieur au diamètre transversal; vers la partie moyenne, le renflement atteint son maximum; il décroît ensuite jusqu'à l'extrémité inférieure dont les bords sont arrondis et mousses. La lumière du tube est régulièrement elliptique. Les parois sont épaisses, métalliques, constituées par un alliage d'étain; la surface en est dorée pour assurer un poli plus parfait.

Cette dorure permet le glissement plus aisé du tube sur la muqueuse et le protège contre une rapide altération par l'action des antiseptiques et des mucosités.

L'introducteur comporte un mandrin, destiné à assurer la fixité du tube pendant l'introduction. Il le déborde légèrement à son extrémité inférieure, afin d'éviter la blessure de la muqueuse par les bords du tube et aussi de faciliter son introduction, comme nous l'indiquerons plus loin.

Ce mandrin est une tige d'acier, avec une extrémité inférieure renflée et mousse qui s'adapte rigoureusement à la lumière du tube, une extrémité supérieure renflée également, glissant à frottement dans la partie supérieure du tube et portant un pas de vis permettant d'adapter le mandrin à angle

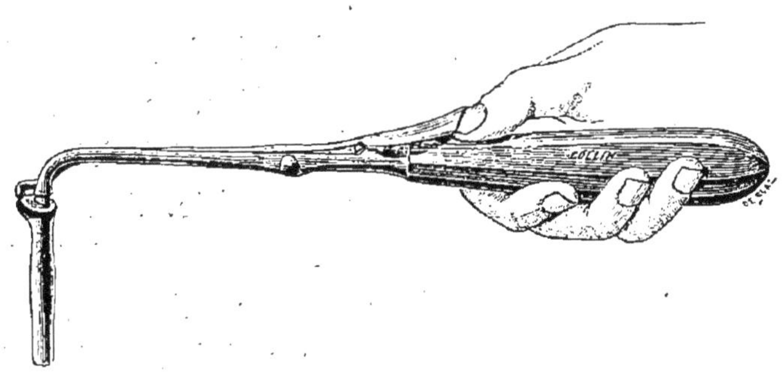

Fig. 15. — Ancien modèle de l'introducteur de Collin. Tube long et mandrin vissé d'O'Dwyer.

droit sur la tige de l'introducteur. La partie moyenne effilée présente une brisure articulée ou charnière qui permet de fléchir la partie supérieure du mandrin, à demi extrait du tube introduit dans le larynx; il devient alors très facile de terminer l'extraction du mandrin.

L'introducteur proprement dit ou porte-mandrin comprend une tige en continuité avec un manche. A son extrémité laryngée, cette tige est coudée ; la portion coudée forme une courte vis, destinée à pénétrer dans le mandrin ; sur cette tige joue une sorte de curseur adapté à l'extrémité d'un ressort à boudin entourant la tige. Ce curseur porte latéralement deux ailettes qui, lorsqu'on actionne le ressort à l'aide d'un bouton placé sur la poignée, vont chasser le tube en agissant sur son extrémité supérieure et en supprimant l'adhérence *par frottement* du tube sur la partie supérieure du mandrin.

L'extracteur d'O'Dwyer enfin est une sorte de pince longue, et dont les mors coudés ont l'aspect dit en bec de canard. Une série de trois leviers déterminent l'ouverture de cette pince dont les mors, en s'écartant, doivent adhérer aux parois du tube pour permettre son extraction.

La construction de cette pince est telle que les mors s'ouvrent en angle et par suite adhèrent par leur extrémité seule et dérapent facilement ; en outre, le mécanisme en est trop compliqué, et on comprend que nombre d'auteurs, devant les difficultés de son maniement, aient préféré laisser en permanence le fil de sûreté et pratiquer, grâce à lui, l'extraction.

A l'introducteur on a fait plusieurs reproches très fondés, touchant notamment la complexité du système déclencheur, d'un entretien difficile, d'une stabilité médiocre, et aussi la fragilité assez grande des ailettes.

Instruments de Sevestre-Collin. — Frappé des divers inconvénients que nous venons d'énoncer, à l'instigation de M. Sevestre, M. Collin modifia sensiblement l'instrumentation d'O'Dwyer. Nous indiquerons, d'après MM. Sevestre et Martin, ces modifications et le manuel opératoire du tubage avec cette instrumentation.

La première modification porta sur le tube. Au lieu du tube long d'O'Dwyer, MM. Sevestre et Bayeux adoptèrent le tube court, beaucoup plus facile à manier et très suffisant dans la majorité des cas ; ils conservèrent, pour quelques circonstances bien déterminées, l'usage du tube long. Au mandrin articulé, ils purent du même coup, pour leurs tubes courts, substituer le mandrin en une pièce, plus simple de construction et moins fragile à la fois ; de plus, l'articulation du mandrin, si bien construite qu'elle soit, court le risque de se briser et de laisser tomber le segment inférieur qui constitue alors un corps étranger de la trachée.

Le mandrin d'O'Dwyer se vissait sur l'introducteur, et le pas de vis ou la vis même s'usant assez vite, le mandrin dépassait la limite primitive et son axe antéro-postérieur finissait par dévier du plan sagittal qu'il doit occuper rigoureusement. Ce mode de fixation fut ingénieusement modifié par Collin, qui

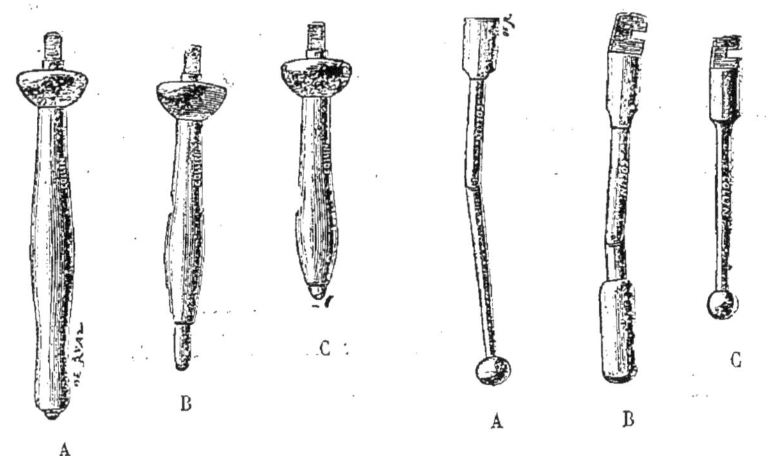

Fig. 14. — Tubes laryngiens. Fig. 15. — Mandrins.

Tubes laryngiens et mandrins de O'Dwyer, Bayeux, Sevestre.

assujettit le mandrin par un simple écrou, d'un maniement instantané, et permettant à l'occasion le changement rapide du mandrin.

Deux variétés de mandrins peuvent être annexées à l'appareil de Collin : celui de Sevestre déborde à peine le tube à son extrémité inférieure, celui de Bayeux le dépasse de plusieurs millimètres. Sevestre et Martin conseillent de réserver l'emploi de ce dernier pour les malades âgés de plus de huit à dix ans, et dont le larynx, bas situé, est souvent difficile à atteindre.

Étant donnée la longueur de ses mandrins, Bayeux est obligé de conserver l'articulation.

L'introducteur proprement dit de Collin fut, par rapport à celui d'O'Dwyer, l'objet de nombreuses modifications. Voici la description qu'en donnent Sevestre et Martin. « Comme forme générale, il rappelle ce dernier (l'introducteur d'O'Dwyer); mais la partie coudée qui le termine, a été suivant nos indications, légèrement allongée pour compenser la diminution de longueur du tube et permettre d'en porter plus facilement l'extrémité jusqu'au voisinage du larynx. Il a aussi, dans le dernier modèle, une courbure un peu plus prononcée, de sorte que le mandrin fait avec le manche non plus un angle droit comme dans l'instrument de O'Dwyer, mais un angle légèrement aigu : le tube se trouvant ainsi porté de haut en bas et

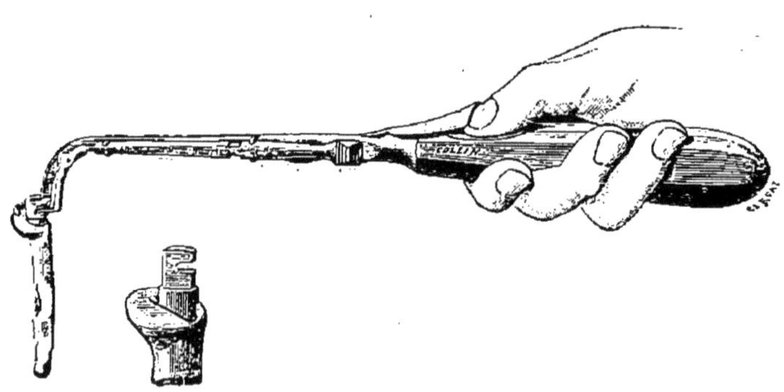

Fig. 16. — Introducteur de Collin.

d'arrière en avant pénètre beaucoup plus facilement dans le larynx et risque moins d'être poussé dans l'œsophage.

« Le propulseur est constitué par un levier fixé par un tenon sur le côté droit du manche.

« La branche laryngée de ce levier se termine par une demi-boucle horizontale qui vient, avec une précision mathématique, agir sur la tête du tube parallèlement au mandrin.

« L'autre branche du levier plus courte, se termine par une extrémité aplatie, concave en dessous et qui se relève un peu au-dessus du manche. Dans l'espace résultant de cet écartement, le pouce vient s'insinuer à la manière d'un coin par un mouvement spontané et remarquablement facile. Le manche lui-même est gros, non poli, bien en main.

« Les trois pièces dont se compose l'introducteur sont facilement démontables, ce qui permet un nettoyage parfait et une asepsie véritable. »

L'extracteur de Collin est une pince articulée et coudée ; les

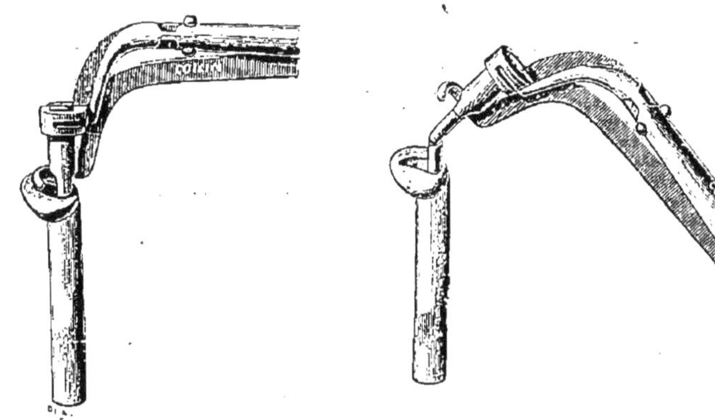

Fig. 17. — Introducteur de Collin au moment du déclenchement.

Fig. 18. — Introducteur de Collin avec mandrin articulé.

branches coudées aboutissent à deux demi-olives ; la portion pharyngée, est relativement longue et l'écartement des

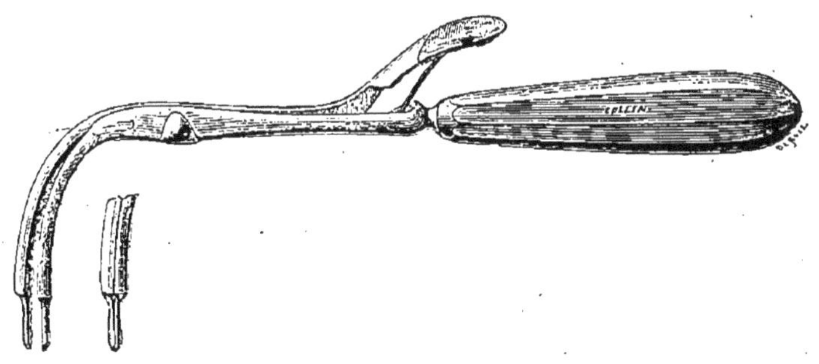

Fig. 19. — Extracteur de Collin.

mors conserve à peu près le parallélisme désirable ; néanmoins le maniement en est assez difficile, à cause de la courbure de l'instrument et de la longueur un peu excessive de la portion pharyngée de la pince ; le dérapage est par suite assez fréquent.

La supériorité de l'instrumentation consistait, au point de vue de l'extraction, dans l'usage des tubes courts permettant aisément l'énucléation par le procédé de Bayeux dont nous reparlerons plus loin et que nous considérons comme le meilleur procédé d'extraction des tubes laryngés.

Appareil Deguy-Benjamin Weill. — L'appareil Deguy-Benjamin Weill diffère essentiellement du précédent sur quatre points : 1° suppression du déclencheur; 2° substitution d'un verrou court à pivot au verrou à glissière, pour la fixation du mandrin ; 3° choix d'un mandrin de calibre sensiblement uniforme sur toute sa hauteur ; 4° possibilité de transformation de l'introducteur en extracteur et, par suite, suppression de l'extracteur, appareil indépendant.

Cette série de modifications, justifiée par des difficultés de tubage ou d'extraction, que nous analyserons plus loin, nous a obligés à modifier un peu la forme générale de l'instrument.

Introducteur. — Il est constitué par une tige rectiligne ou mieux curviligne, vissée sur une poignée, et dont la tranche

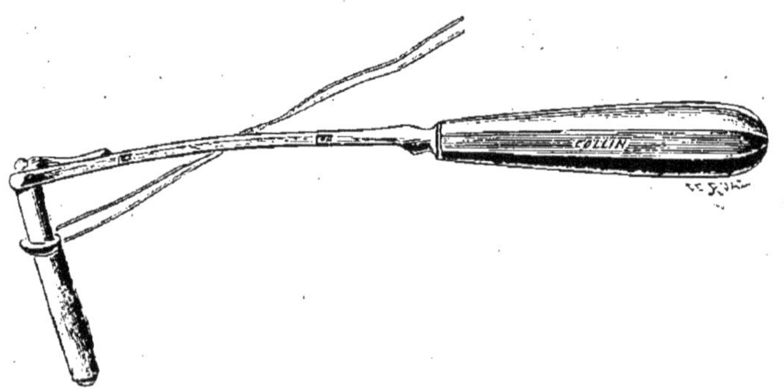

Fig. 20. — Introducteur de Deguy et Benjamin Weill.

est demi-cylindrique. Cette tige se termine par une extrémité un peu élargie et mousse, percée d'une fenêtre quadrangulaire où viendra s'adapter le mandrin.

Un peu en arrière de cette fenêtre, la tige est perforée d'un pas de vis destiné à recevoir la vis de fixation du verrou : le verrou lui-même forme une courte lame parallèle à la tige dans la position de repos, et capable de rotation sur l'axe formé par la vis. Quand on l'écarte de sa position, on découvre complètement la fenêtre destinée au mandrin qui peut alors s'y introduire et la déborder ; en ramenant le verrou dans sa position primitive, son extrémité antérieure se loge dans l'échancrure du mandrin et le fixe. La plus longue branche du verrou, c'est-à-dire son extrémité postérieure, forme ressort et se fixe par un cran d'arrêt qui se loge dans une petite dépression de la tige.

Nous avons adopté ce mode de fixation pour éviter un inconvénient inhérent au verrou à glissière du Collin-Sevestre. Nous avons vu assez fréquemment le mandrin se détacher au cours du tubage et rester dans le tube ; cet accident résultait, tantôt de l'usure de la glissière permettant au verrou, durant la manœuvre, de revenir en arrière, tantôt de l'incomplète poussée du verrou, la tête du mandrin ayant insuffisamment pénétré dans la cage destinée à le recevoir, tantôt enfin d'un contact involontaire du pouce, durant le tubage, avec le bouton qui actionne ce verrou.

Avec l'articulation que nous avons adoptée, cet accident sera impossible ; la tige de fixation ne peut en effet être rétablie dans la position longitudinale qu'elle doit occuper, qu'après avoir nettement et visiblement accroché le mandrin.

C'est pour remédier à l'absence du déclencheur, que nous avons été conduits à déplacer le point d'articulation du mandrin et à le porter dans l'axe même de la tige.

Parallèlement, nous avons allongé les mandrins dans leur portion sus-jacente au tube. Il existe par suite, entre l'extrémité de l'introducteur et la tête du tube, un intervalle assez grand que l'index gauche reconnaîtra aisément et qui lui permettra d'opérer, sans secours instrumental et par simple pression le déclenchement du tube. Avec le premier instrument de Collin, cette manœuvre était difficile à exécuter ; en effet, une confusion s'établissait pour le doigt peu éduqué, entre la portion articulaire élargie de l'introducteur et le tube même, confusion qui avait motivé l'usage d'un propulseur mécanique.

Le mandrin a été l'objet d'une autre modification. Le mandrin de l'instrument Collin-Sevestre était évidé dans la partie moyenne, constituée seulement par une tige mince. Cette forme avait un double inconvénient : d'une part, le mandrin se faussait fréquemment et ne glissait plus dans le tube ; d'autre part, un tel mandrin, à moitié sorti du tube, est capable de s'incliner un peu en avant, par rapport à l'axe vertical ; ce déplacement, si minime soit-il, rend l'extraction du mandrin impossible. Cet accident se produit souvent au cours du tubage, par suite d'abaissement intempestif du manche de l'introducteur ; il peut être évité par une manœuvre méthodique. Nous avons voulu en supprimer la possibilité et, dans ce but, nous avons adopté un mandrin de calibre uniforme sur toute la hauteur et ne pouvant, par suite, en aucun cas, dévier de l'axe du tube. Le mandrin devient ainsi le guide même de l'opérateur, pour son extraction.

On pourrait craindre que l'index ne suffise pas pour détruire le frottement dur qui maintient la fixation du tube sur le mandrin. En réalité, cette fixation ne doit jamais être telle qu'elle exige une manœuvre de force, et tout mandrin doit être vérifié à cet égard ; d'ailleurs une fois lubrifié avec de l'huile mentholée, l'adhérence en est suffisante et le glissement néanmoins très aisé. Les tubes que nous utilisons ont l'aspect général des tubes de Sevestre, mais leur calibre est sensiblement plus large. En outre, la tête des tubes est excavée pour faciliter, le cas échéant, l'extraction instrumentale et leur face inférieure porte gravé l'âge de l'enfant à qui il convient.

Extracteur. — L'extracteur, qui ne doit être utilisé *qu'exceptionnellement*, comme nous l'avons indiqué plus haut, diffère sensiblement de celui de Collin-Sevestre. Ce dernier est une pince à écartement angulaire. Nous avons adopté la pince à écartement parallèle, supprimant la fréquence des dérapages.

La branche antérieure n'est qu'un mandrin articulé sur l'in-

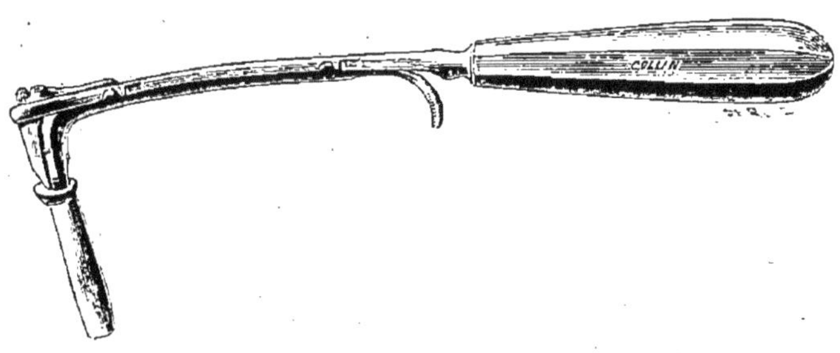

Fig. 21. — Extracteur de Deguy et Benjamin Weill.

troducteur; mais ce mandrin présente des cannelures transversales sur sa face antérieure, et sa moitié postérieure au-dessous de l'articulation a été détachée.

La branche postérieure est formée par une tige s'adaptant à la face inférieure de la tige de l'introducteur par un mode de glissière que nous avons repris au verrou de l'introducteur Collin-Sevestre; cette tige se courbe en avant, formant la branche postérieure de la pince et s'incline en arrière formant un crochet, un peu analogue à la gâchette d'un fusil.

Ce crochet est destiné à la manœuvre de la branche postérieure, mobile le long de la tige. Cette manœuvre est aisée, pratiquée d'ailleurs à l'aide de l'index, le doigt le plus mobile. L'écartement des mors est limité par un petit cran fixé sur le dos du crochet et jouant dans une petite rainure que porte la face inférieure de l'introducteur. Ces pièces sont aisément démontables.

Ouvre-bouche. — L'ouvre-bouche le plus généralement employé est celui de Denhard.

Il est formé de deux branches articulées et tordues sur le plat de manière que, les extrémités postérieures se trouvant appliquées le long de la joue gauche, les extrémités antérieures contournent exactement la commissure et vont s'insinuer entre les molaires ; à ce niveau, les branches supportent des mors garnis de plomb et formant gouttière pour encadrer respectivement les deux arcades dentaires supérieure et inférieure.

Un système de crémaillère permet de maintenir l'écartement des mâchoires ; mais le système en est assez compliqué et l'articulation des branches se faisant par une vis, le démontage de l'instrument et son nettoyage sont assez malaisés.

Nous avons adopté un ouvre-bouche que nous a construit le docteur Henri Collin et qui participe à la fois du modèle de Denhard et de celui de Doyen. Conservant la courbure du premier en ce qui concerne les branches buccales, son écartement est maintenu comme dans l'ouvre-bouche de Doyen, par une crémaillère simple, fixée à la branche inférieure, et sur laquelle se déplace un cran porté par la branche supérieure. Les branches de manœuvre sont longues et terminées par des anneaux ; la longueur a été calculée pour que, l'ouvre-bouche étant en place, les anneaux s'appliquent, non pas contre la joue, mais au-dessous de l'oreille, dans cette dépression rétro-mandibulaire, où les doigts de l'aide agiront facilement.

Enfin, articulé grâce à un tenon et un système à mortaise, il se démonte instantanément en ses deux seules pièces constituantes.

TECHNIQUE OPÉRATOIRE

Nous décrirons ici le manuel opératoire du tubage, tel que nous le pratiquions avec l'instrument Sevestre-Collin, puis nous exposerons brièvement les variantes de technique que comporte l'usage de notre instrumentation.

Préparation du tubage. — Comme pour n'importe quelle intervention, il faut parer à toute éventualité au point de vue des instruments et se prémunir au moment du tubage non seulement de l'appareil nécessaire à cette opération, mais encore de tout le matériel de la trachéotomie. On ne saurait en effet trop insister sur ce fait que certaines conditions, exceptionnelles à vrai dire, rendent impossible ou insuffisant le tubage laryngé et obligent à tenter, comme ressource suprême, la trachéotomie.

On disposera donc sur une table bien éclairée, avec le matériel de trachéotomie au complet, tous les instruments de tubage, tubes, mandrins, introducteur, ouvre-bouche; on y joindra utilement la seringue à larynx et une solution d'huile mentholée à 5 pour 100 dans un godet propre. Cette huile est destinée d'abord à lubrifier le mandrin et le tube choisis: après l'opération on en instillera avec avantage quelques gouttes dans le tube, dans un but d'antisepsie, et aussi pour provoquer la toux et le rejet de fausses membranes facilité d'ailleurs par ce graissage du tube.

Position de l'opérateur, des aides et de l'enfant. — On place deux chaises se faisant vis-à-vis auprès de la table chargée des instruments, et de telle façon que l'opérateur aura la table à sa gauche, sa droite pouvant être occupée par un aide. La chaise de l'opérateur sera autant que possible un peu plus basse que l'autre. Ces préparatifs seront évidemment faits d'avance, si l'on craint de voir survenir des accès de suffocation et les instruments devront avoir été bouillis dix minutes au moins dans l'eau boratée à 3 pour 100.

On les étalera sur un plateau ou sur le couvercle de la boîte métallique qui les contient.

Après l'usage, ils seront soigneusement démontés, nettoyés

et séchés. Les tubes pourront être conservés à sec dans l'intervalle des interventions. En ce qui concerne leur entretien dans les services d'hôpitaux, on pourra soit laisser toute

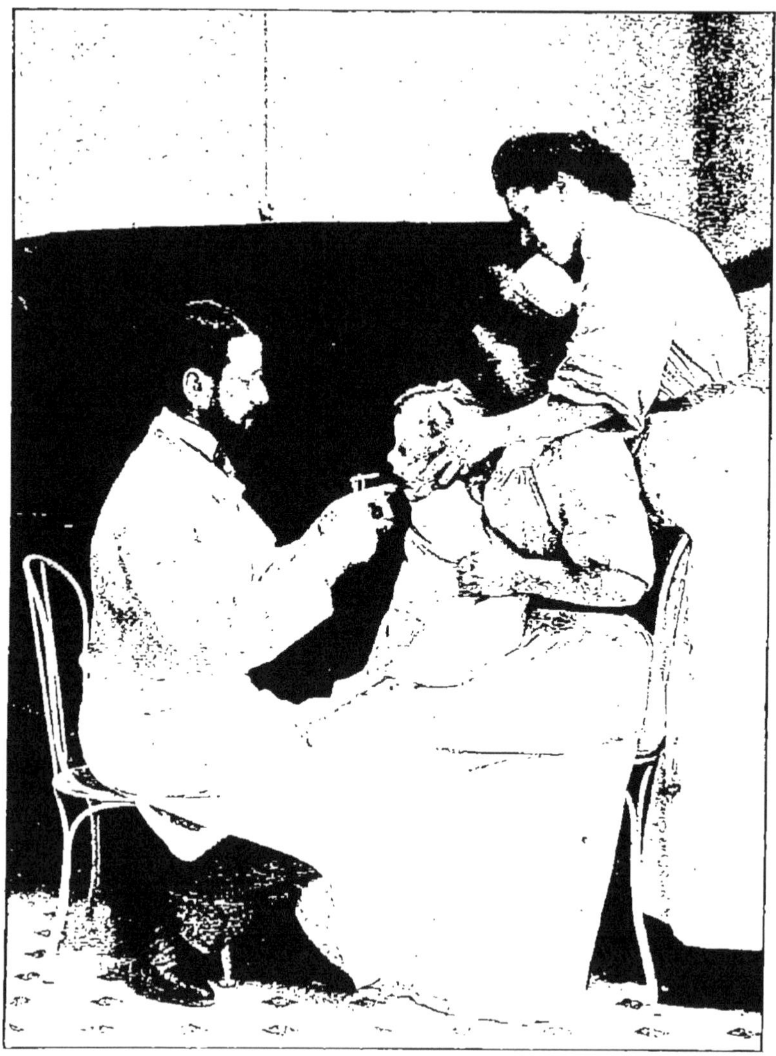

Fig. 22. — Position du malade et des aides pendant le tubage.

l'instrumentation dans la marmite ou la poissonnière où on les fait bouillir et qui est remplie d'eau boratée ne rouillant pas les instruments; ou encore on mettra chaque tube muni du fil et de son mandrin dans un tube à essai garni au fond d'un peu d'ouate, bouché d'ouate et stérilisé à l'autoclave. Le tube à essai peut aussi être rempli d'huile stérilisée.

L'enfant, s'il ne s'agit pas d'accident inopiné, aura été, comme le conseillent Sevestre et Martin, préparé par des irrigations de la gorge qui éviteront dans une certaine mesure l'introduction avec le tube de nombreux germes septiques dans le larynx. Il sera complètement enveloppé dans un drap qui lui laissera seulement la tête et le cou libres. Deux aides sont indispensables ; un troisième ne sera pas inutile. L'un des aides, s'asseyant sur la chaise qui lui est réservée, prendra l'enfant sur ses genoux comme dans la position du lavage, et lui maintiendra solidement les jambes entre ses genoux, tandis qu'avec ses bras il fixera en l'entourant le buste et les bras de l'enfant. Un deuxième aide, placé debout derrière la chaise du premier, maintiendra de ses deux mains la tête de l'enfant : les paumes répondant aux oreilles, le pouce appliqué contre le pariétal, les quatre doigts descendant sur la joue ; la main gauche devra en même temps fixer l'ouvre-bouche en l'appliquant contre la joue, si l'on ne dispose pas d'un troisième aide. Dans le cas contraire, ce dernier aura cette seule mission. La fixation de la tête a une grande importance pour le succès rapide du tubage ; elle doit être tenue bien droite, dans l'axe du corps, ou très légèrement penchée en avant, mais sans la moindre rotation, ni la moindre inclinaison latérale.

Il importe de choisir, s'il est possible, des aides calmes et de sang-froid, et on leur recommandera de se préoccuper exclusivement de la tâche qui leur est assignée. C'est fréquemment l'inquiétude des aides qui enlève ses moyens à l'opérateur, et l'on ne saurait trop prendre de précautions à cet égard.

L'opérateur, après savonnage et brossage des mains, qu'il passera dans une solution au 1/1000e d'oxycyanure de mercure, essaye rapidement, mais soigneusement ses instruments.

Prenant l'introducteur, il y assujettit le mandrin et s'assure de sa fixité. Il choisit le tube convenant à l'âge, grâce à l'échelle jointe à la boîte. Chaque tube aura été muni d'un cordonnet de soie plate, glissant aisément dans l'orifice percé sur le bord gauche de la tête du tube; ce fil, noué à ses extrémités, devra former une anse d'une longueur égale, ou mieux légèrement supérieure à celle de l'introducteur, afin de pouvoir être aisément accroché par la main qui tient le manche de l'introducteur. Il faudra s'assurer très soigneusement du glissement du tube sur le mandrin, et il sera bon pour le faciliter de tremper successivement le mandrin seul, puis le tube adapté au mandrin dans le godet tout préparé, contenant de l'huile mentholée à 5 pour 100.

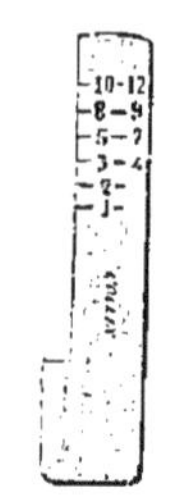

Fig. 23. Échelle de graduation des tubes.

On évitera, au cours de cette manœuvre, de placer par inadvertance le tube à l'envers, c'est-à-dire la partie renflée de la tête tournée en avant.

A ce moment, on placera l'ouvre-bouche. Si l'enfant ne s'y prête pas, on insinuera le manche d'une cuiller entre les dents jusqu'au pharynx pour provoquer le réflexe nauséeux et faire bâiller. L'opérateur insinuera alors rapidement les mors de l'ouvre-bouche entre les arcades dentaires du côté gauche et les placera aussi en arrière que possible, de façon que la commissure labiale gauche soit un peu rétractée; placés plus en avant, les mors gêneraient la manœuvre du tubage et auraient d'ailleurs plus de facilité à déraper.

On confiera à ce moment au troisième aide, ou, à son défaut, à celui qui fixe la tête, le soin de maintenir l'ouvre-bouche immobile, les branches appliquées contre la joue et largement ouvertes.

L'opérateur, assis bien en face de l'enfant, saisit alors le manche de l'introducteur à pleine main droite, avec fermeté mais sans raideur, le pouce en dessus, les quatre doigts dessous;

il fixe en même temps contre le manche de l'instrument le fil supérieur de l'anse de soie, le fil inférieur restant libre. Ce sera le meilleur moyen de ne point l'emmêler au cours de l'opération, et, le moment venu, de retirer le fil sans difficulté; on aura soin de placer le nœud du fil au niveau du petit doigt; ainsi on sera sûr, le tube une fois placé, de pouvoir couper l'anse entre le nœud et le tube pour l'enlever sans risquer d'extraire en même temps le tube.

Le tubage proprement dit avec l'appareil Sevestre-Collin. — Avec Sevestre et Martin, nous diviserons l'opération en trois temps :

1° *Recherche des points de repère;*

2° *Introduction du tube dans le pharynx et pénétration de son extrémité inférieure dans l'orifice du larynx;*

3° *Déclenchement du tube et achèvement de sa pénétration dans le larynx.*

1° Recherche des points de repère. — Les points de repère sont les sommets des cartilages aryténoïdes et le bord libre de l'épiglotte; entre ceux-là d'une part, celui-ci de l'autre, on doit insinuer le tube; ce sont ces points qu'il faut reconnaître. Pour cela, la bouche étant largement ouverte, on porte l'index gauche le long de la langue jusque dans le pharynx, puis on le ramène fléchi de manière à relever le bord de l'épiglotte; dans ce second temps, après avoir reconnu l'orifice œsophagien, la pulpe s'applique sur le versant formé par les aryténoïdes; on remonte doucement le long de ce versant et l'on sentira fréquemment en arrivant au voisinage du sommet, à condition d'être bien exactement sur la ligne médiane, la petite échancrure qui sépare les crêtes aryténoïdiennes; c'est une impression assez analogue à celle qu'éprouve le doigt déprimant le lobule du nez et percevant les deux cartilages qui en forment la charpente.

Poursuivant son chemin, la pulpe reconnaît le bord de l'épiglotte et s'insinue, en le relevant, entre ce cartilage et les aryténoïdes; à ce moment, elle coiffe l'orifice supérieur du larynx et s'y maintient rigoureusement. En résumé, la recherche des points de repère doit être faite, à notre avis, d'arrière en avant et non d'avant en arrière; on s'expose moins de cette façon aux erreurs d'interprétation des sensations perçues. Souvent cette recherche est assez délicate : tantôt l'épiglotte, très flexible, se plie sous le doigt et s'enfonce dans le larynx; il faut alors relever la pulpe, laisser le cartilage reprendre spontanément sa forme et profiter d'une inspiration pour en capter le bord libre. Parfois aussi un spasme contracte tous les muscles du larynx et l'on a, sous le doigt, une sorte de dôme, ce que nous appelons le larynx en noisette, où les points de repère sont indistincts. Il faut alors patienter, laissant le doigt appliqué sur ce dôme; bientôt, l'enfant suffocant, le larynx bâillera et le doigt pourra sentir et fixer l'épiglotte. On fera cette manœuvre, si elle est nécessaire, au moment même où le tube sera sur le point d'être introduit dans le larynx.

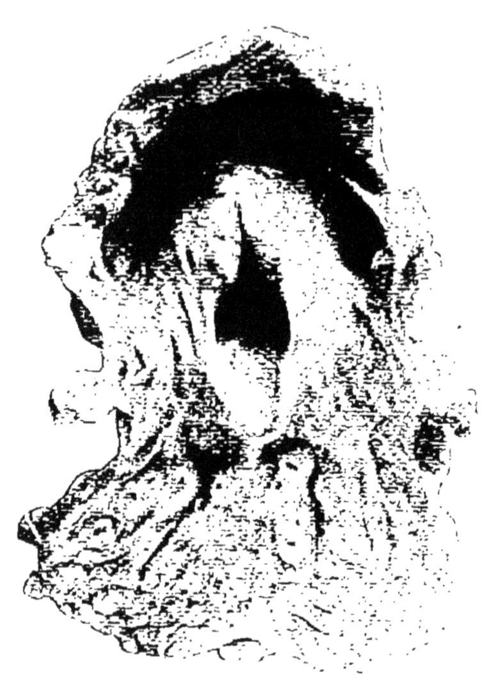

Fig. 21. — Le larynx, vu par son orifice supérieur. — On remarquera, en avant de l'épiglotte, la base de la langue couverte de papilles et les fossettes glosso-épiglottiques : en arrière du larynx, l'entrée de l'œsophage.

2° Introduction du tube jusqu'a l'orifice du larynx. — L'opé-

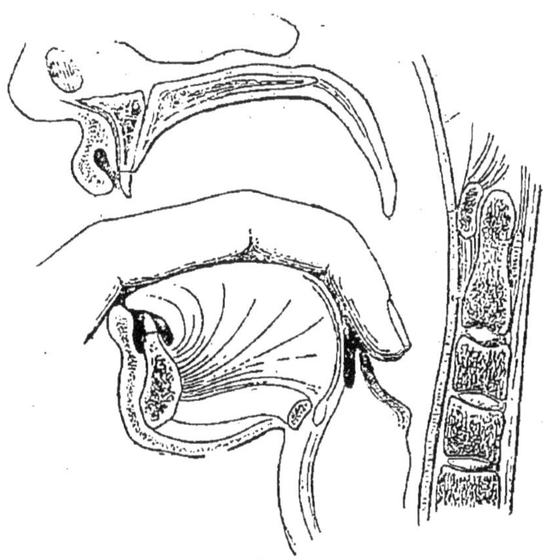

Fig. 25. — Recherche des points de repère.

rateur, effaçant vers la commissure droite sa main gauche,

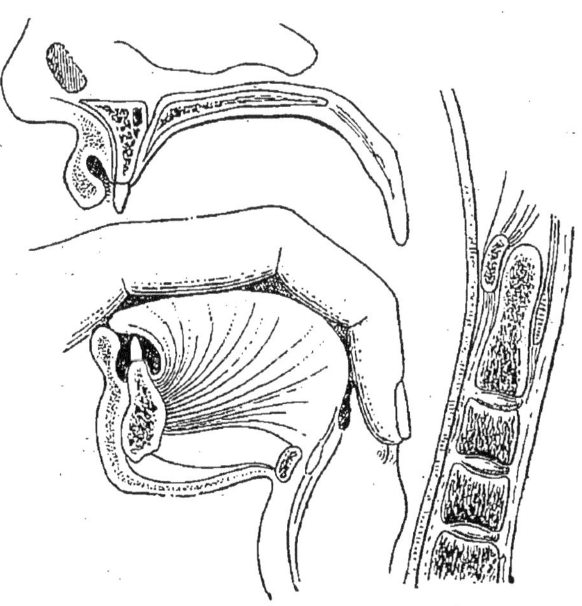

Fig. 26. — Fixation du larynx.

introduit le tube dans le pharynx. Pour cela, tenant l'instrument de la manière indiquée plus haut, il fait cheminer le tube,

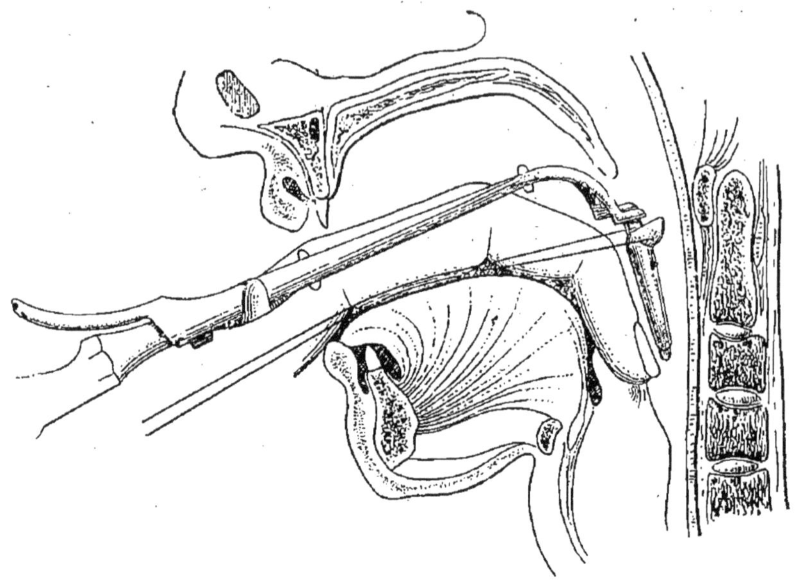

Fig. 27. — Le tube est poussé d'emblée au fond du pharynx.

pointe en avant, sur le dos de la langue, l'introducteur étant

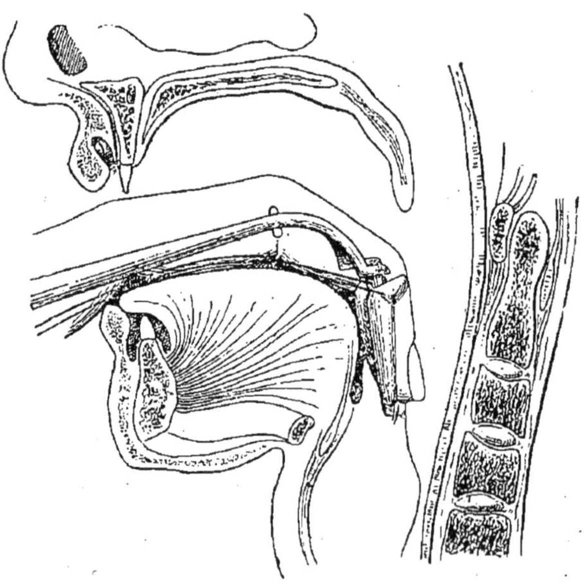

Fig. 28. — Le tube contourne l'index gauche.

tenu horizontalement le manche à droite; l'extrémité du tube s'incline vers le pharynx, en suivant la courbure de la langue ; à ce moment, par une sorte de tour de maître, le manche de l'instrument est ramené horizontalement sur la ligne médiane cependant que le tube est redressé verticalement dans le pharynx. Ce mouvement doit même être légèrement exagéré, en ce sens que le manche doit se trouver finalement un peu élevé au-dessus de l'horizontale, tout en étant *parfaitement médian*, l'extrémité du tube regardant par suite non pas directement en bas, mais en bas et un peu en avant.

On dirige alors l'instrument de manière à ce que l'extrémité

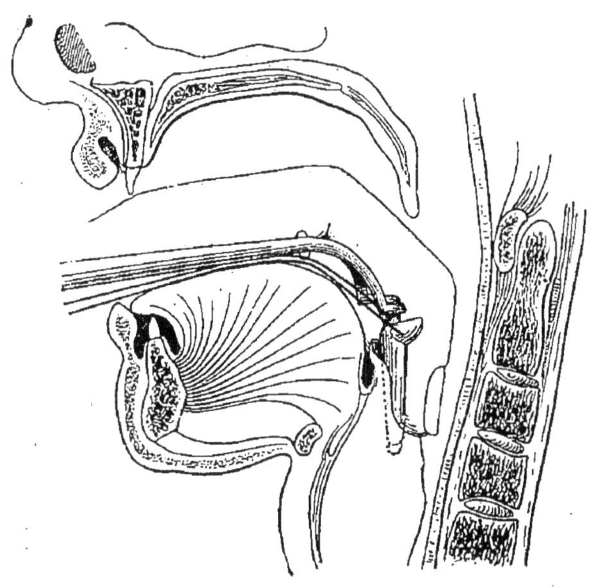

Fig. 29. — Le tube arrivé au-devant de l'index, pénètre dans le larynx.

du mandrin vienne toucher le côté droit de la pulpe de l'indicateur et, la refoulant vers la gauche, se substitue peu à peu à elle au-dessus de l'orifice du larynx. Quand le déplacement est suffisant pour que le tube occupe nettement la ligne médiane, il est facile, par un simple abaissement de l'instrument tout entier, et sans modifier en aucune façon l'orientation du manche, toujours rigoureusement médian, d'amorcer la descente du tube dans la partie sus-glottique du larynx.

3° Déclenchement et descente du tube dans le larynx. — Le tube est à ce moment engagé le plus souvent jusqu'au niveau de sa partie renflée et suffisamment fixé pour que l'index gauche qui lui sert de conducteur puisse s'éloigner. Après avoir accentué autant qu'il est possible la descente du tube, on fait jouer le déclencheur par simple élévation du

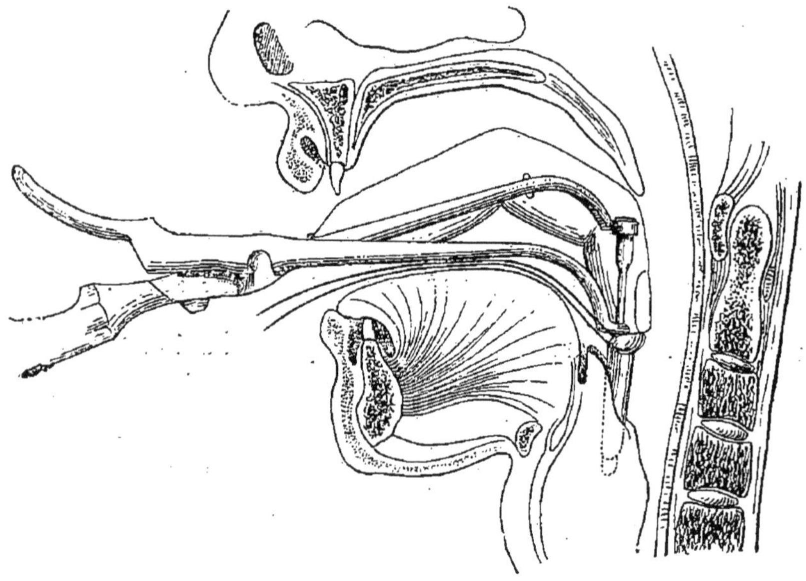

Fig. 50. — Le mandrin est retiré pendant que l'index fixe le tube.

pouce et on libère ainsi le tube de l'adhérence par frottement qu'il contracte avec l'extrémité supérieure du mandrin. L'index gauche, après avoir nettement constaté la sangle aryténoïdienne, le pont membraneux (Martin), qui isole le tube de l'œsophage, remonte alors le long du tube; la pulpe vient finalement s'appliquer sur le rebord gauche de la tête du tube et, par une pression douce et continue, détermine l'achèvement de sa descente dans le larynx.

En même temps que l'index gauche appuie sur le tube pour

le faire pénétrer plus avant, la main droite relève, suivant

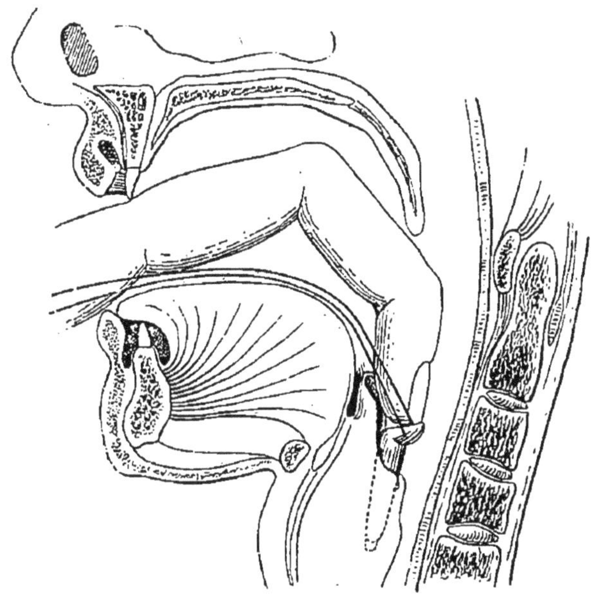

Fig. 31. — L'index achève la descente du tube dans le larynx.

un axe *vertical*, ou même un peu oblique en haut et en arrière,

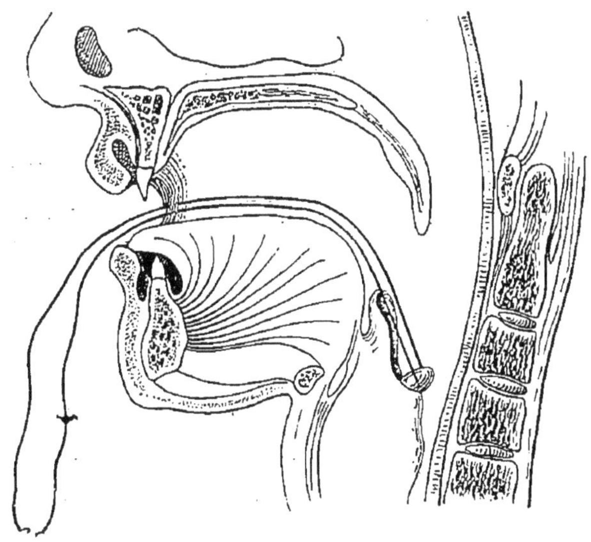

Fig. 32. — Le tube est dans le larynx.

le mandrin qui sort peu à peu du tube. Ces deux mouvements,

descente du tube, ascension du mandrin, doivent être simultanés et s'accomplir suivant un axe bien identique.

Le mandrin étant libéré, rien n'est plus facile, par simple inclinaison du manche de l'introducteur, de le tirer hors de la bouche.

La main gauche se saisit alors de l'instrument et le dépose sur la table; la droite retient seulement l'anse de soie dans sa position primitive.

Il arrive fréquemment que le mandrin soit extrait du tube

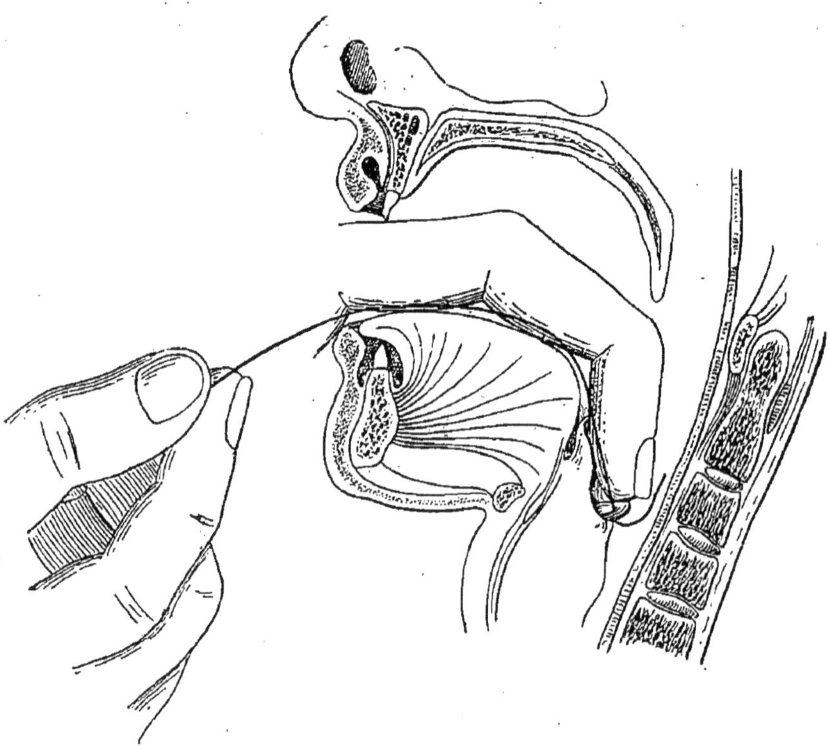

Fig. 33. — Enlèvement du fil [1].

sans que celui-ci ait complètement pénétré dans le larynx, la glotte présentant un certain degré de spasme qui s'oppose au passage de la partie renflée du tube; il suffit alors de boucher avec la pulpe de l'index l'orifice du tube; l'asphyxie va bientôt

[1] Les figures 25 à 33 sont empruntées à MM. Sevestre et Martin.

vaincre le spasme, et, sous l'influence d'une pression douce, mais continue, on sentira tout à coup le tube fuir sous le doigt et descendre dans le larynx. Il est alors en place ; sa tête seulement dépasse légèrement, en arrière, le rebord aryténoïdien sur lequel elle repose.

A ce moment, l'opérateur doit constater le succès du tubage. On le reconnaît d'abord, à ce que l'enfant retrouve, au bout de quelques secondes, une respiration calme, et surtout au timbre de cette respiration. Au lieu du sifflement inspiratoire, qui caractérise l'accès de suffocation, on entend un véritable souffle tubaire, métallique, à la valeur duquel il est impossible de se méprendre, si on l'a perçu une fois. La toux est en outre complètement éteinte et non plus rauque, comme elle l'était auparavant.

L'opérateur coupe alors, avec des ciseaux, le fil inférieur de l'anse de soie au voisinage de la bouche en se souvenant que le nœud ne saurait passer par le petit conduit destiné à l'anse de soie et qu'il faut nécessairement couper le fil inférieur entre ce nœud et la tête du tube. L'index gauche se reporte alors sur la tête du tube pour le fixer, tandis que la main droite tire le brin supérieur de l'anse de soie pour l'enlever.

La seringue à larynx est montée, remplie d'un peu d'huile

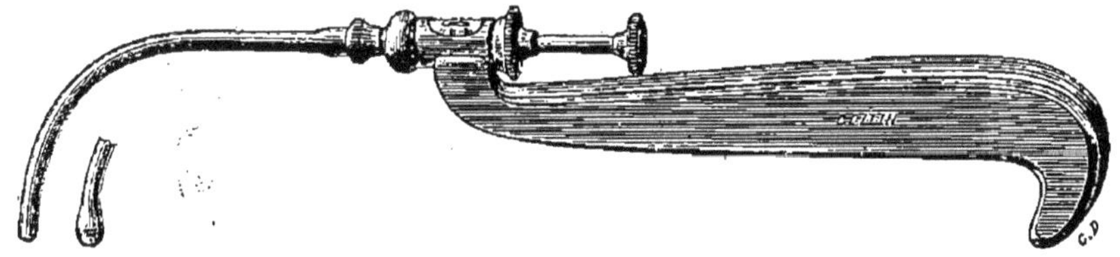

Fig. 34. — Seringue à larynx de Bayeux.

mentholée à 5 pour 100 et, en se guidant sur l'index gauche comme pour le tubage, on porte l'extrémité de la canule au-dessus du tube et on instille quelques gouttes dans le larynx. Puis l'ouvre-bouche est refermé et retiré de la bouche.

On donne à boire à l'enfant un peu de grog, suivant le conseil de Bonain ; l'irritation que produit l'alcool détermine une secousse de toux qui s'accompagne parfois du rejet de fausses membranes.

Technique du tubage avec l'appareil Deguy-Benjamin Weill. — On comprend aisément que la technique ne variera que par quelques points de détail, et ce que nous avons dit plus haut nous permettra d'être brefs.

Montage de l'instrument. — L'introducteur sera d'abord armé du mandrin choisi. Pour y adapter le tube correspondant, il suffira de tremper le mandrin dans le godet d'huile mentholée, et, le tenant pointe en l'air, de laisser le tube s'embrocher sur lui par son seul poids. Par cette manœuvre, le tube adhérera assez pour ne pas tomber spontanément, trop peu pour entraver le déclenchement au doigt. Autrement dit, il importe de ne pas faire pénétrer avec force le mandrin dans le tube; on exagérerait inutilement la fixation et on rendrait le déclenchement malaisé.

Tubage proprement dit. — La recherche des points de repère ne change évidemment pas, quel que soit l'instrument utilisé.

La manœuvre sera modifiée de la façon suivante. Après avoir fait pénétrer l'extrémité du tube dans le larynx et l'avoir fait descendre *le plus profondément possible*, l'index gauche, ayant vérifié la situation du tube, remontera le long du tube et n'aura pas de peine à reconnaître l'intervalle qui sépare la tête du tube de l'introducteur. Par une simple pression sur cette tête, il fera descendre le tube, en même temps que le mandrin sera relevé verticalement et extrait du tube d'abord, puis, en abaissant le manche de l'introducteur, du pharynx et de la bouche.

Instruments sans mandrin. — 1° *Appareil de Ferroud.* — Dès 1894, Ferroud préconisa un appareil de tubage ne comportant pas de mandrin. Il comprend une pince, servant à la

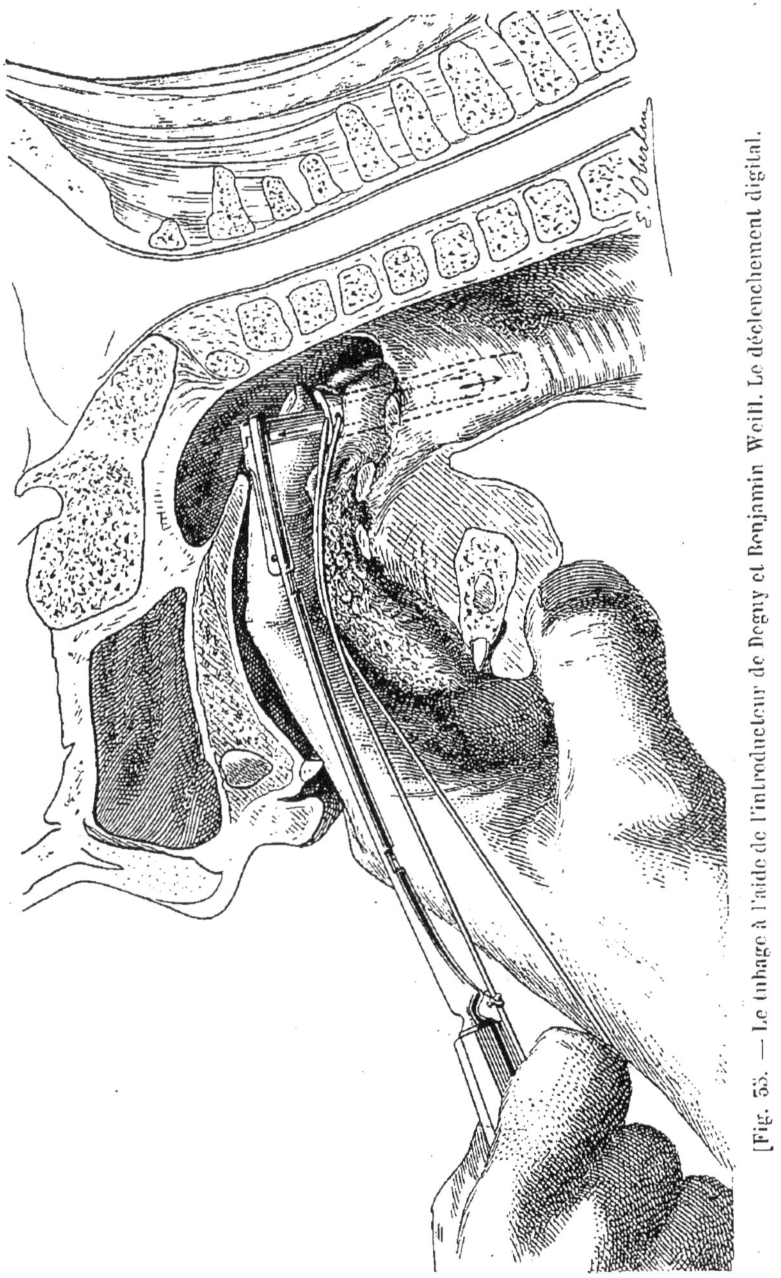

[Fig. 55. — Le tubage à l'aide de l'introducteur de Deguy et Benjamin Weill. Le déclenchement digital.

fois d'introducteur et d'extracteur, et des tubes dont l'extrémité inférieure est taillée en biseau aux dépens de la face gauche, l'autre face étant renflée et mousse, de façon à n'être pas vulnérante. En réalité, cette forme de tube n'est pas recommandable; elle facilite la déviation du tube et les fausses routes au cours du tubage; en outre, l'extrémité inférieure est encore trop aiguë, pour n'être pas plus dangereuse, sous les doigts d'un opérateur mal éduqué, que la large boule que constitue le tube à mandrin.

2° *Appareil de Froin:* — Plus récemment, Froin a imaginé également un appareil de tubage qui se rapproche du modèle de Ferroud par la suppression du mandrin, et d'un modèle de Dillon-Brown par le mode d'extraction des tubes. Il consiste en une pince qui sert d'introducteur, supérieure à celle de Ferroud, en ce que les mors sont à écartement parallèle, permettant une tenue plus solide du tube : les mors adhèrent en effet aux parois par toute la partie pénétrant dans le tube. Ce tube lui-même, en maillechort doré, est de calibre plus large que celui de Sevestre, et son canal s'élargit en entonnoir au niveau de la tête du tube. Sa portion inférieure se termine par un renflement trachéal qui se prolonge en une anse sagittale. Cette anse n'est point arrondie, mais bien aplatie, formant ainsi deux angles, l'un antérieur, l'autre postérieur, dans le but, dit Froin, d'aborder les cordes vocales sur presque toute leur étendue.

« L'extracteur est composé d'un ressort plat en acier qui s'applique sur la partie dorsale de la troisième phalange de l'index et qui se fixe en haut, au pli de flexion phalangino-phalangettien, par un demi-anneau en fil métallique lié sur le doigt avec un cordon que termine une petite bague en caoutchouc.

« Ce ressort vient s'accrocher à l'extrémité de l'ongle par une courte portion coudée. Ce crochet unguéal supporte un bouton dorsal muni d'un très court collet, légèrement incliné sur l'horizontale (Froin). »

Pour pratiquer le détubage, *après avoir placé l'ouvre-bouche*, l'index, chargé de la bague, va reconnaître avec la pulpe l'ouverture du tube; puis, par une flexion de la phalangette, le crochet se trouve porté à son tour au-dessus et dans l'orifice même du tube, où il s'engage finalement dans un petit conduit creusé dans la portion postérieure de la tête du tube. Le tube est alors « enlevé en faisant une extension continue de toutes les articulations du doigt qui se retire du pharynx ».

Cette instrumentation, très ingénieuse et qui donne certainement de bons résultats entre les mains de personnes exercées, ne nous a pas satisfaits pour plusieurs raisons. Tout d'abord, elle partage avec tous les appareils sans mandrin l'inconvénient, capital à notre sens, de ne point comporter l'énucléation par le procédé de Bayeux comme mode d'extraction.

Bien loin de considérer ce mode d'extraction comme brutal, il nous paraît devoir être, et nous ne saurions trop le répéter, le procédé usuel. Sa simplicité même, qui en fait une manœuvre d'infirmière ou de garde-malade, justifie cette élection et le met bien au-dessus des extractions par bague ou pince, véritables interventions nécessitant le placement d'un ouvre-bouche, un tâtonnement parfois assez long, en somme une nouvelle fatigue de l'enfant, qui crée une prédisposition au retubage.

Il y a d'autres inconvénients : la nécessité durant le tubage de maintenir constamment la pression du pouce, manœuvre qui n'est facile que lorsqu'elle devient une habitude, et, parallèlement, le vacillement et la fixité imparfaite du tube capable de dévier du plan antéro-postérieur, sa chute enfin pour peu que la pression se relâche.

Enfin la forme même de l'extrémité inférieure du tube, son anse à angles assez marqués, favorise l'inclinaison latérale et les fausses routes, de même que les érosions de la muqueuse, si l'instrument n'est pas conduit très légèrement.

Le crochet de la bague d'extraction, s'il ne pénètre point dans l'orifice que lui offre la tête du tube, érafle au retour la muqueuse pharyngée, bien que, pour éviter cet accident, Froin l'ait fait construire assez volumineuse ; ou encore et surtout, chez les enfants jeunes, il accroche le voile ; parfois d'ailleurs, nous avons vu la bague quitter le doigt et rester dans le pharynx où il a fallu la cueillir avec une pince.

Nous considérons enfin, que la présence du mandrin, que ces deux instrumentations ont voulu éviter, est plus utile que nuisible. Si son extraction était un peu délicate avec l'appareil Collin, par contre il rendait les plus grands services dans les cas de spasme, où il convient justement d'empêcher le passage de l'air pour vaincre la résistance musculaire. En outre, le tube monté sur mandrin est beaucoup plus ferme et mené avec une sûreté bien plus grande.

Tous ces motifs nous ont fait abandonner l'instrumentation de Froin pour revenir à l'appareil de Collin avant d'avoir établi le nôtre.

DIFFICULTÉS DU TUBAGE

Certaines conditions rendent la pratique du tubage particulièrement laborieuse. C'est d'abord l'agitation, l'indocilité de l'enfant, mal tenu par des aides inexpérimentés ; nous l'avons déjà signalée. S'il refuse d'ouvrir la bouche, on insinuera entre les dents le manche d'une cuiller que l'on poussera jusqu'au pharynx et l'on profitera du réflexe pour introduire et placer l'ouvre-bouche.

D'autres fois, particulièrement chez les enfants jeunes, la bouche est étroite, et le pharynx souvent obturé partiellement par des amygdales volumineuses. L'index d'abord, puis l'instrument ont peine à s'y introduire et à y manœuvrer. Il est rare que la patience ne permette pas à un opérateur de sang-froid de surmonter ces obstacles. Le doigt sera conduit doucement dans la cavité buccale, pénétrera entre les amygdales; fréquemment le passage du doigt déterminera un léger suintement sanguin dont on devra prévenir l'entourage si l'on opère en ville. Le passage de l'instrument sera ensuite aisé.

Dans quelques cas pourtant, la difficulté est assez grande pour rendre le tubage très délicat, si l'on n'en a une grande habitude. Comme il arrive d'ailleurs que les malades présentant à la fois une angine confluente, avec grosses amygdales, et du croup, soient peu soulagés de leur dyspnée par la présence du tube laryngé, le tubage cédera assez volontiers le pas à la trachéotomie.

Chez les enfants âgés de plus de 7 ans, l'entrée du larynx est parfois située si bas que le doigt a peine à l'atteindre, et on a pu conseiller de faire tirer au dehors la langue tenue à l'aide d'un linge, manœuvre qui fait saillir l'épiglotte et la rend plus accessible.

Le *spasme du larynx* et l'*œdème des replis aryténo-épiglottiques* sont deux obstacles assez analogues; mais tandis que l'un cède le plus souvent aux manœuvres indiquées plus haut, l'œdème est parfois suffisant pour s'opposer absolument au passage du tube.

Certains spasmes déterminent le rejet des tubes courts à demi introduits, le mandrin ayant été retiré trop tôt, et avant que le ventre du tube ait franchi le spasme. Si l'on a des tubes longs, on les utilisera après un ou deux échecs du tube court; leur avantage dans ces cas tient à ce qu'on peut en introduire souvent toute la moitié inférieure et agir ensuite par une pression douce sans redouter ni traumatisme ni déviation du tube et terminer sans peine l'introduction. Si l'on n'en possède pas, il faudra, après des tentatives méthodiques avec le tube court, recourir à la trachéotomie.

S'il s'agit d'œdème des replis ary-épiglottiques, on est autorisé à essayer d'introduire le tube du calibre immédiatement inférieur à celui qui répond à l'âge de l'enfant. Lorsque le deuxième tube a échoué, il faut, en présence de la dyspnée croissante, recourir ici encore à la trachéotomie.

Dans le même ordre d'idées, il faut savoir qu'il existe parfois une sorte de *sténose congénitale* et relative du larynx, telle que le tube, qui convient réellement, n'est pas proportionné à l'âge même de l'enfant.

Enfin, une des difficultés importantes du tubage tient à ce que le premier essai d'intervention aura été fait par un opérateur inexpérimenté. La tentative provoque alors soit du spasme, soit, si elle a été brutale, un peu de tuméfaction de la région aryténo-épiglottique, et il peut arriver, dans ces cas, que même un opérateur habile ne puisse introduire le tube.

D'autres causes de difficulté ou d'échec du tubage, plus rares il est vrai, et que nous mentionnerons seulement pour les avoir observées, tiennent, soit à la rigidité en extension de la tête de l'enfant due à une arthrite cervicale avec ankylose, soit au déplacement latéral du larynx dû à la compression exercée par de grosses masses ganglionnaires.

FAUTES OPÉRATOIRES ET ACCIDENTS DU TUBAGE

La plupart des fautes seront évitées si l'opérateur a bien gravés dans l'esprit les moindres détails de la manœuvre. Il doit se souvenir surtout que le tubage est une opération de patience et de douceur; il faut, ici comme dans la trachéotomie, savoir se hâter lentement, décomposer, au moins pour les débuts, les divers temps de l'intervention, enfin et surtout éviter toute brutalité et même toute force. On pourrait comparer le tubage du larynx au cathétérisme de l'urèthre; dans les deux cas, c'est le poignet souple, la main patiente qui auront raison de l'obstacle. Si vulnérables que soient les muqueuses enflammées du pharynx et des replis ary-épiglottiques, l'opérateur doit se proposer comme idéal de terminer son intervention sans avoir produit de suintement sanguin.

Nous passerons en revue les différentes fautes qui ont pu être commises afin qu'on sache les éviter et, si elles se produisent, qu'on sache y remédier. Ces fautes peuvent porter sur les différents temps du tubage.

L'*instrument* peut avoir été *mal monté*; le mandrin, mal fixé, restera dans le tube et nécessitera son enlèvement immédiat. La fréquence relative de cet incident, lorsqu'on se sert de l'appareil Collin, imposera à l'opérateur la nécessité de vérifier soigneusement le fonctionnement de l'instrument avant de l'utiliser. Il se trouve supprimé avec notre instrumentation. La *recherche des points de repère* peut donner lieu à des erreurs, si l'index n'a pas reçu une éducation suffisante. Si étrange que le fait puisse paraître, nous avons été témoin d'un cas où un opérateur inexpérimenté et un peu brutal prit une fossette glosso-épiglottique pour l'orifice du larynx et introduisit de force, dans cet espace, le tube, dont l'extrémité vint faire saillie sous la peau.

L'erreur la plus fréquente tient à une *mauvaise tenue de l'instrument*. Le manche étant un peu trop bas, la pointe du mandrin, amenée exactement au-dessus de l'orifice du larynx vise en bas et en arrière ou un peu latéralement; si le larynx n'est pas largement ouvert, à plus forte raison s'il y a un peu de spasme, au lieu de s'insinuer entre les replis aryténo-épiglottiques, le tube glissera sur le versant aryténoïdien, le long des gouttières du pharynx, vers l'œsophage. Si l'opérateur n'a pas reconnu l'erreur d'orientation et a produit le déclenchement et retiré le mandrin, il sera facile de se rendre compte que le tube n'est point dans le larynx. Le tirage persiste, le bruit tubaire spécial ne se fait point entendre; enfin le doigt vérificateur constate l'absence de la tête du tube au niveau des aryténoïdes et, longeant le fil de sûreté, reconnaît la faute. Il faut alors retirer le tube à l'aide du fil de soie et recommencer l'intervention, en relevant un peu plus le manche de l'instrument au moment de la pénétration du tube dans le larynx.

La *descente du tube dans le larynx* peut donner lieu à des fausses routes plus graves et d'ailleurs exceptionnelles. Bensaude et Rist en ont signalé trois cas. Deux fois le tube avait pénétré dans l'un des ventricules; une fois il avait perforé d'arrière en avant la membrane thyro-hyoïdienne. Ces trois cas sont dus à des opérateurs qui en étaient à leur première intervention, et la possibilité de fausses routes justifie assez la nécessité de recourir à des instruments parfaitement mousses, comme le sont les tubes à mandrins.

La fausse route est reconnue aisément à un ensemble de symptômes; c'est d'abord la persistance de la dyspnée. De plus, le doigt indicateur constate que le tube ne descend pas complètement; en outre, il est généralement incliné. Il faut le retirer aussitôt et tâcher de pratiquer méthodiquement une nouvelle tentative. Après un nouvel échec, on recourra à la trachéotomie.

Il peut d'ailleurs arriver, malgré toute l'habileté de l'opérateur, que le tubage ne soit point suivi de succès. Le tube mis en place, la dyspnée persiste, l'enfant reste cyanosé; c'est que, sans doute, le *tube*, refoulant des débris membraneux ou des mucosités épaisses, se sera *obstrué d'emblée*. Avant de retirer le tube, on tentera de libérer sa lumière à l'aide d'une instillation d'huile mentholée. Si l'on n'obtient pas de résultat, on se résoudra à retirer le tube à l'aide du fil. A ce moment, l'enfant crachera parfois une fausse membrane et aura alors un soulagement momentané qui permettra de différer le tubage. C'est l'observation de ces faits qui justifie, pour des opérateurs adroits, la pratique des tubages intermittents, et de l'écouvillonnage du larynx, préconisé par M. Variot.

Si, après deux ou trois tentatives, le tubage ne permet point la respiration, il faudra tenter, comme dernière ressource, la trachéotomie. Avant de s'y décider, il sera légitime de substituer un tube long, si l'on en a sous la main, au tube court, au moins à titre provisoire.

Apnée. Asphyxie. — L'*apnée* est un accident relativement fréquent au cours du tubage. Elle se produit, le plus souvent, après des tentatives répétées, mais peut survenir d'emblée, surtout chez un enfant tirant depuis longtemps et fatigué; dès l'introduction de l'index, on voit l'enfant pâlir et la respiration s'arrêter complètement. Il faut alors se hâter d'introduire le tube, et, si l'enfant ne se remet point à respirer, on l'étendra aussitôt; après quelques mouvements de respiration artificielle, il reprendra connaissance dans la majorité des cas.

Le tubage sur l'enfant couché. — Si l'opérateur se défie un peu de son habileté, ou si, après plusieurs tentatives de tubage non suivies de succès, il craint de voir se produire une syncope, il se trouvera bien d'étendre l'enfant sur une table et de pratiquer le tubage dans cette attitude. Le tubage sur l'enfant couché n'est pas plus difficile à faire après un court apprentissage, et il donne une sécurité bien plus grande au point de vue de la syncope possible. En outre, la respiration artificielle et la trachéotomie même, si elles deviennent nécessaires, n'exigeront pas un déplacement du malade, des aides et de l'opérateur. Enfin l'enfant est maintenu très facilement, et cette position nous paraît même très recommandable quand on ne dispose pas d'aides expérimentés ou qu'on ne dispose que d'un seul aide. On pourra fixer le corps et les bras à l'aide de serviettes attachées aux pieds de la table.

Dans le décubitus dorsal, sur une table, sans oreiller, l'attitude de la tête permet facilement la manœuvre du tubage. L'opérateur occupe la même place que pour la trachéotomie, à la droite de l'enfant. L'aide fixera sans peine la tête et l'ouvre-bouche. Rien n'est changé dans la technique proprement dite.

CHAPITRE V

LE TUBAGE (*SUITE*) — LE TRAITEMENT POST-OPÉRATOIRE LE DÉTUBAGE

L'enfant, remis dans son lit, après le tubage, ne tarde pas généralement à prendre un aspect beaucoup plus satisfaisant. La respiration rétablie dans sa régularité, le visage perd bientôt sa coloration bleue, asphyxique, et recouvre une teinte normale. A l'agitation fait place le calme et, ordinairement le sommeil survient rapidement.

Dès ce moment, il faut se préoccuper du détubage et mettre l'enfant dans les meilleures conditions pour le subir au moment propice avec succès, c'est-à-dire sans qu'une nouvelle intervention devienne par la suite nécessaire.

Préparation au détubage. — Ces conditions se trouvent réalisées par l'usage de trois moyens thérapeutiques : la sérothérapie, qui, suivant l'urgence, précède ou suit l'intervention, l'atmosphère de vapeur, enfin les antispasmodiques. Les deux premiers ont été suffisamment décrits.

La médication antispasmodique durant le tubage a pour but de modifier notablement l'état de l'enfant et de supprimer le rôle de l'élément nerveux dans la production de l'asphyxie. La présence du tube dans le larynx détermine à elle seule une irritation suffisante pour provoquer ensuite un retour de l'état spasmodique qu'il convient d'éviter. On y parviendra le plus souvent en donnant à l'enfant une préparation sédative, soit bromurée, soit mixte, le bromure et l'antipyrine associant leurs effets, ou encore un narcotique, la codéine par exemple. Nous conseillons volontiers, durant le séjour du tube, de donner chaque jour de deux à six cuillerées à café, suivant l'âge, de la potion suivante :

Bromure de potassium	5	grammes.
Antipyrine.	10	—
Sirop de fleurs d'oranger	50	—
Eau distillée. Q. S. pour.	150	—

A la prescription d'antispasmodiques, il sera bon de joindre une potion balsamique légère, et contenant 1 à 2 grammes de benzoate de soude et 15 à 20 gouttes de teinture d'eucalyptus. On s'opposera ainsi dans une certaine mesure aux complications pulmonaires, qui sont toujours à redouter en cas de croup.

Le moment de choix. — Quand convient-il de détuber l'enfant? Dans la pratique, on peut considérer que 48 heures seront le laps de temps nécessaire pour la durée d'un premier tubage. Aussi se disposera-t-on à détuber l'enfant au bout de deux jours, avec une restriction pourtant : le moment de choix est en effet le matin et il faudra toujours faire coïncider le détubage avec les premières heures de la journée. Durant le jour, le retour des accès spasmodiques est moins à craindre et, d'autre part, la surveillance de l'enfant est plus aisée; une deuxième intervention, si elle devient nécessaire, plus facile. En somme, si le terme de 48 heures aboutit au soir, mieux vaudra devancer de plusieurs heures, s'il s'agit d'un enfant de 5 à 6 ans au moins, et retarder d'une nuit, pour un enfant plus jeune, le moment du détubage. Bien souvent, on pourra prévoir la nécessité d'un retubage, et notamment dans le cas où le pharynx montre encore des fausses membranes nombreuses et se reformant rapidement. Néanmoins, il faut tenter le détubage, qui permettra en tout cas de laisser quelque temps le larynx libre de tout contact avec un tube, et au repos pour ainsi dire; en outre, en cas de nouveau tubage, on pourra remettre un tube nettoyé et propre.

Peut-on laisser le tube moins de 48 et même de 36 heures? Oui, s'il s'agit d'un enfant, tubé à l'occasion d'un accès isolé de dyspnée, et surtout si l'enfant a plus de 6 à 7 ans. On pourra alors, si le tubage a eu lieu vers le soir, tenter l'extubation dès le lendemain matin. Cette tentative sera d'autant plus recommandable, en l'absence de diagnostic bactériologique, qu'il s'agit fréquemment en pareille circonstance de faux-croup et que le larynx, en ce cas, supporte assez mal la présence prolongée du tube.

Au reste, il n'est pas rare de se voir devancer en quelque sorte par l'enfant lui-même, le détubage ayant lieu *spontanément*. Cette variété de détubage mérite d'arrêter notre attention. En effet, le détubage spontané ou rejet du tube s'observe dans des conditions très différentes. Tantôt, il est lié à l'obstruction du tube, nous retrouverons cette forme de détubage en étudiant les complications du tubage; tantôt, il est dû à l'insuffisance de contention de la part du larynx. Cette insuffisance peut avoir son origine dans la seule disproportion de volume entre le tube et la cavité du larynx : ce sera alors un détubage précoce. L'enfant, couché après le tubage, ne tarde pas à présenter à nouveau des phénomènes de dyspnée, du tirage manifeste, on pense à une obstruction tubaire. Parfois même, on tente l'énucléation aussitôt et sans succès. On reconnaît bientôt, soit en palpant le cou, soit par le toucher laryngé que le tube a été rejeté. En explorant le lit de l'enfant, ou le plancher, on le retrouve en effet; d'autres fois le tube a été dégluti, incident sans gravité. Trois jours après, il est évacué avec les fèces. Dans ces cas de détubage spontané et précoce le retubage s'impose, avec l'utilisation d'un tube de calibre supérieur.

Mais l'insuffisance de contention peut encore reconnaître

pour origine la disparition même du feutrage membraneux qui en réduisait le calibre, et c'est ainsi que 48 heures après le traitement sérothérapique et le tubage, le détubage peut se produire spontanément et l'enfant supporter désormais sans inconvénient l'absence du tube.

Une dernière cause de rejet du tube indiquée par les auteurs qui emploient les tubes longs, est la présence d'ulcérations laryngées. Nous la citerons pour mémoire, n'ayant point d'expérience à ce sujet.

Le détubage. — Pour pratiquer le détubage, deux moyens sont possibles. C'est l'énucléation par la méthode de Bayeux, et l'extubation instrumentale à l'aide de l'extracteur. Pour tous les tubes courts, le premier mode de détubage est, nous l'avons dit, de beaucoup le plus facile. Il est d'ailleurs inoffensif et, dans la très grande majorité des cas, efficace dès la première tentative. C'est le procédé qui s'impose, de l'avis de tous, pour les détubages de nécessité; c'est celui qui a notre préférence dans quelque circonstance que ce soit. Nous en décrirons donc très complètement le manuel opératoire.

L'énucléation (*Procédé de Bayeux*). — Il serait très facile, si l'enfant est tant soit peu docile, d'opérer le détubage sans le sortir de son lit. Mais si l'on n'est pas très habitué à cette pratique, et surtout si le petit malade est un peu agité, mieux vaudra l'appliquer méthodiquement de la manière suivante. Un aide maintiendra l'enfant dans l'attitude générale du tubage, mais avec une variante cependant; chaque main de l'aide saisira le bras correspondant de l'enfant, au niveau ou un peu au-dessus du coude, et, rapprochant les coudes derrière le dos de l'enfant, lui inclinera sensiblement le tronc en avant. Cette manœuvre a pour but de faciliter ensuite l'extension de la tête qui sera pratiquée par la main gauche de l'opérateur. Celui-ci posera dans ce but la main sur la tête de l'enfant, le pouce répondant au front, les doigts dirigés vers l'occiput, et la renversera, *autant que possible*, en arrière.

La main droite embrassera le cou, le pouce étant en avant, les doigts sur la nuque. La pulpe du pouce, appliquée sur le conduit laryngo-trachéal, reconnaîtra les cartilages du larynx et notamment le cricoïde ; elle se déplacera alors de quelques millimètres, de manière à répondre au deuxième anneau de la tra-

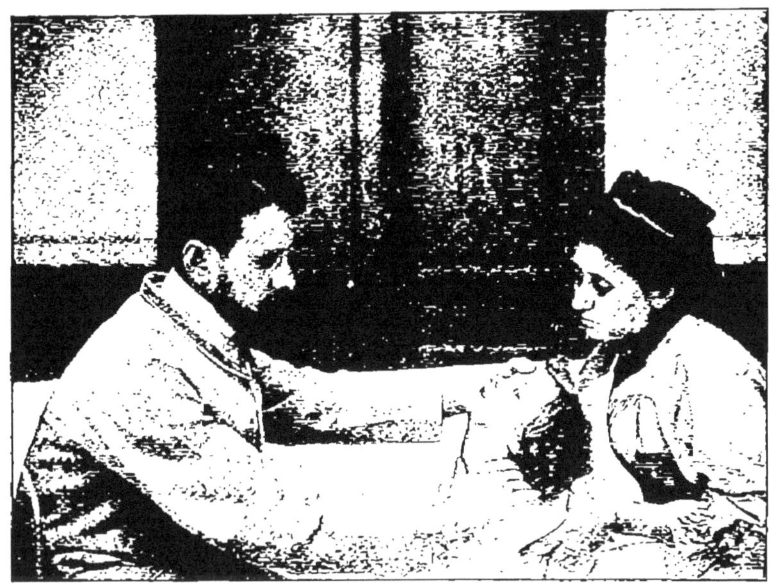

Fig. 56. — Le détubage par énucléation. — Premier temps.

chée. Il lui suffira alors d'exercer une pression profonde, sans être brutale, et qui aura pour effet d'appliquer la paroi antérieure de la trachée sur la paroi postérieure. *Tout de suite après*, et, sans aucun intervalle de temps, la main gauche imprimera à la tête un mouvement de flexion, qui dirigera la bouche de l'enfant en bas et s'accompagnera généralement aussitôt du rejet du tube dans la cuvette, placée à dessein sur les genoux de l'opérateur. Dans le premier temps, le tube, qui descend à peine au-dessous du cricoïde, est exprimé et chassé à la façon du noyau de cerise que l'on presse entre le pouce et l'index ; il s'arrête dans le pharynx. Le second temps lui fait parcourir le pharynx et la bouche. Les photographies ci-jointes rendront aisément compte des deux temps de la manœuvre.

Pratiquée suivant ces principes, l'énucléation ne provoque jamais le moindre accident. Jamais nous n'avons constaté le moindre crachement de sang consécutif, et, à peine recouché,

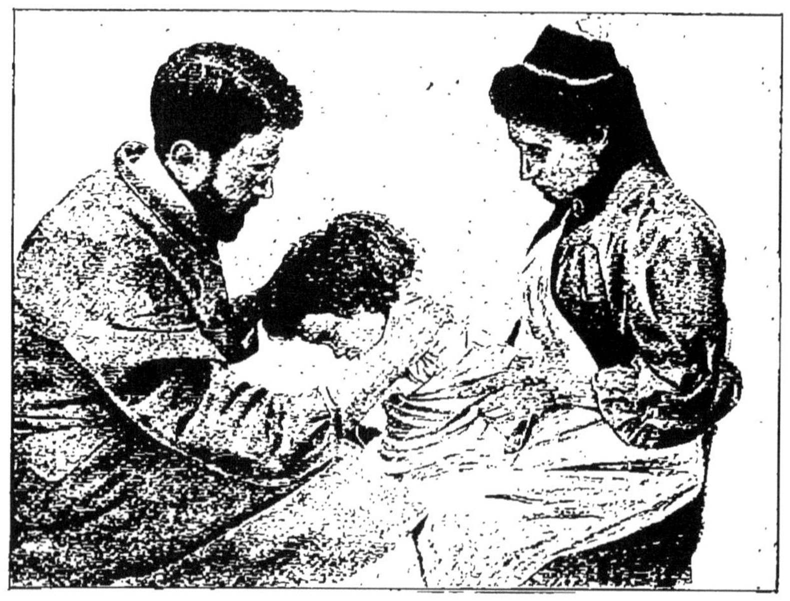

Fig. 57. — Le détubage par énucléation. — Deuxième temps.

l'enfant a oublié qu'il vient d'être l'objet d'une intervention.

Il arrive qu'un premier essai reste infructueux. Dans ce cas, il faut éviter de malaxer inutilement la trachée et reprendre méthodiquement et sans faute les temps successifs. Le plus souvent, c'est à l'insuffisance d'extension de la tête qu'est imputable l'échec. D'autres fois, le pouce, au lieu de s'appliquer normalement sur la face antérieure de la trachée, a fait une pression oblique et latérale ; la trachée, très mobile, s'est alors simplement déplacée et l'aplatissement nécessaire n'a pas été obtenu. Il importe que la pulpe soit nettement médiane et s'applique par toute sa surface, pour éviter ainsi l'échappement latéral de la trachée.

Il est rare que les tentatives d'énucléation échouent complètement. Cela arrive lorsque le tube est un peu altéré ou encrassé à sa face externe et par suite adhérent. Dans ces cas d'insuccès, absolument exceptionnels, de l'énucléation, il faut recourir à l'extraction instrumentale. Avant d'en aborder l'étude, nous dirons quelques mots de l'énucléation des tubes longs. Les auteurs qui les utilisent affirment que ce procédé d'extraction leur convient également. Le fait est exact dans bien des cas, mais la méthode doit alors être un peu modifiée. L'extension sera aussi marquée dans le premier temps; dans le second temps on limitera la flexion qui aurait pour effet de retenir le tube dans le pharynx, voire de le fixer derrière le voile du palais. Aussi ramènera-t-on seulement la tête dans l'attitude normale, et, si l'enfant ne crache point son tube spontanément, on va le cueillir dans le pharynx soit au doigt, soit à l'aide d'une pince. Souvent d'ailleurs, et notamment quand le tube descend très bas (voir fig. 40), son extrémité inférieure n'étant pas perçue, on ne pourra point l'exprimer et on sera forcé de recourir au procédé suivant.

Extraction instrumentale. — Ce mode d'extraction est souvent nécessaire pour l'extraction des tubes longs. On n'aura besoin d'y recourir que très rarement pour les tubes courts. Ce sera seulement quand une cause quelconque (arthrite cervicale, par exemple) s'opposera à la mobilisation de la tête ou que l'énucléation aura échoué; le fait est exceptionnel.

Le principe est identique, quel que soit l'instrument adopté, extracteur d'O'Dwyer, de Collin, ou le nôtre; la prise seule varie. Nous en décrirons le manuel opératoire, tel que nous le pratiquons avec notre extracteur.

L'enfant est enveloppé d'un drap pour l'immobiliser, et on le maintient exactement dans la même attitude que pour le tubage. L'ouvre-bouche est placé et fixé. La tête est tenue un peu penchée en avant.

L'opérateur saisit le manche de l'instrument comme pour l'intubation, le pouce dessus, les doigts dessous. L'index ne sera point placé d'emblée sur le crochet de manœuvre de peur de le mobiliser trop tôt ; il sera facile, une fois l'extracteur nettement introduit dans le tube, et par un léger déplacement du doigt, d'aller le saisir et le tirer.

D'autre part, l'index de la main gauche pénètre dans le pharynx et, par une manœuvre analogue à celle de la recherche des points de repère pour le tubage, va reconnaître la tête du tube. En même temps, il déprimera fortement la langue qui, trop convexe, éloignerait l'extracteur du larynx et rendrait assez laborieuse sa mise au contact de la tête du tube. Sur l'index servant de conducteur, on insinue, comme le tube l'avait été précédemment, le bec de l'extracteur; on assure le contact de l'extrémité de la pince avec la tête du tube. La sensation du choc métallique est aisément perçue.

A ce moment, le manche étant légèrement relevé et occupant nettement la place médiane, des mouvements de latéralité et de circumduction très minimes exploreront la surface de la tête du tube. Une extrême souplesse du poignet est nécessaire dans cette recherche. A un moment, on sentira le bec de l'instrument fuir sous la main pour ainsi dire et on pénétrera alors dans l'orifice du tube ; il faut suivre le mouvement, le prolonger en quelque sorte afin de faire une bonne prise et assurer un contact de quelques millimètres de haut. On a là, en cas de succès, une sensation très nette et confirmée par des tentatives de déplacement latéral ou antéro-postérieur, qui font constater, limitant aussitôt ce déplacement du bec de l'extracteur, des contacts métalliques. Il suffit que l'index tire à ce moment le crochet de manœuvre pour ouvrir la pince; cette ouverture, minime d'ailleurs, fait adhérer les mors aux parois du tube. L'index fixant le crochet dans la position acquise, un mouvement d'élévation, puis de bascule du manche de l'instrument permet aisément de retirer le tube.

Les fautes de l'extraction instrumentale. — Cette manœuvre d'extraction, relativement simple pour un opérateur très expert, est très difficile dans bien des cas; elle l'est toujours pour un débutant. Cette simple constatation justifie déjà la supériorité, en ce qui concerne surtout les tubes courts, de l'énucléation. Mais comme certaines circonstances obligent néanmoins à y recourir, il faut étudier les causes d'échec et les moyens d'y remédier. La faute la plus commune tient à la mauvaise tenue de l'extracteur, comme pour l'intubation. Le manche doit être tenu assez haut pour amener le bec tout près de l'épiglotte, dont la base recouvre presque l'orifice du tube. En outre, le contact avec la tête du tube étant perçu, il faut rechercher l'entrée du canal par des déplacements légers et en masse, et non par une rotation du manche de l'extracteur qui, si minime soit-elle, entraîne immédiatement une déviation relativement considérable du bec de l'extracteur. Parfois le contact avec la tête du tube est difficile à maintenir, l'enfant faisant des mouvements de déglutition et des secousses de toux; on se trouvera bien de procéder alors à une sorte de fixation du tube à l'aide du pouce gauche s'appliquant sans trop de force au-dessous du cricoïde, au niveau de l'extrémité inférieure du tube. C'est là une manœuvre très utile encore, si le larynx est bas situé et un peu difficile à atteindre, ou si l'œdème des replis ary-épiglottiques place la tête du tube comme au fond d'un entonnoir.

L'opérateur devra éviter de heurter les tissus qui avoisinent le tube et de s'engager notamment entre le tube et l'épiglotte;

si cela arrivait, et que la pince soit alors ouverte, il se produi-

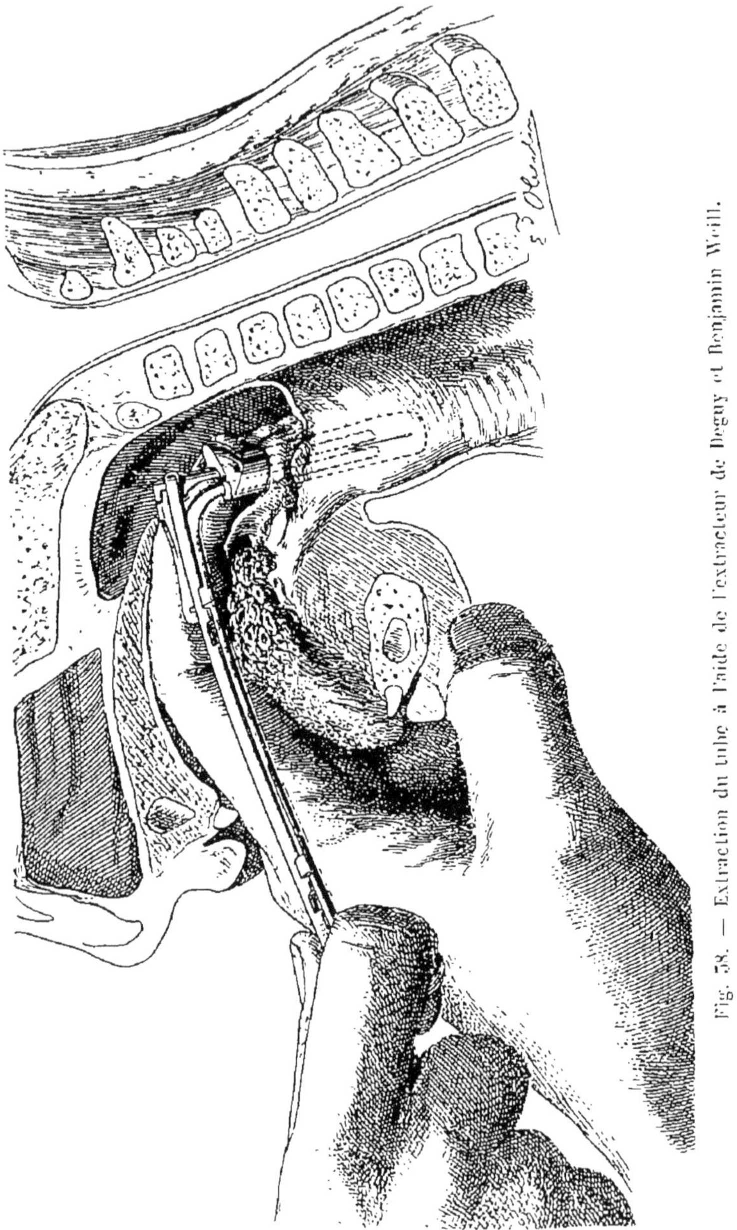

Fig. 58. — Extraction du tube à l'aide de l'extracteur de Deguy et Benjamin Weill.

rait un traumatisme des muqueuses et un suintement sanguin plus ou moins abondant. Pour ce motif encore, il est indispensable de procéder avec la plus grande souplesse, et on n'ouvrira l'instrument qu'après avoir acquis la certitude qu'il occupe bien la cavité du tube. La manœuvre a-t-elle été faite trop tôt, on retirera l'instrument et on le refermera au dehors de la bouche, afin d'éviter de pincer la muqueuse.

Il faudra toujours avoir présente à l'esprit l'orientation du tube, telle que l'indiquent les radiographies (fig. 39 et 40), et après avoir trouvé l'orifice du tube on abaissera un peu le manche pour diriger le bec de la pince en bas et en arrière.

Enfin, entre deux tentatives, on laissera l'enfant respirer un peu et on se souviendra qu'une exploration trop longue surexcite l'enfant et a une grande part à la nécessité d'un nouveau tubage. Aussi est-ce de toutes les interventions celle qui nécessite, le plus impérieusement, un apprentissage prolongé sur le cadavre.

L'extracteur, manœuvré avec une certaine force, pourrait, surtout si l'enfant a reçu un tube un peu étroit et non proportionné aux dimensions du larynx, refouler ce tube et déterminer sa chute dans les voies aériennes. Nous avons observé ce fait dans un cas, où un tube à biseau avait été d'abord l'objet d'une tentative d'énucléation. Cette tentative l'avait fait tourner sur son axe, comme nous l'ont montré des essais sur le cadavre. Dans cette attitude, une légère pression permet à la tête du tube, par une inclinaison minime, de s'accommoder à l'intervalle des replis ary-épiglottiques et de s'insinuer entre eux. Suivant les cas, la descente se limitera là, ou bien le même phénomène se reproduira pour l'espace glottique et le tube constituera finalement un corps étranger de la trachée. Il ne restera alors qu'à pratiquer une trachéotomie au siège d'élection. Le dilatateur sera placé, selon le conseil de M. Marfan, de telle manière que les branches soient dirigées vers le larynx et non, comme d'ordinaire, vers le thorax; il arrivera bientôt que, sous l'influence d'une forte expiration, le tube viendra apparaître dans l'ouverture, où on pourra le saisir avec une pince et l'extraire. Si le fait ne se produit pas spontanément, on le facilitera en mettant le petit malade tête en bas. Dans le cas que nous avons observé, c'est spontanément que le tube apparut; une canule fut mise pendant vingt-quatre heures et la guérison fut obtenue facilement. Dans le cas où la descente du tube s'est limitée à l'enclavement de la tête juste au-dessus de la glotte, la trachéotomie pourra être encore nécessaire pour refouler le tube de bas en haut, comme l'un de nous l'a observé une fois.

Les suites du détubage. — Les suites du détubage sont très variables et souvent faciles à prévoir. Un enfant tubé facilement et ayant une angine peu étendue avec croup récent, présentera généralement, après le détubage pratiqué au bout de quarante-huit heures, un aspect très satisfaisant. L'énucléation pratiquée, l'enfant remis au lit tolérera facilement l'absence du tube. La respiration sera aisée; parfois on constatera un tirage modéré, momentané et cessant au bout d'une ou deux heures, sous l'influence d'une légère bromuration et de la continuation des vaporisations, ou encore d'un enveloppement froid.

Si le tubage et surtout si le détubage a été laborieux, si ce dernier a été pratiqué par un novice et au moyen de l'extracteur, enfin si une angine encore très étendue permet de soupçonner la présence d'exsudats abondants au niveau du larynx, il est à peu près évident qu'un second tubage sera nécessaire. Cette prévision sera encore permise si l'extraction a ramené un tube altéré et témoignant de lésions plus ou moins marquées de la muqueuse, qui suffisent à engendrer de nouveaux accès spasmodiques. Le détubage de nécessité, c'est-à-dire l'énucléation pratiquée pour débarrasser l'enfant asphyxiant de son tube obstrué par des fausses membranes, est souvent aussi suivi d'un retubage. Pourtant il n'est pas rare de voir l'enfant débarrassé d'une fausse membrane volumineuse supporter parfois plusieurs heures, et même définitivement, l'absence du tube.

Dans tous ces cas, il faudra tâcher d'éviter une nouvelle intervention, mettre en œuvre toute la médication antispasmodique, enveloppements froids et potion bromurée jointe aux vaporisations. On essaiera de distraire l'enfant, un peu ému à la suite du détubage. Quand ces moyens auront échoué, on se résoudra à un nouveau tubage.

Les retubages. — Indications. — Contre-indications. — Le retubage sera toujours pratiqué au cours d'un croup diphtérique pur quand, à la suite d'un premier tubage de quarante-huit heures, surviendront de nouveaux accidents de suffocation. Les indications de nécessité de la deuxième intervention sont les mêmes que celles de la première. Le moment de ce deuxième tubage sera donc variable, et si parfois on est obligé presque sur-le-champ de remettre un nouveau tube, fréquemment la nécessité n'en paraît qu'après plusieurs heures. La durée de ce second tubage sera précisément en rapport avec les conditions où il aura été pratiqué. Si l'enfant a dû être retubé immédiatement, il faudra prolonger ce deuxième tubage autant que le premier. Nous n'insisterons pas à nouveau ici sur l'importance, en pareil cas, du renouvellement des injections de sérum.

Si le deuxième tubage a, au contraire, été nécessaire tardivement, si notamment, l'enfant, détubé au matin, n'a dû subir un nouveau tubage qu'aux approches de la nuit, on pourra, avec de grandes chances de succès, tenter un nouveau détubage le lendemain matin.

Cependant, si ce second tubage a présenté quelques difficultés nécessitant deux ou trois tentatives, et surtout si l'opérateur n'a pas une très grande habileté, il sera préférable de laisser le tube durant 36 heures, c'est-à-dire jusqu'au surlendemain matin.

Le nombre des tubages et la durée totale qu'on sera autorisé à leur donner sont très délicats à déterminer. Quelques auteurs, O'Dwyer en particulier, ont cru pouvoir affirmer que le tubage, même prolongé, était à peu près sans inconvénients. Nous sommes loin de partager cet avis.

Nous considérons que si le premier détubage a ramené un tube dont la surface est noircie au niveau du collet et sur les points avoisinants, on peut pratiquer encore un tubage de 2 jours; mais on ne dépassera pas ce temps, et, si le tube retiré alors offre le même aspect, la nécessité d'une troisième intervention fera choisir la trachéotomie. Quand, au contraire, le tube extrait ne présente pas ou guère d'altération, au premier ni au deuxième détubage, on pourra faire un troisième tubage et atteindre ainsi cinq ou six jours au total en considérant cette dernière limite comme le maximum, et qu'il ne faut point dépasser. A ce moment encore, le tubage, s'il y a lieu, fera place à la trachéotomie. C'est sans doute à l'observance rigoureuse de ces règles, que nous devons de n'avoir jamais jusqu'à ce jour observé de sténose consécutive au tubage chez nos propres malades. *Les tubards, comme les canulards, nous sont, pour ainsi dire, inconnus depuis trois ans au Pavillon de la diphtérie des Enfants-Malades.*

Complications liées au tubage. — La présence du tube dans le larynx entraîne quelques inconvénients d'importance très inégale et qui sont immédiats ou consécutifs. Le plus constant est la *difficulté de l'alimentation* pendant toute la durée du tubage. Dans la majorité des cas, en effet, la déglutition des liquides est très laborieuse, et, comme le lait constitue l'alimentation de choix, c'est là un inconvénient assez sérieux du tubage. Chaque gorgée de lait est la cause d'une quinte de toux liée sans doute à la pénétration de quelques gouttes dans les voies aériennes, et c'est un spectacle assez pénible que celui de l'enfant, désireux de satisfaire sa soif, et obligé à tout instant de s'arrêter de boire pour pouvoir tousser. On a proposé de remédier à cela en variant l'attitude de l'enfant; la déglutition serait plus facile parfois en couchant l'enfant sur le ventre, la tête penchée hors du lit. Quand l'absence d'albumine et la faible élévation thermique le permettent, on remplacera le lait par de petites bouillies de farine, des crèmes aux œufs, plus consistantes, et dont le passage dans le pharynx est généralement plus facile. D'ailleurs, ces secousses de toux et cette gêne de la déglutition ne sont, en réalité, qu'un ennui. Un peu de patience permet ordinairement d'arriver à faire prendre par l'enfant une quantité de lait suffisante. Dans les cas particulièrement difficiles, on n'hésitera pas à recourir au gavage à la sonde, soit en conduisant la sonde jusqu'à l'estomac ou seulement jusque dans la portion initiale de l'œsophage. On pourra aussi introduire par l'une des narines une sonde fine, lorsque des amygdales un peu grosses rendent le passage par la bouche plus délicat.

Quant au danger de voir survenir une *pneumonie de déglutition* due au passage d'aliments par la cavité du tube, on peut le considérer comme nul. Meltzer de New-York donne de cette innocuité une raison assez ingénieuse. Pour lui, ce sont les secousses de toux, la glotte se fermant, qui vont fixer les corps étrangers dans les bronches fines; le fait ne saurait se produire au cours du tubage, la lumière invariable du tube permettant toujours le retour des particules qui ont fait fausse route.

On observera fréquemment une *élévation de température* durant toute la période de présence du tube dans le larynx. Cette hyperthermie atteignant 38°5 et parfois 39° ne pourra bien souvent être rattachée à aucune lésion précise. Elle disparaîtra dès le détubage et semble devoir être rapportée à la coexistence d'un certain degré de laryngite purulente superficielle. La fréquence de cette hyperthermie chez les enfants tubés, alors que les autres diphtériques n'ont généralement qu'une température relativement basse dès le lendemain ou le surlendemain de l'injection thérapeutique, paraît démontrer nettement le rôle du tubage dans sa genèse. Dans ces cas, d'ailleurs, on constate pendant deux ou trois jours après le détubage le rejet de muco-pus; mais déjà la température a regagné le niveau normal. C'est pour combattre dans une certaine mesure cette tendance à la suppuration qu'il convient durant tout le cours du tubage de prescrire quelques balsamiques.

Il est encore un autre phénomène dont le tubage doit être rendu responsable : c'est l'*aphonie*. Tantôt, et le plus rarement, cette aphonie sera tout-à-fait éphémère, et deux jours de tubage ne déterminent par exemple, qu'une aphonie de même durée. Le plus souvent, l'aphonie persiste assez longtemps, et ce n'est qu'au bout de quinze jours à trois semaines que l'enfant retrouve sa voix. Il est vrai, d'autre part, que certains enfants peuvent se faire comprendre et parler à mi-voix, même lorsque le tube est encore en place dans le larynx. Enfin on n'a observé aucun cas d'aphonie véritablement prolongée et durant plusieurs mois.

Le plus grave reproche qu'on ait pu faire au tubage, c'est évidemment celui de déterminer parfois des *ulcérations* graves, dont la cicatrisation entraîne une sténose, parfois inquiétante. Mais les auteurs qui ont considéré ces accidents comme fréquents, Trumpp de Münich notamment, qui déclare que 6 pour 100 des tubages s'accompagnent de sérieuses et profondes lésions de décubitus, utilisent exclusivement des tubes longs. Nous pensons que c'est là que réside la cause de la différence entre nos résultats et les leurs. En effet, les tubes courts entraînent exceptionnellement des lésions sérieuses de la muqueuse, et les rares cas où elles pourraient se rencontrer seraient plutôt ceux où une laryngite sous-glottique et non diphtérique aurait rendu les tissus particulièrement vulnérables. D'ailleurs, le seul examen des radiographies ci-jointes permet aisément de

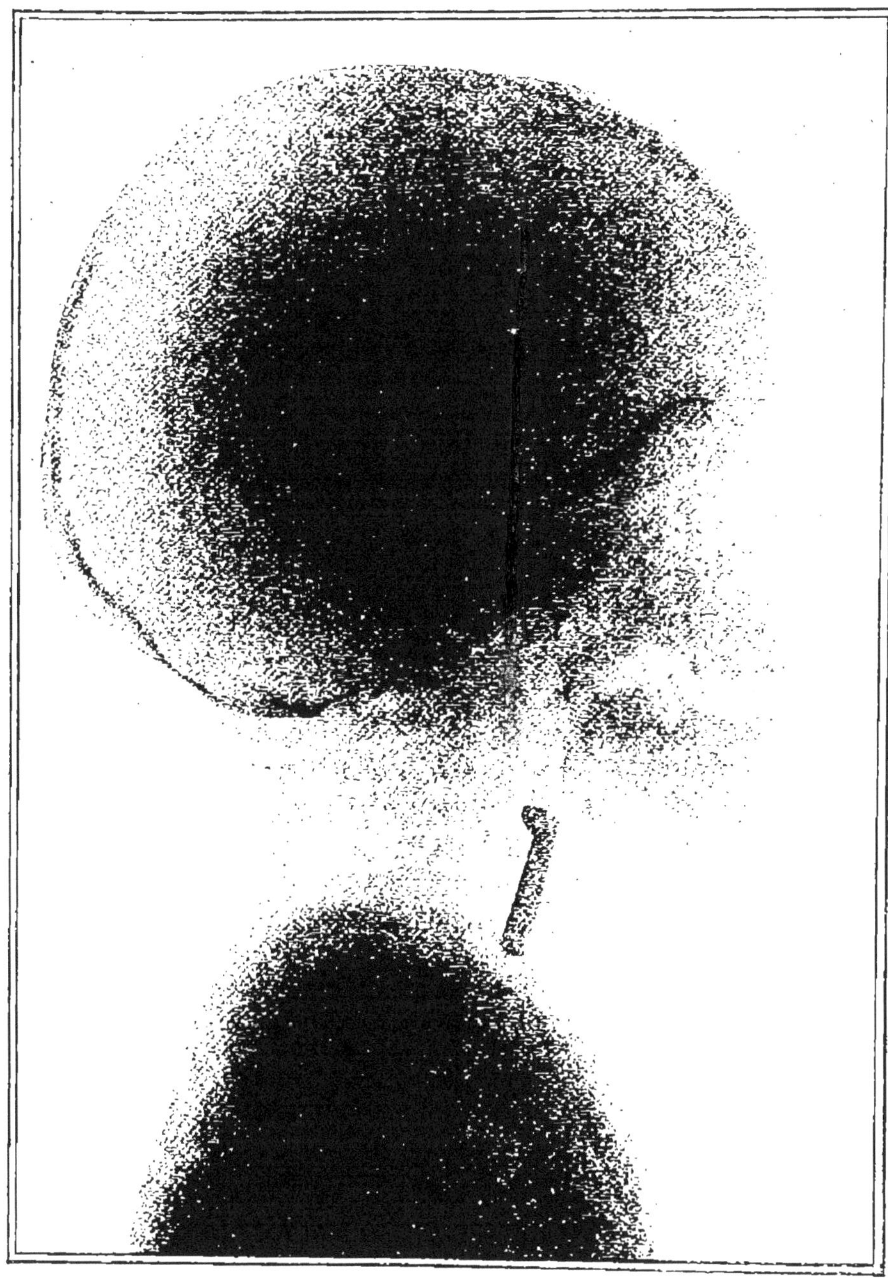

Fig. 59. — Radiographie d'un sujet de 5 ans.
Le larynx contient un tube court.

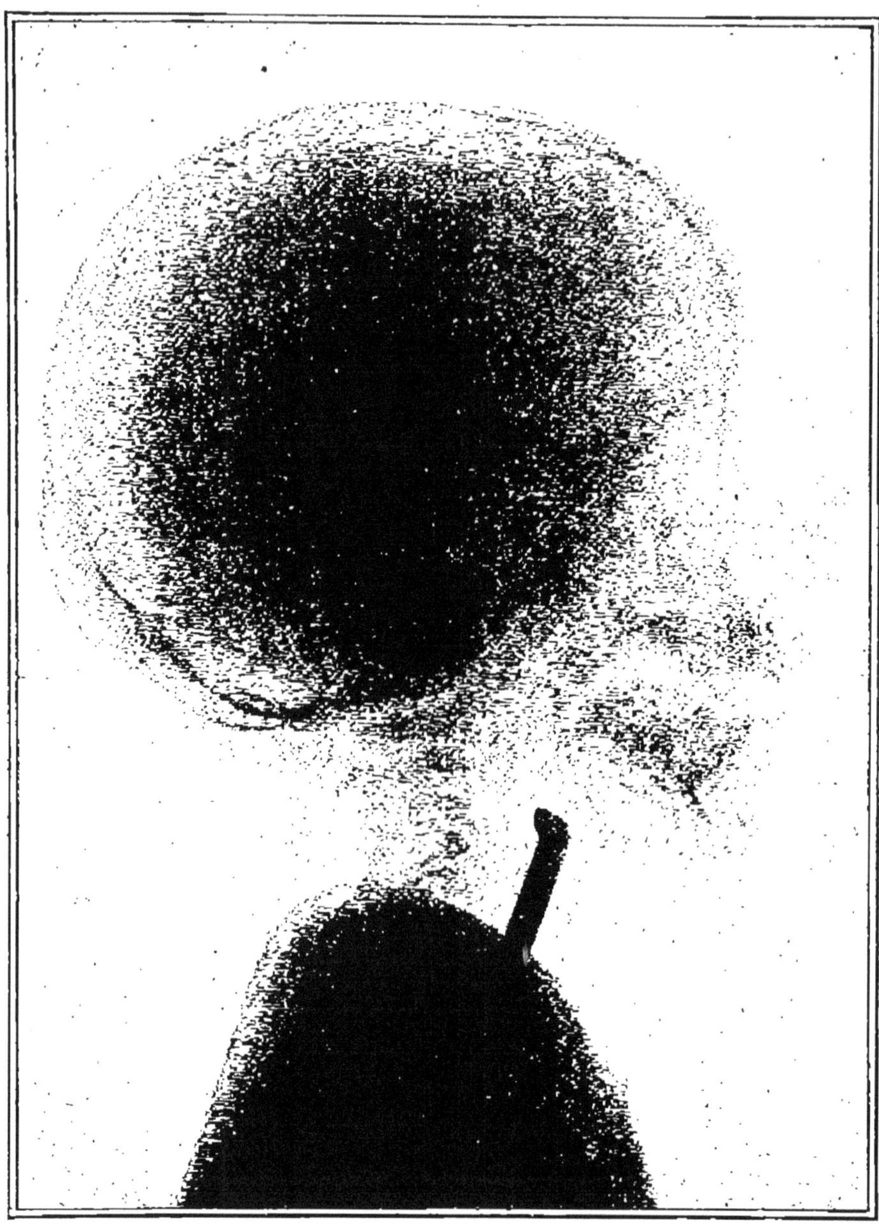

Fig. 40. — Radiographie du même sujet.

Le larynx contient un tube long. — L'examen des deux radiographies montre la différence d'orientation des tubes suivant leur longueur et la profondeur de pénétration du tube long, d'où la difficulté de son énucléation.

se rendre un compte exact des rapports et de l'intimité des contacts que doivent affecter avec la muqueuse laryngée ou trachéale les tubes courts et les tubes longs. Les ulcérations signalées par les auteurs qui se servent des tubes longs occupent toujours la paroi antérieure de la trachée entre le cinquième et le septième anneau, en somme le point de contact de l'extrémité inférieure du tube long. Il est facile de comprendre que, dans le décubitus dorsal, position ordinaire de l'enfant couché, l'extrémité inférieure du tube long basculera et se mettra en contact intime avec la paroi antérieure de la trachée; l'extrémité supérieure est bridée et immobilisée par la base de l'épiglotte. Aussi certains partisans du tube long ont-ils tenté d'en modifier la forme pour éviter ce contact. Bauer, de Budapest, a imaginé des tubes légèrement coudés à convexité antérieure, telle que le coude réponde à l'espace intercrico-trachéal. Bokay s'est bien trouvé de leur emploi, mais l'introduction de pareils tubes, nécessitant des mandrins coudés, est, paraît-il, assez difficile; aussi l'usage en est-il peu répandu.

Les ulcérations par tubes courts s'observent presque toujours quand il y a eu du spasme laryngé tenace et récidivant. Ce spasme qui, exceptionnellement, peut être essentiellement d'origine nerveuse, résulte ordinairement d'une tuméfaction considérable de toute la muqueuse sous-glottique, fréquente chez les adénoïdiens ou les rachitiques (Ausset), quelquefois d'une lésion pulmonaire, bronchite intense ou broncho-pneumonie (Variot), d'autres fois, de la compression ganglionnaire des récurrents (Meslay, Charmeil). Ces spasmes nécessitent une intubation prolongée, ou répétée, et peuvent donner lieu à des ulcérations.

Nous pensons qu'il s'agit d'ailleurs le plus souvent alors de laryngites non diphtériques; il est du reste certain que, les tubages étant rendus difficiles dans ces cas de spasmes, le traumatisme produit par le passage du tube sur cette muqueuse boursouflée, si l'on y met un peu de force, l'excorie au passage et constitue le point de départ de l'ulcération; et nous tenons pour certain qu'une intubation bien pratiquée et avec douceur permet dans bon nombre de cas d'éviter ces ulcérations, surtout si l'on emploie un tube bien mousse, plutôt petit, et qu'on le laisse peu de temps en place. Nous pensons que la rareté des observations d'ulcérations laryngées que nous constatons aux autopsies, tient en partie à l'observance de ces principes.

L'obstruction du tube peut être brusque ou lente. L'obstruction brusque est extrêmement rare si l'on ne tient pas compte de l'obstruction coïncidant avec l'opération même du tubage, et que nous avons déjà étudiée. On peut l'observer dans deux circonstances : ou bien il s'agit de diphtérie trachéo-bronchique, et le plus souvent le tube court ou long a peu soulagé l'enfant, ou bien elle se présente assez tardivement, au bout d'un ou deux jours de tubage et par suite du passage d'une fausse membrane bas située et détachée sous l'action du sérum. Le fait est très rare, parce que, sous l'effort de la toux, le plus souvent, le calibre du tube permet le rejet de fausses membranes assez volumineuses, et que, d'ailleurs, dans la majorité des cas, les fausses membranes entourent le tube, siégeant de préférence dans le larynx et la région glottique et ne pouvant guère, par suite, s'engager dans le tube ; elles sont en général expulsées par fragments et notamment après retrait du tube.

L'obstruction brusque détermine l'asphyxie rapide et la mort, si l'on n'y porte aussitôt remède. Il peut arriver que l'obstruction du tube détermine immédiatement, sous un effort d'expiration énergique, le rejet du tube, mais l'effort est souvent insuffisant et l'enfant est alors destiné à asphyxier. Le fait que cet accident puisse se produire, si exceptionnellement que ce soit, exige donc une surveillance rigoureuse de tout enfant tubé et la possibilité d'extraire le tube instantanément. On y parviendra suivant que la surveillance sera d'ordre médical ou non, par l'énucléation ou le retrait du tube à l'aide du fil laissé en place, passé entre deux dents et fixé le long de la joue avec un peu de collodion riciné (1). Dans le second cas, il faudra prévenir la personne mise en garde auprès de l'enfant, des symptômes précis de l'obstruction brusque : l'arrêt instantané de la respiration et, par suite, du bruit tubaire, les efforts et l'aspect angoissé de l'enfant, enfin la cyanose et l'asphyxie avec syncope qui se produit vite et qu'il ne faudra pas attendre pour extraire le tube. Dans le cas où la syncope n'aura pu être évitée, la respiration artificielle permettra généralement de rappeler l'enfant à la vie, surtout quand un deuxième tubage, voire en cas d'urgence et dans la crainte de difficultés du tubage, une trachéotomie aura été pratiquée.

Bien souvent, du reste, le détubage de nécessité sera suivi d'une période de calme de quelques instants et le second tubage ne deviendra nécessaire qu'après un temps relativement long, en moyenne une à deux heures. Parfois même, le détubage pourra être définitif, le larynx s'étant libéré aussitôt par un effort de toux et le rejet d'une fausse membrane volumineuse.

L'obstruction lente s'observe assez souvent, mais elle reste généralement partielle. Peu à peu des mucosités glaireuses, surtout s'il y a coïncidence de catarrhe bronchique s'accumulent dans la cavité du tube. Elles peuvent arriver à former un obstacle sérieux au passage de l'air et même à obstruer tout à fait la lumière du tube. Avant d'attendre cette obstruction totale, en présence de la dyspnée et du tirage reparaissant

(1) Il sera nécessaire, dans ce cas, d'attacher les mains de l'enfant, afin d'éviter qu'il ne se détube lui-même en tirant sur le fil.

progressivement, il faudra y porter remède. On tentera d'abord de faciliter le glissement des mucosités en lubrifiant à nouveau les parois du tube, à l'aide d'une injection d'huile mentholée ; on insistera sur la pratique des vaporisations. Enfin on se décidera, en dernier ressort, à détuber l'enfant. Suivant le cas, un second tubage sera plus ou moins tôt nécessaire, ou bien, au contraire, l'enfant détubé respirera d'emblée beaucoup mieux et pourra dorénavant se passer du tube.

CHAPITRE VI

LA TRACHÉOTOMIE

En 1825, Bretonneau trachéotomisait et guérissait Mlle Elisabeth de Puységur, la fillette d'un de ses plus intimes amis. Après ce succès, la trachéotomie entra brusquement et avec éclat dans la pratique médicale; mais Trousseau lutta vingt ans pour qu'elle devînt une opération courante.

Détrônée à l'heure actuelle par l'intubation laryngée, elle est appelée néanmoins, et pour de longues années encore, à soulager les enfants atteints de croup et elle n'est point encore passée à l'état d'opération exceptionnelle. Malgré les nombreuses publications dont elle a été l'objet, elle reste une opération délicate et émouvante, d'autant plus que les médecins contemporains sont moins exercés que leurs aînés à la pratiquer, car elle devient plus rare. Nous en exposerons le Manuel opératoire avec le plus de précision possible, en rappelant que l'oubli d'une des règles qui suivent peut empêcher l'introduction de la canule et devenir un obstacle au salut de l'enfant.

Instrumentation. — L'instrumentation doit être le plus simple possible. Réduite au minimum, elle se compose :

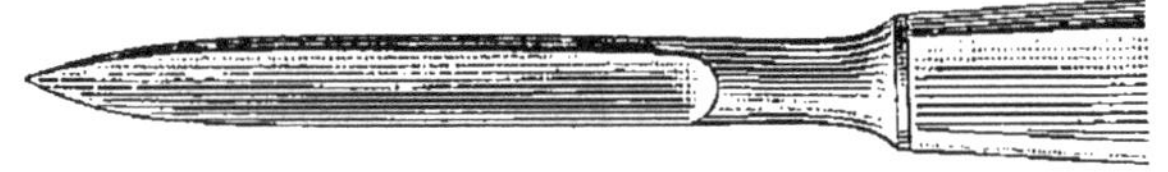

Fig. 41. — Bistouri à trachéotomie.

1° D'un *bistouri* à lame fine, bien piquant et tranchant. Le dessin ci-dessus montre le modèle couramment employé dans les hôpitaux de Paris ; le manche est métallique et la lame courte.

2° D'un *bistouri boutonné*, qui est destiné à agrandir l'incision de la trachée si elle a été insuffisante. Cet instrument ne nous paraît pas d'une nécessité absolue et on peut s'en

Fig. 42. — Bistouri boutonné.

passer, d'autant qu'il est toujours préférable de ne pas revenir à deux fois sur une incision.

3° D'un *dilatateur*. — L'instrument dont on se sert habituellement a la forme d'une pince recourbée sur son plat et dont les extrémités sont absolument mousses et lisses. Lorsqu'on presse sur les branches munies d'anneaux comme une pince hémostatique, le dilatateur s'ouvre. M. Sevestre voit un inconvénient à cette disposition, c'est que le médecin ayant l'habitude de se servir des pinces hémostatiques, serre les anneaux croyant fermer, tandis que c'est tout le contraire qui se produit. Pour y remédier, nous avons fait croiser les branches de ce dilatateur, de telle sorte qu'il fonctionne comme une pince hémostatique. Il reste ouvert de lui-même et se maintient ouvert lorsqu'on l'a introduit dans la trachée, ce qui présente des avantages pour l'introduction de la canule. Le dilatateur à trois branches de Laborde n'est plus guère usité à cause de sa complication. Le dilatateur de Froin ne nous paraît pas avoir d'avantages sérieux sur ceux que nous avons indiqués et présente même cet inconvénient qu'une fois introduit, il faut le rabattre vers la tête de l'opéré.

4° Des *canules*. — Le choix des canules a une grosse importance. Les canules doivent toujours être doubles. La canule extérieure se compose d'un tube courbé, taillé en biseau à l'une de ses extrémités, et terminée à l'autre par un pavillon muni de deux ailettes et porteur à sa partie supérieure et médiane d'une sorte de clef. La canule interne, un peu plus petite que la canule externe, s'introduit à frottement très doux dans cette dernière et son pavillon est muni de deux oreilles qui permettent de la saisir quand on veut l'enlever ou la remettre. Elle est fixée à la canule externe par la clef que porte le pavillon de cette dernière, clef qui joue dans une échancrure faite à la partie correspondante de la canule interne.

La canule externe est supportée par une plaque courbée sur

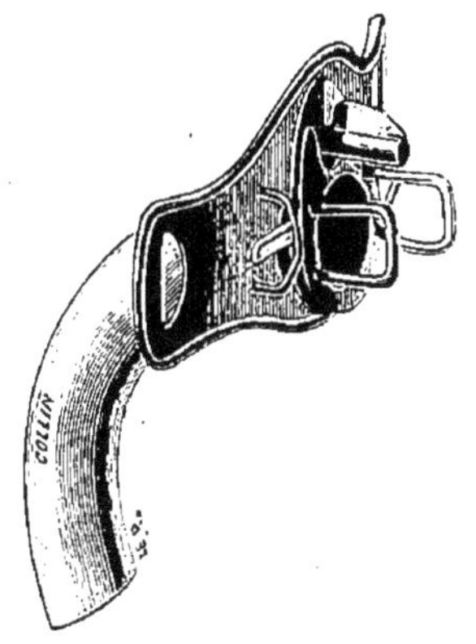

Fig. 45. — Canule de trachéotomie.

son plat afin de pouvoir s'appliquer sur le cou. Le mode d'adaptation est le suivant : Les deux ailettes dont est muni le pavillon de la canule sont mobiles dans deux petites goupilles supportées par la plaque, de manière que la canule soit facilement mobile sur la plaque de soutènement. Cette disposition permet une fixation absolue de la plaque, et laisse à la canule la possibilité de s'adapter à tous les mouvements de la trachée sans en blesser les parois.

Les deux extrémités de la plaque sont percées d'une boutonnière destinée à servir d'attache à des cordons qui seront noués sur la nuque lors de la mise en place de la canule.

Les canules sont en argent, ou tout au moins argentées; en ce qui nous concerne, nous les préférerions en métal doré comme les tubes laryngés.

M. Sevestre donne le tableau ci-contre du calibre des canules et l'indication approximative de l'âge auquel elles conviennent :

N° 000	5	millimètres. . .	au dessous de 15 mois.
00	6	— . .	
0	6,5	— . . .	jusqu'à 2 ans.
1	7	— . . .	de 2 à 3 ans 1/2 et 5 ans.
2	7,5	— . . .	de 3 ans 1/2 à 5 ou 6 ans.
3	8	— . . .	jusqu'à 8 ans.
4	8,5	— . . .	adolescents.
5	9	— . . .	adultes.

Les médecins qui ne peuvent posséder tout un jeu de canules, sont souvent embarrassés pour savoir quels sont les calibres qu'il est obligatoire d'avoir à sa disposition. Nous croyons que trois numéros sont suffisants pour parer à toutes les éventualités, ce sont :

N° 00	pour enfants. . .	au dessous de 15 mois.
0	— . . .	de 15 mois à 2 ans.
1	— . . .	au dessus de 2 ans ou 2 ans 1/2.

5° Des *pinces hémostatiques* ordinaires, dont on se sert rarement, mais qui peuvent rendre des services dans les trois conditions suivantes : ou bien pour assurer l'hémostase en cas d'hémorragie grave, ou bien pour permettre d'extraire des fausses membranes que l'on apercevrait à travers la plaie trachéale, ou bien encore pour saisir les lèvres de l'incision trachéale dans les cas où l'opérateur, ayant perdu la tête, n'arrive pas à mettre la canule et repasse infailliblement dans une fausse route qu'il aura créée.

6° Les *pinces à fausses membranes* ne nous paraissent pas utiles, car, comme le dit M. Sevestre, elles ne remplissent que rarement le but auquel elles sont destinées.

On conseille également d'avoir des plumes de pigeon avec leur barbe, stérilisées et maintenues aseptiquement dans un tube à essai, bouché d'un tampon de coton. Les plumes de pigeon sont destinées à servir d'écouvillon pour désobstruer la canule et refouler les fausses membranes qui peuvent boucher son orifice inférieur. Leur élasticité leur permet facilement de s'insinuer dans la trachée. Nous conseillons d'être très prudent dans leur emploi et d'essayer de s'en passer. Il nous est arrivé une fois de casser une de ces plumes en la retirant et d'en laisser un bout dans la trachée. Nous avons eu beaucoup de mal pour la retirer. De semblables faits recommandent la prudence et mille précautions.

Il va de soi que l'on aura également à sa disposition des éponges aseptiques ou du coton hydrophile, des antiseptiques (sublimé, oxycyanure) et de l'éther.

Préparatifs de l'opération. — En principe, il vaut toujours mieux avoir ses instruments stérilisés d'avance pour éviter l'ennui et les difficultés qu'on éprouve souvent pour les faire bouillir dans les familles, et, d'autre part, l'état de l'enfant ne permet pas toujours d'attendre le temps, si court qu'il soit, nécessaire pour faire bouillir son instrumentation. Le procédé le plus simple de stérilisation consiste en une simple ébullition de dix minutes dans de l'eau pure ou de l'eau boratée.

Pour l'asepsie des mains de l'opéré, un bon lavage au savon et à la brosse suivi d'un lavage, soit avec une solution de sublimé ou d'oxycyanure, soit tout simplement d'eau de Cologne suffit amplement.

Pour laver le cou de l'opéré il est inutile de le brosser et de fatiguer ainsi l'enfant, il suffit de passer plusieurs fois un tampon imbibé d'éther ou d'eau de Cologne et de laver ensuite avec la solution d'oxycyanure.

La table sur laquelle on opérera, doit être une *table solide* et *bien d'aplomb, assez haute.* On la recouvre simplement d'une toile imperméable et d'un drap, à la rigueur d'un drap seulement.

On prendra un soin minutieux pour l'éclairage, et, si l'on opère la nuit, on évitera les lampes trop volumineuses et on fera bien attention de les mettre dans un endroit où on ne puisse pas facilement les renverser. La vulgaire lampe de cuisine, avec son réflecteur, est peut-être le procédé d'éclairage le plus simple et le meilleur, quand on n'a à sa disposition ni l'électricité ni le gaz.

On se munira d'une bouteille roulée dans un drap, maintenu par une ficelle, pour former le billot sur lequel devra reposer le cou de l'enfant. Ce procédé est de beaucoup le plus pratique, car il permet de donner à ce billot la grosseur désirable, selon l'âge de l'enfant.

Pour l'intervention, deux aides sont indispensables, et de préférence deux aides de sang-froid.

L'opérateur doit veiller à tout et, avant de prendre le bistouri, bien s'assurer que tout est en bon ordre.

Il se mettra du côté droit de l'enfant et aura près de lui, à sa droite, sur une table ou un guéridon, deux cuvettes : l'une dans laquelle il a placé ses instruments ; l'autre dans laquelle sont des tampons aseptiques pour éponger en cas d'hémorragie inquiétante.

Avant d'aborder les détails de l'opération elle-même, deux questions sont à résoudre : 1° Doit-on chloroformer l'enfant; 2° Quel procédé doit-on choisir pour l'intervention.

1° *Doit-on chloroformer l'enfant?* — Il n'y a pas d'hésitation à répondre : « Non », lorsque l'enfant est asphyxiant ou menacé de syncope. Toute trachéotomie faite, par nécessité urgente, à la suite de tubages manqués ou ne soulageant pas les malades, toute trachéotomie faite *in extremis* comme *ultima ratio*, doit être pratiquée sans anesthésie et le plus rapidement possible.

Mais lorsque l'on veut faire une trachéotomie de propos délibéré, en prenant bien son temps, lorsqu'on trachéotomise un enfant robuste et résistant, dont la dyspnée est surtout spasmodique, on sera autorisé à employer le chloroforme. Dans ces conditions, l'anesthésie calme le spasme et est d'ordinaire bien tolérée par les enfants. Elle ne nous paraît vraiment pas présenter de dangers.

Le chloroforme est l'anesthésique recommandé par tous les auteurs; l'éther est rejeté comme irritant les bronches et favorisant par suite leur infection. Nous pensons qu'il y aurait une place à faire à l'emploi du bromure d'éthyle. L'anesthésie est plus rapide qu'avec le chloroforme, elle est presque instantanée et, de plus, elle est de courte durée, une à deux minutes, temps largement suffisant pour une intervention qui demande en tout trente secondes.

2° *Quel procédé doit-on employer pour la trachéotomie?* — Il convient d'être nettement fixé sur ce qu'on veut faire avant de prendre le bistouri, c'est la condition *sine qua non* de la réussite.

Nous diviserons les trachéotomies en deux groupes : celles qu'on ne doit pas faire et celles sur le choix desquelles il peut y avoir hésitation.

Celles qu'il ne faut pas faire ni chercher à faire, c'est la trachéotomie interthyrocricoïdienne, car il n'y a pas de place, et c'est la cricotomie, car il est impossible de faire passer la canule.

Nous savons bien que ces procédés ne sont plus recommandés; mais malheureusement, même dans les hôpitaux d'enfants, ils sont encore quelquefois exécutés sans le vouloir lorsqu'il y a eu erreur dans la recherche des points de repère.

C'est donc à la seule ouverture de la trachée qu'il faut avoir recours, et encore ici, nous rejetons formellement la trachéotomie inférieure encore préconisée par Trousseau, car elle est plus difficile, la trachée devenant plus profonde avant de plonger dans le thorax, et on risque la blessure des gros troncs veineux. Il faut *donc inciser seulement* les trois anneaux supérieurs de la trachée, en commençant immédiatement au-dessous du cricoïde et *n'inciser que cela*. C'est donc à la *seule trachéotomie supérieure* qu'il faut avoir recours, ce fait ne semble pas, à l'heure actuelle, souffrir de discussion. Ce qui peut varier suivant les opérateurs, c'est la technique de cette trachéotomie supérieure.

Les procédés que nous décrirons, car ils sont tous également défendables, sont au nombre de trois :

1° Le procédé ultra-rapide, dit encore *trachéotomie en un temps* ;

2° Le procédé rapide, le plus sûr, le plus couramment employé, le *procédé des internes* (Sevestre), ou *trachéotomie en deux temps*, le seul que nous préconisons ;

3° Le procédé lent, par dissection couche par couche.

Il convient de décrire ces trois procédés, car nous connaissons des partisans de l'un et de l'autre, mais avant de le faire, il faut discuter leurs avantages réciproques, expliquer le choix raisonné du procédé.

Le *procédé en un temps* ne convient guère qu'aux opérateurs habiles et exercés, c'est un procédé brillant à exécuter devant un public médical lorsque l'on veut se faire valoir, mais cette seule considération nous paraît insuffisante pour l'accepter, car à force de vouloir aller trop vite, on va quelquefois de travers, on risque plus de fausses routes qu'avec le procédé en deux temps, et on ne gagne guère qu'une dizaine de secondes. C'est, on l'avouera, un avantage bien minime, si avantage il y a. De plus, lorsque la trachée est profonde, que le cou de l'enfant est gras et court, même les dilettantes du procédé s'exposent à un insuccès; du reste, en pareille matière, l'habileté n'est souvent qu'apparente et le succès dû en partie au hasard. Pour nous, qui envisageons surtout l'intérêt de l'opéré, nous préférons la trachéotomie en deux temps qui est bien plus sûre.

Le procédé en un temps décrit par M. de Saint-Germain est une crico-trachéotomie; il diffère donc de la *trachéotomie*, par ce fait qu'il y a en plus incision du cricoïde ce qui est une très mauvaise chose; la rigidité de ce cartilage, d'autant plus fort que le chaton est plus épais et plus résistant, s'oppose à l'introduction de la canule. Sur certains cadavres, où nous n'avions incisé que le cricoïde seul, il nous a été absolument impossible de dilater assez ce cartilage pour y faire passer une canule, sans employer la force; aussi, comme M. de Saint-Germain et ses imitateurs donnent le conseil d'inciser en même temps les deux premiers anneaux de la trachée, nous inclinons fort à penser, de par nos recherches sur le cadavre, que l'incision de la trachée est la seule utile et qu'en réalité la canule ne pénètre que grâce à cette incision.

Le *procédé lent*, où l'on procède couche par couche, n'est pas applicable en toutes circonstances. Il n'est indiqué que lorsque l'on a son temps et qu'on peut pratiquer l'anesthésie. En dehors de ces cas, on peut la conseiller aux médecins peu exercés. Nous lui ferons de plus un grave reproche, c'est que, pour l'employer, il est nécessaire de recourir à des incisions plus grandes que par les autres procédés, ce à quoi on peut remédier en partie en faisant un point de suture une fois la canule mise en place.

Technique de la trachéotomie en deux temps. — L'opérateur, après toutes précautions prises, doit préparer l'enfant et placer ses aides; deux sont absolument nécessaires.

L'enfant est enveloppé dans un drap, que l'on roule autour de lui, de façon à maintenir les bras appliqués contre le tronc, mais sans exercer pourtant sur la poitrine ou sur le ventre une constriction trop forte qui risquerait d'augmenter la dyspnée. En outre, le drap doit être simplement roulé autour de l'enfant, sans être attaché trop fortement; car s'il devenait, à un moment quelconque, nécessaire de faire la respiration artificielle, il faut ne rencontrer aucun obstacle qui puisse être une cause de retard.

L'aide le plus utile, qui sera autant que possible un médecin, est celui qui devra immobiliser la tête de l'enfant : en tendant le cou, mais sans exagérer l'extension. M. Sevestre a excellemment décrit la position des aides et nous lui empruntons sa description. Le premier aide met le billot sous la nuque de l'enfant aussi près que possible des épaules, en l'engageant même un peu sous ces dernières; il devra veiller à ce que ce billot ne soit pas trop gros ni trop petit et que l'extension qu'il donnera à la tête ne soit pas trop forte, ce qui aurait pour effet d'aplatir d'avant en arrière la trachée et de créer de grosses difficultés à l'opérateur pour l'introduction de la canule. Le meilleur moyen pour immobiliser la tête consiste à appliquer une main de chaque côté sur les joues et les oreilles, mais sans dépasser la branche du maxillaire inférieur. On peut encore appliquer une main sous l'occiput et l'autre sur le front; mais, pour peu que l'enfant soit vigoureux, il est de la sorte assez difficile d'empêcher les mouvements de latéralité ou de rotation de la tête. De toute façon, cet aide ne devra, sous aucun prétexte, abandonner la position qu'il aura prise tout d'abord, le moindre mouvement de la tête pouvant amener à un moment quelconque un changement de direction dans l'axe de la plaie.

Le second aide, placé au pied du lit, assujettit entre ses coudes resserrés autant que possible les membres inférieurs de l'enfant, pendant qu'avec ses mains, il maintient les bras

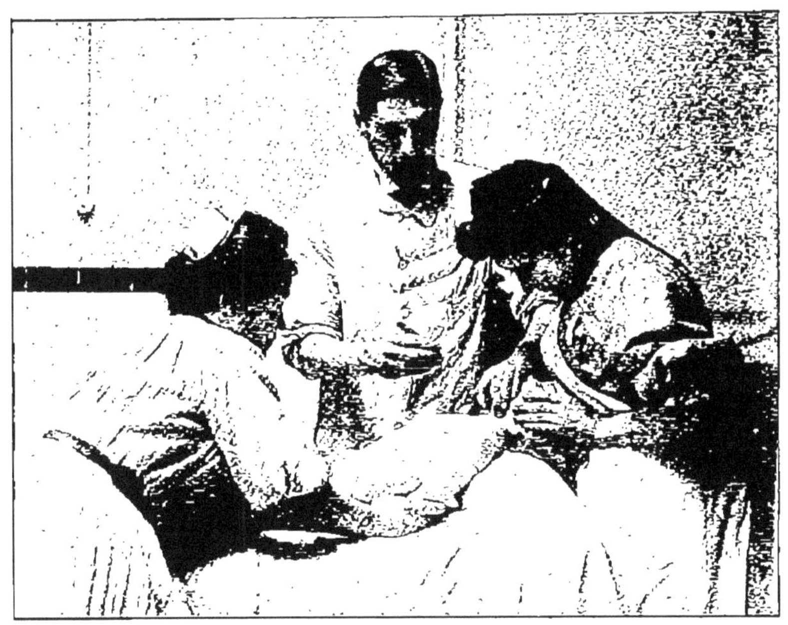

Fig. 41. — Dispositif d'une trachéotomie.

appliqués le long du corps et contre le lit; on doit même lui recommander de ne pas regarder, mais d'appuyer la tête sur les cuisses de l'enfant qui se trouve de la sorte maintenu plus solidement.

Cette description de la position des aides, suffisamment précise par elle-même, sera plus facilement comprise par l'examen de la photographie suivante qui n'est que la reproduction de ce qui se fait journellement à l'hôpital des Enfants-Malades.

L'opérateur se place à LA DROITE de l'enfant à trachéotomiser. Nous soulignons avec attention ce détail : se *placer à droite*. On prépare alors la canule de la façon suivante :

1° Dans chaque boutonnière de la canule, faire passer un lacet de 1 centimètre de large et de 20 centimètres de longueur et le nouer avec un double nœud. Le double nœud doit être *en avant* de la plaque de la canule et non en arrière.

2° La plaque de la canule est munie à sa *partie postérieure* d'un feutre aseptique et d'une toile protective percés d'un trou à leur centre par où passe la canule. C'est le feutre qui doit être appliqué directement contre la plaque. Il n'a qu'un but : l'application plus douce de la plaque contre le cou de l'enfant. Le taffetas gommé sert à empêcher le feutre d'être souillé par le sang.

Tout le matériel opératoire étant prêt, l'opérateur procède à la recherche des points de repère.

Recherche des points de repère. — Cette recherche est souvent difficile en raison soit de la tuméfaction du cou, résultant de la maladie, soit de l'âge de l'enfant (les enfants très jeunes ayant des points de repère peu saillants), soit de l'adiposité du cou, ce qui émousse considérablement les sensations tactiles, soit enfin de l'indocilité de l'enfant qui se raidit, se contracture, et le tonus des muscles sterno-mastoïdiens et prélaryngés ne permet d'avoir que des renseignements un peu incertains. Il suffit d'avoir pratiqué quelques trachéotomies pour se rendre compte des difficultés que l'on peut rencontrer dans ces recherches. Mais, quelles qu'elles soient ou puissent être, *il ne faut jamais prendre le bistouri* et commencer son opération sans avoir *exactement déterminé la position du cartilage cricoïde*, car on agirait à l'aveuglette et on aurait de cruels mécomptes. Or, il est deux principes dont il ne faut pas se départir dans la recherche du bord inférieur du cricoïde, c'est que :

1° Le *bord inférieur du cartilage cricoïde est toujours beaucoup plus bas qu'on ne croit*; en principe, *on le cherche toujours trop haut.*

2° *Il ne faut pas s'attendre à le constater avec une*

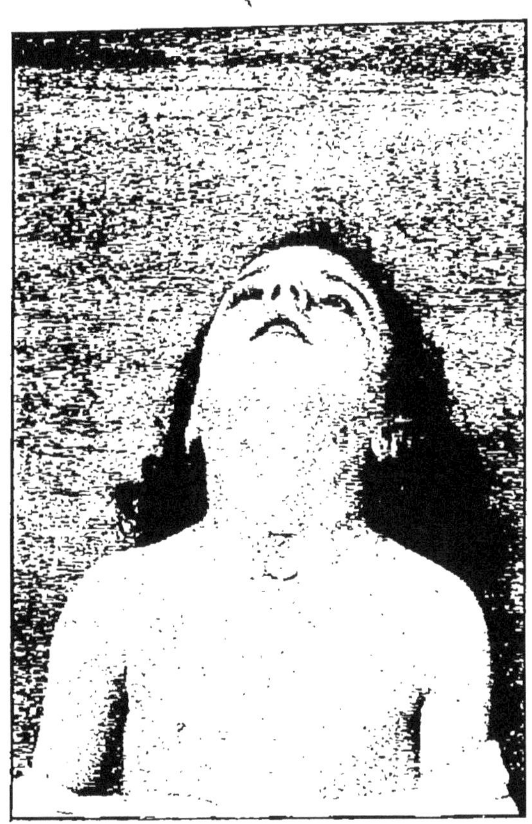

Fig. 15. — Les deux traits noirs marquent le cricoïde (bord inférieur) et la fourchette sternale.

netteté absolue; dans l'immense majorité des cas, la sensation qu'on en a est un peu indistincte, et il faut toujours s'être exercé à le rechercher sur le cadavre avant de se croire autorisé à opérer un enfant vivant.

Nous venons de dire qu'on a toujours tendance à chercher

trop haut le cartilage cricoïde. D'après de nombreuses mensurations que nous avons faites tant sur des enfants vivants que sur des cadavres, nous avons remarqué qu'en moyenne, lorsque le cou de l'enfant est en extension complète, le bord inférieur du cartilage cricoïde se trouve ordinairement et approximativement à l'union du 1/3 inférieur et des 2/3 supérieurs d'une

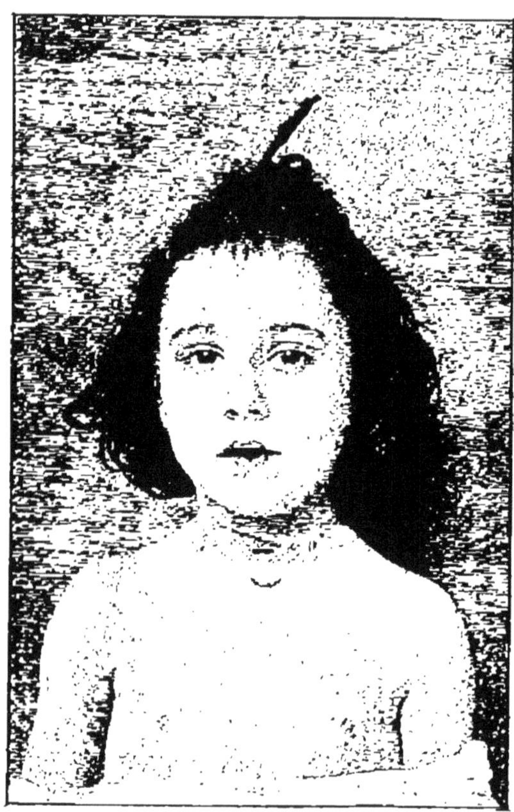

Fig. 46. — Les deux traits transversaux marqués sur le cou représentent la fourchette sternale et le bord inférieur du cartilage cricoïde.

ligne médiane commençant en bas à la fourchette sternale et s'arrêtant en haut au repli cervico-facial qui rejoint transversalement les deux saillies angulo-maxillaires.

Pour montrer où est en moyenne le bord inférieur du cricoïde, nous avons photographié un enfant et marqué à l'encre sur la peau la limite de ce cartilage et la fourchette sternale. Les deux figures ci-contre représentent l'enfant, la tête étant en position normale, et la tête en extension.

Les moyens à employer pour rechercher ce point de repère indispensable sont au nombre de deux, soit que l'on procède de haut en bas, soit que l'on procède de bas en haut.

M. Sevestre conseille le premier procédé : « Il consiste à rechercher d'abord la saillie de l'os hyoïde, puis celle du cartilage thyroïde; un peu plus bas, sur la ligne médiane se trouvent la dépression cricothyroïdienne, puis le cartilage cricoïde; une fois ce point reconnu, l'index de la main gauche vient s'y poser directement par son extrémité et en évitant avec soin de tirailler la peau d'un côté ou de l'autre, pendant que le pouce et le médius, saisissant le larynx, le fixent solidement et l'immobilisent. La force est inutile et aurait même l'inconvénient d'aplatir le larynx et d'augmenter la dyspnée ; il suffit d'une pression modérée, pourvu qu'elle soit continue et régulière; il faut aussi faire grande attention que cette pression soit égale des deux côtés, sinon le larynx, cédant à l'impulsion plus forte du pouce, serait dévié vers la gauche. »

Nous préférons la recherche du cricoïde de bas en haut, de beaucoup la plus sûre. Voici comment on procède : à la simple vue, on reconnaît toujours la pomme d'Adam, c'est-à-dire le cartilage thyroïde. On la saisit solidement entre le pouce et le médius de la main gauche, la paume de la main se trouvant alors au-dessus du menton de l'enfant. L'index gauche, libre et étant le seul doigt qu'on peut facilement et agilement mobiliser indépendamment des autres, est porté de suite sur la fourchette sternale; et on le *fait cheminer par sa pulpe à frottement doux sur la ligne médiane en remontant*. A un moment donné, la pulpe digitale sent un léger ressaut, quelque chose qui dépasse le plan uni et lisse sur lequel il cheminait. Ce ressaut, ce quelque chose qui dépasse, *c'est le bord inférieur du cartilage cricoïde.* Anatomiquement, en effet, le cartilage cricoïde déborde en avant chez les enfants de près de 1 millimètre le plan antérieur de la trachée.

Nous signalerons en passant un inconvénient de ce mode de recherche, le plus certain et le plus précis que nous possédions. C'est que, pendant que l'index gauche chemine sur la trachée, il tire un peu en haut avec lui la peau de l'enfant, très lâche et très mobile à cet endroit. Cela n'a, en soi, guère

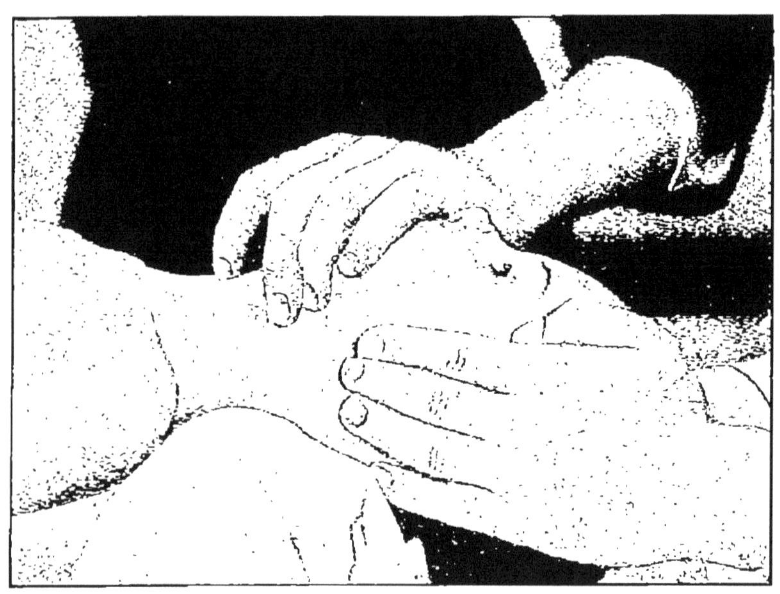

Fig. 17. — Recherche des points de repère. — L'index gauche sent le bord inférieur du cartilage cricoïde.

d'importance si on finit sa trachéotomie sans encombre. Cela en a plus, si un autre opérateur est obligé de prendre la suite, car la peau pendant les diverses manœuvres peut redescendre et il peut en résulter un défaut de parallélisme entre les deux plaies cutanée et trachéale. Rien n'est plus simple que d'éviter ce petit ennui. Lorsque l'index gauche est arrivé au bord inférieur du cricoïde, on n'a qu'à le maintenir immobile et avec la main droite tirer un peu en bas la peau qui glisse sous l'index gauche sans cependant changer les rapports réciproques de ce doigt et du cricoïde.

Une fois que la main gauche est en place et tient le larynx, le pouce et le médius ne doivent plus changer de place jusqu'à ce que le dilatateur soit dans la trachée. L'index gauche n'aura plus que de petits mouvements légers à faire et que nous indiquerons au passage.

Incision des parties molles et de la trachée. — Mise en place du dilatateur. — I. Le bistouri étant tenu de la main droite comme une plume à écrire, *exactement sur la ligne médiane* et au-dessous de l'index gauche, on pointe à une profondeur d'environ 3 millimètres et on poursuit une incision absolument rectiligne et médiane d'une longueur de 1 centimètre 1/2 à 2 centimètres. Inutile de faire de l'hémostase, l'hémorragie est toujours peu importante, et s'arrêtera par la mise en place de la canule.

II. — L'index gauche s'insinue alors dans cette boutonnière cutanée et par le même mouvement de bas en haut précédemment indiqué, sent à nouveau le léger ressaut du bord inférieur du cricoïde. Il reste alors en place sans plus changer jusqu'à la mise en place du dilatateur. Le bistouri pointe alors au-dessous de l'ongle de cet index, à la partie qui bombe le plus, c'est-à-dire exactement la ligne médiane. Il faut pointer hardiment et on est toujours averti (sauf dans les cas où l'enfant est en syncope ou en état de mort apparente) que l'on est dans la trachée par un sifflement particulier produit par l'air repoussé dans les efforts d'expiration de l'enfant. A ce moment, on termine l'incision trachéale en faisant décrire au manche du bistouri un mouvement d'abaissement vers la tête de l'enfant, ce qui fait que la partie pointue qui est dans la trachée fait un mouvement inverse et coupe les anneaux de la trachée. Il faut en sectionner *trois* ou *quatre* au maximum. On en est averti par la sensation perçue par la main qui sectionne; on a la sensation de trois petits CRACS successifs, sensation très particulière qu'il faut avoir au doigt et qu'il n'est pas difficile de se procurer, après avoir fait une seule trachéotomie sur le cadavre. L'opérateur qui a cette sensation n'a même pas besoin de voir ce qu'il fait; il est sûr qu'il incise sa trachée, qu'il l'incise bien et qu'il a incisé le nombre des anneaux voulu.

Un point très important mérite d'être signalé : lorsque, après avoir ponctionné la trachée, l'opérateur a entendu le sifflement expiratoire très fort, il a tendance à retirer son instrument (le passage de l'air impressionnant beaucoup et laissant croire que l'incision est suffisamment étendue, alors que la trachée est simplement piquée). C'est là une erreur : le bistouri, plus que jamais, doit rester en place et n'être retiré que lorsqu'on a perçu les *trois « cracs »* successifs d'incision des trois premiers cartilages.

Pendant tout ce temps, on entend le bruit de l'air par la plaie, surtout le bruit de l'air expiré qui sort assez souvent sous forme de bulles de gaz sanguinolentes. L'enfant peut avoir également quelques quintes de toux par suite de pénétration du sang dans la trachée; aussi est-il absolument obligatoire, surtout à ce moment, que l'opéré soit maintenu solidement, que sa tête ne remue pas et que les trois doigts (index, médius et pouce) gauches de l'opérateur *restent rigoureusement immobiles*.

On dépose le bistouri, on saisit soit le dilatateur habituel, soit notre auto-dilatateur que l'on ferme absolument comme on ferme une pince hémostatique; puis, toujours sur le dos de l'ongle de l'index gauche resté en place, sur la ligne médiane, en reprenant *exactement les mêmes mouvements qu'avec le bistouri*, on le fait pénétrer dans la trachée. En se conformant à ces règles, il y pénètre toujours avec une facilité

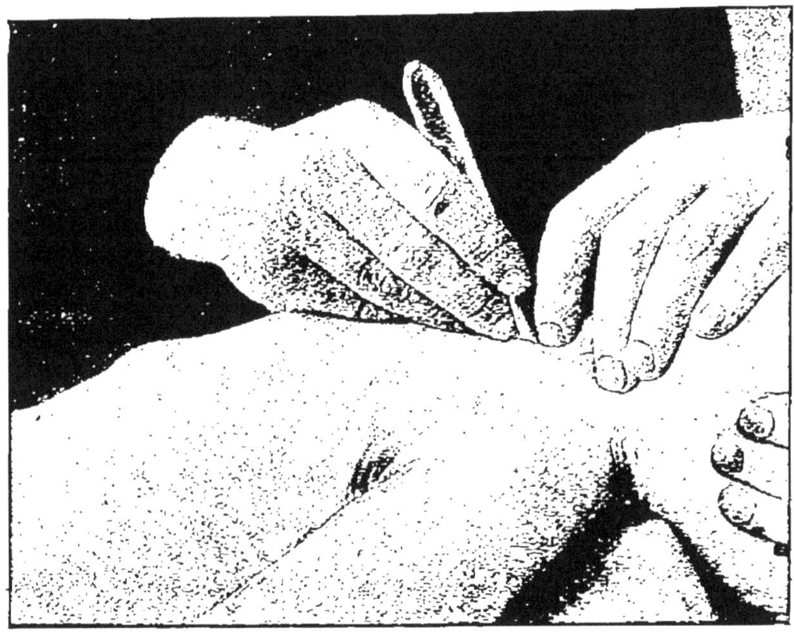

Fig. 48. — Incision de la trachée sur l'extrémité de l'index gauche.

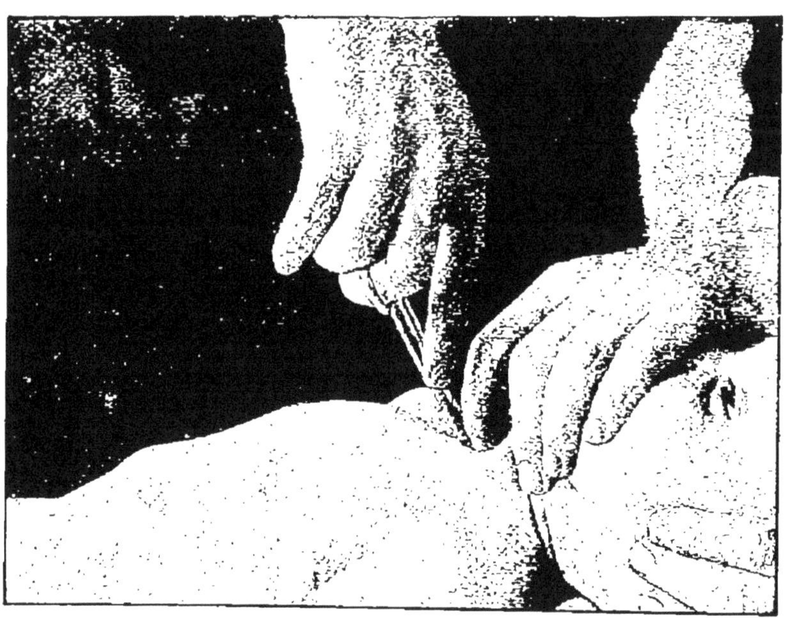

Fig. 49. — Introduction du dilatateur sur le dos de l'index gauche.

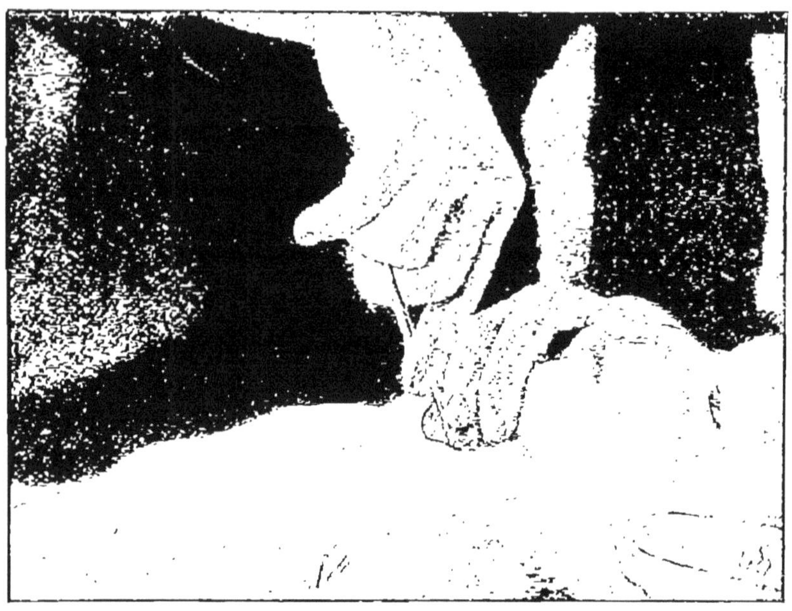

Fig. 50. — Le dilatateur, tenu dans la main droite et étant perpendiculaire au cou de l'enfant, la main gauche présente le bec de la canule au-dessus du dilatateur.

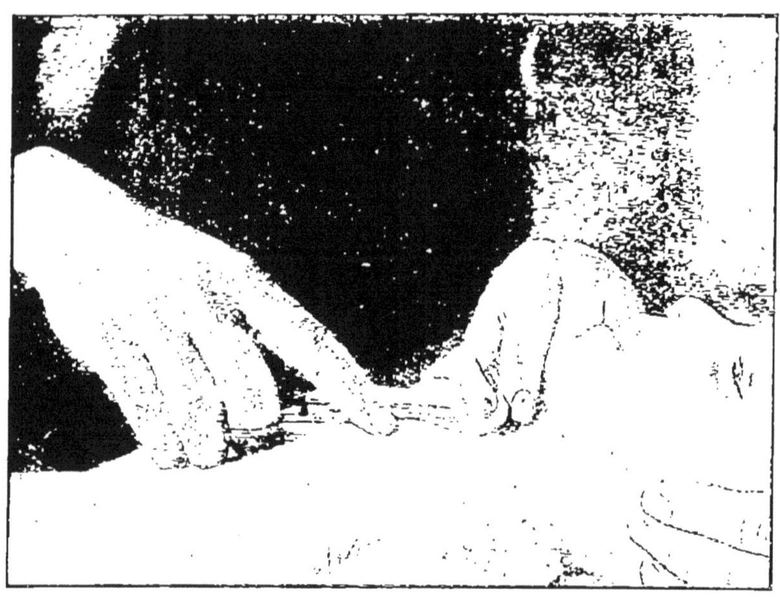

Fig. 51. — La main gauche a introduit la canule par le tour de maître, tandis que la droite retire le dilatateur.

surprenante, les mouvements d'expiration de l'enfant, écartant les lèvres de la trachée, lui frayent et lui facilitent le chemin.

Le dilatateur étant dans la trachée, vient buter contre la paroi postérieure de cette dernière, et, lorsqu'il est arrêté, on fait un mouvement de demi-cercle pour ramener les branches *perpendiculairement* au cou de l'enfant; les branches dilatatrices s'enfoncent alors dans la trachée. On laisse alors notre auto-dilatateur s'ouvrir de lui-même en le maintenant simplement en place, ou bien on écarte par pression les branches du dilatateur ordinaire; l'enfant respire très largement par sa plaie, on peut prendre son temps pour mettre la canule. Tous ces mouvements doivent être rapides et sûrs; s'ils ne le sont pas, c'est qu'une faute a été commise.

Introduction de la canule avec dilatateur. — Lorsque le dilatateur est en place et maintenu par la main droite, la main gauche est libérée, et on saisit avec elle la canule. L'introduction de la canule se fait par un tour de maître analogue à celui du cathétérisme vésical. Le dilatateur étant tout à fait à l'extrémité inférieure de la plaie trachéale, on présente au-dessus de lui l'extrémité de la canule. Pour cette présentation, la canule est placée perpendiculairement au cou de l'enfant, et son extrémité trachéale, passant juste au-dessus et entre les deux branches du dilatateur, est enfoncée jusqu'à la paroi postérieure de la trachée.

Alors, on fait le tour de maître, c'est-à-dire que la main gauche relève la plaque de la canule en lui faisant subir un mouvement de rotation qui la ramène sur le plan médian et on la rabat ensuite sur le cou de l'enfant. S'il n'y a pas de fausses membranes venant obstruer l'extrémité de la canule, on est certain d'entendre alors *le bruit canulaire* spécial indiquant que tout est bien en place.

On profite du dernier temps d'introduction de la canule, c'est-à-dire de celui où on la rabat sur le cou de l'enfant et où

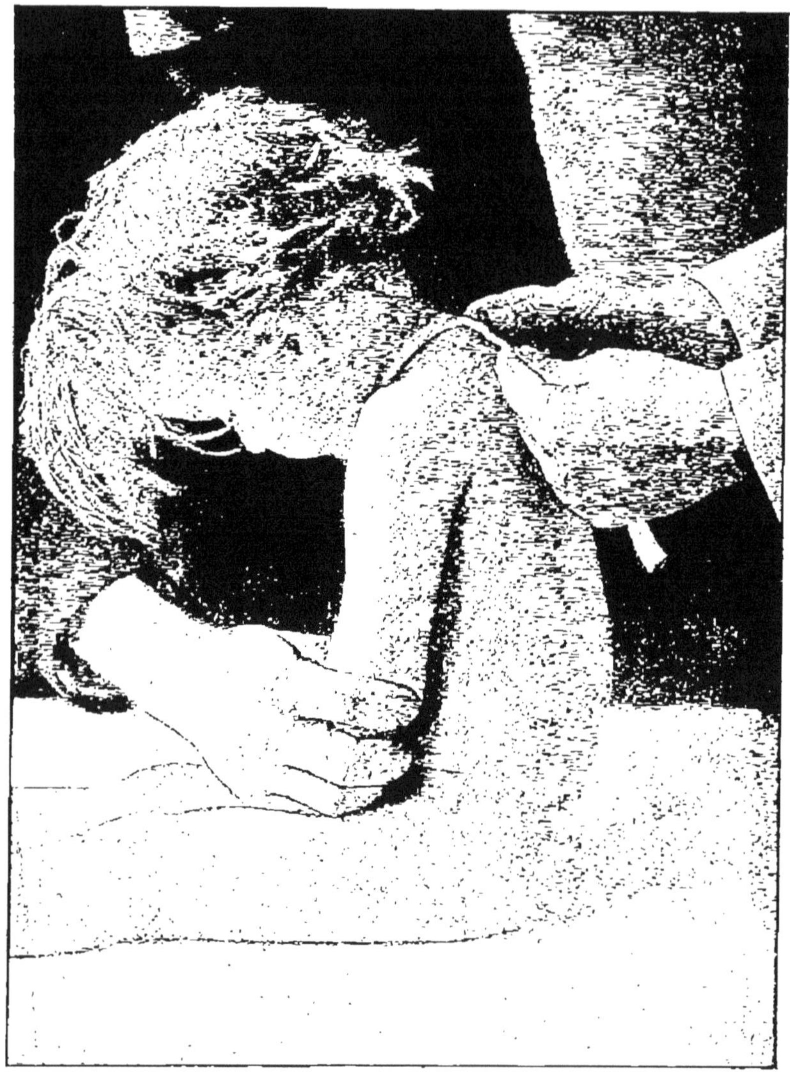

Fig. 52. L'enfant est assis, et on noue les lacs de la canule derrière le cou.

on la fait pénétrer définitivement dans la trachée, pour retirer de la main droite le dilatateur par un mouvement inverse.

La canule une fois introduite, on la maintient au-devant du

cou pendant que l'aide relève la tête de l'enfant et noue sur la nuque les deux cordons destinés à fixer définitivement la canule.

Nous avons insisté sur ce procédé qui, pour n'être pas le plus brillant, est celui qui met l'opérateur le moins exercé à l'abri des fautes opératoires les plus courantes, au cours de la trachéotomie. L'emploi du dilatateur, qui semble un pas en arrière, n'est qu'une garantie destinée à parer au manque d'habitude ou au manque de sang-froid de l'opérateur.

Certains opérateurs préfèrent ne pas se servir de dilatateur. Ils ont raison en ce qui les concerne, c'est pour eux du superflu; mais, pour nous, nous pensons que les praticiens ordinaires feront mieux de ne pas trop dédaigner cet instrument et de se conformer aux règles que nous avons présentées pour éviter des échecs. Notre maître M. Sevestre conseille l'*introduction directe* de la canule; mais il écrit néanmoins ces mots : « L'introduction directe de la canule réussit souvent et doit toujours être tentée; *mais, en cas d'insuccès, au lieu de répéter la tentative, il est préférable de recourir à l'emploi du dilatateur.* » M. Sevestre lui-même prévoit donc la possibilité d'insuccès de l'introduction directe.

Si l'opérateur préfère y avoir recours, voici comment il procédera :

Introduction de la canule sans dilatateur. — On opère d'abord comme précédemment. Nous supposons donc les trois doigts de la main gauche laissés en place et les trois premiers anneaux de la trachée incisés.

On déplace alors légèrement l'index de la main gauche, et on accroche avec l'ongle de cet index la lèvre d'incision de la trachée qui se trouve du côté de l'opérateur. Cette manœuvre est extrêmement facilitée par l'éversion de cette lèvre déterminée par les poussées d'expiration de l'enfant. Le pouce et le médius restent toujours immobiles.

On saisit de la main droite la canule et on la présente à l'orifice de la trachée en dirigeant l'extrémité *sur l'ongle de l'index gauche*, directement en arrière vers la colonne vertébrale, le corps de la canule étant lui-même placé perpendicu-

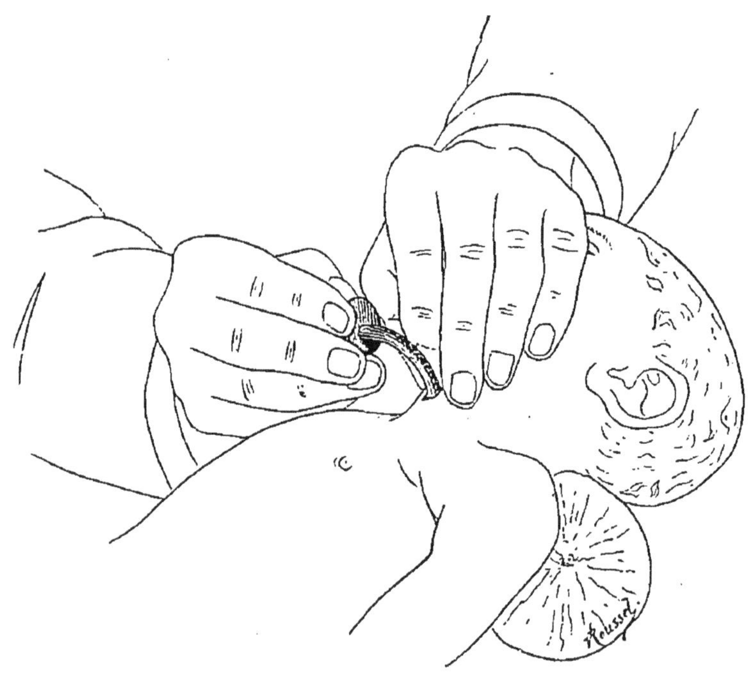

Fig. 55. — Introduction de la canule sans dilatateur (d'après Sevestre).

lairement à l'axe de la trachée. De cette façon, le biseau existant à l'extrémité de la canule correspond à l'axe même de l'orifice trachéal. La main droite qui dirige la canule a la sensation très nette, lorsque le biseau de la canule rencontre la surface cartilagineuse de la lèvre opposée de l'incision trachéale, et sent très nettement lorsqu'il a franchi ces obstacles ; c'est alors que l'extrémité canulaire est avec certitude dans la trachée ; et on termine alors l'opération par un mouvement analogue au demi-tour de maître. Le bruit canulaire indique alors que l'opération est réussie.

Au cours de la trachéotomie en deux temps, il peut se produire certains incidents auxquels il faut immédiatement savoir parer :

α. L'incision trachéale peut être insuffisante. Rien de plus simple, lorsqu'on n'a pas abandonné ses points de repère, que de l'agrandir à l'aide du bistouri boutonné, dont le seul avantage est qu'il évite, par l'absence de pointe, la blessure de la paroi postérieure de la trachée.

β. On a abandonné les points de repère et la main gauche a quitté sa place. Il faut alors recommencer les mêmes recherches qu'au début, c'est le meilleur moyen de s'en tirer.

γ. La canule ne pénètre pas parce qu'elle est trop grosse. Il suffit alors de prendre le numéro immédiatement au-dessous. Telle doit être la trachéotomie normale que *l'on réussira toujours* avec un peu de sang-froid, si on ne néglige aucun des détails que nous avons signalés. Avant d'envisager les difficultés qui peuvent se présenter, nous décrirons les deux autres procédés mentionnés plus haut : le procédé ultra-rapide en un temps et le procédé lent.

Trachéotomie en un temps. — Même disposition des aides et des instruments. Mêmes procédés pour la recherche des points de repère, cependant avec une différence très importante : c'est que, précédemment, on se contentait, avec le pouce et le médius gauches, d'immobiliser le larynx, tandis qu'ici il faut *le tirer à soi, l'énucléer en quelque sorte.*

Le larynx étant ainsi saisi et les points de repère trouvés, on ponctionne directement et sur la ligne médiane, au-dessous du cartilage cricoïde, à une profondeur d'environ 5 à 6 millimètres, ou plus, selon la grosseur du cou de l'enfant. On est d'ordinaire averti de la présence de la pointe du bistouri dans la trachée par un léger sifflement aigu et strident; on continue alors une incision sur un trajet d'environ 1 centimètre à 1 centimètre 1/2, puis on tente l'introduction directe de la canule dans la trachée; ou bien on se sert du dilatateur, en suivant les mêmes règles que dans la trachéotomie en deux temps.

La seule différence qui existe entre la trachéotomie en un temps et la trachéotomie en deux temps consiste donc dans la rapidité plus grande que l'on met à ouvrir la trachée en un seul coup de bistouri. C'est un procédé fort brillant auquel cependant nous conseillons de ne pas avoir recours, pour plus de sécurité.

Trachéotomie par le procédé lent. — Lorsque la chloroformisation ou l'anesthésie par le bromure d'éthyle sont possibles, et que l'opérateur n'a pas l'expérience de l'intervention ni l'assurance nécessaire, il pourra très avantageusement avoir recours à ce procédé qui n'allonge guère l'opération que d'une ou deux minutes.

La conduite à tenir est la suivante :

1° Même disposition des aides, des instruments, même procédé de recherche des points de repère. On marque alors d'un trait d'ongle le bord inférieur du cartilage cricoïde.

2° On incise la peau *sur la ligne médiane*, en partant de ce point et en descendant vers la fourchette sternale, sur une longueur d'environ 3 centimètres. On saisit chaque lèvre de l'incision cutanée par une pince hémostatique que l'on serre au minimum, on rabat une pince à droite sur le cou de l'enfant, l'autre à gauche ; le simple poids des pinces maintient un écartement suffisant des deux lèvres de l'incision cutanée. Sans faire aucun tiraillement d'un côté ni de l'autre, de façon à rester sur la ligne médiane, on passe un léger coup de tampon ou d'éponge, ordinairement suffisant pour permettre de se repérer sur le plan sous-jacent.

3° On examine le plan sous-jacent, et on constate la présence d'un petit tractus blanchâtre linéaire, qui tend cependant à s'élargir un peu en se rapprochant de la fourchette sternale. Ce petit raphé tranche par sa couleur blanche sur les muscles rouges qui l'avoisinent et qui sont les *sterno-thyroïdiens*. Ce petit raphé est le point important, il est la condition nécessaire pour empêcher toute erreur. Lorsqu'on l'a bien reconnu, l'opération est en bonne voie. Si, accidentellement, car le fait est exceptionnel, tout au moins à la partie supérieure de la plaie, on rencontrait une petite veine, on la sectionne entre deux pinces. Si on n'en a pas tenu compte et qu'elle saigne après section, il faut y mettre une pince.

Sur le raphé ainsi constaté, on sectionne doucement avec le bistouri, sans crainte, et sans aller trop profondément. Le

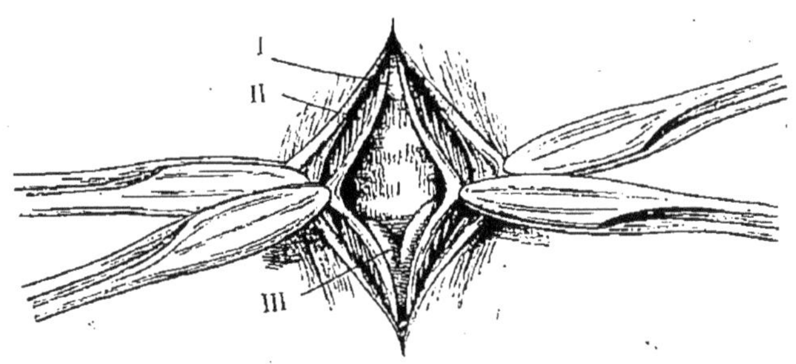

Fig. 54. — Trachéotomie par le procédé lent. — Grandeur nature chez un enfant de quatre ans. — On voit en I le tubercule du cricoïde. — En II les muscles sterno-thyroïdiens réclinés. — En III le corps thyroïde. — Les trois premiers anneaux de la trachée sont visibles et c'est sur eux que portera l'incision.

raphé étant bien sectionné, saisir chaque lèvre avec une pince et la rabattre comme on l'a fait pour la peau.

4° On est alors sûrement sur la trachée. Un coup de tampon est donné et l'on constate alors le plan antérieur de la trachée avec, à la partie supérieure de la plaie, le tubercule cricoïdien antérieur, et, au-dessous, une petite dépression. On a donc la trachée sous les yeux, on fait l'incision partant de la dépression sous-cricoïdienne et on la prolonge en bas sur une longueur de 1 centimètre 1/2. On *sent* les trois « *cracs* » consécutifs que l'on *voit* être dus à la section des trois premiers anneaux trachéaux; on introduit alors comme précédemment le dilatateur, puis la canule.

On retire ensuite toutes les pinces sans s'occuper d'hémostase, puis on ferme par un point de suture l'extrémité inférieure de la plaie.

Inutile de s'occuper de l'isthme du corps thyroïde, on ne le voit ordinairement pas, et on peut du reste le sectionner sans crainte. Les grosses veines sont d'ordinaire évitées; elles sont plus bas, à la partie inférieure de la plaie dont l'opérateur n'a pas à s'occuper. La grandeur de l'incision cutanée n'a qu'un but, permettre une boutonnière assez grande pour voir clair; l'incision du raphé médian est toujours moins grande que celle de la peau, 2 centimètres suffisent; c'est cette incision qui est le *guide de la trachéotomie* et qui permet de récliner les muscles qui recouvrent la trachée. Si, accidentellement, on tombait sur une veine qui saigne, une pince mise en place et un coup de tampon remettent les choses en état.

Outre la figure précédente faite d'après nature, nous empruntons la suivante à M. Farabeuf, elle fera bien comprendre notre description.

Avec ce procédé lent, qui demande *cinq minutes tout au plus*, un médecin peu exercé est à peu près certain d'arriver à son but.

Les indications en sont malheureusement assez restreintes.

Quoi qu'il en soit, et l'observation que nous avons des débutants qui font leurs premières trachéotomies nous l'a maintes fois prouvé, le conseil de Trousseau ne doit pas passer lettre morte et doit toujours être médité : « Opérez lentement. Je n'ai jamais vu trop de lenteur être la cause d'un accident, et souvent j'ai été témoin des difficultés et des dangers d'une trachéotomie *faite trop lestement*, même quand elle était faite

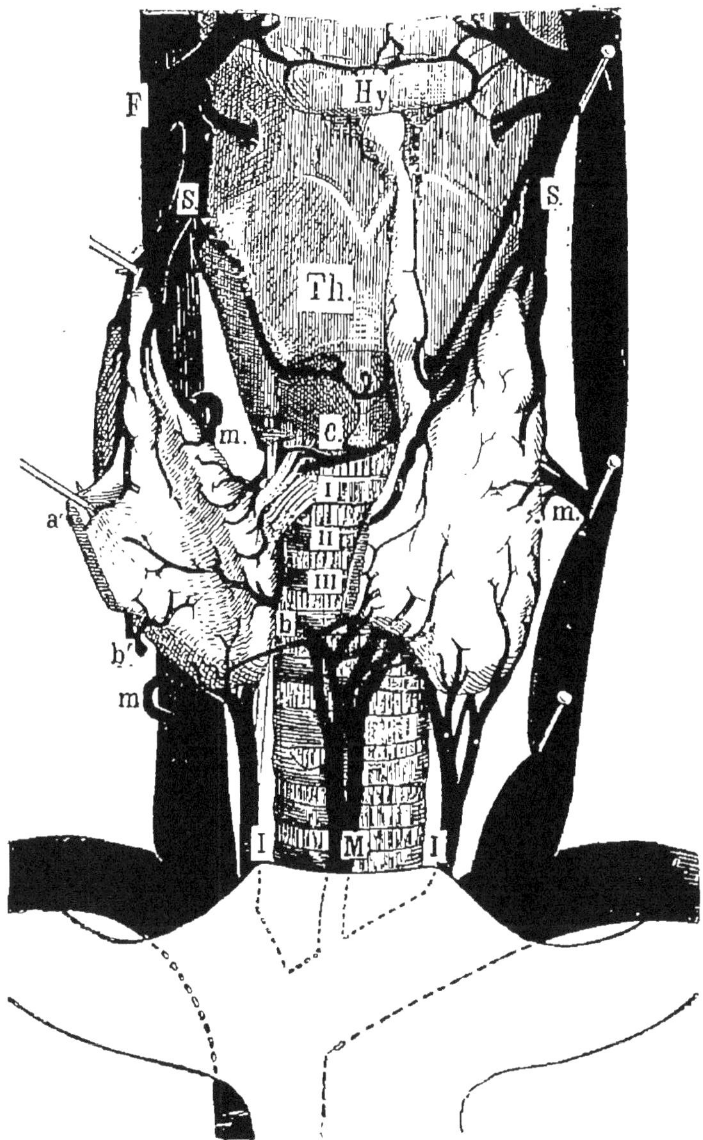

Fig. 55. — Les veines du larynx et du corps thyroïde en noir.

Les veinules thyroïdiennes moyennes *m*, *m*, *m*, étant sans importance, on peut dire : les veines sont calquées sur les artères. En effet : la veine laryngo-thyroïdienne supérieure S ne diffère en rien de l'artère homonyme puisqu'elle est constituée par : laryngée supérieure, laryngée externe ou cricoïdienne ou antéro-inférieure et thyroïdienne proprement dite formée de trois rameaux originels. La veine thyroïdienne inférieure I répond bien aux rameaux glandulaires et laryngés de l'artère de même nom. Le trajet de celle-ci lui est imposé par sa branche cervicale ascendante et par les anses du grand sympathique ; elle ne peut être droite et courte comme sa veine, elle ne serait pas assez élastique pour se prêter aux mouvements de la déglutition. Quant au plexus qui se rassemble en veine thyroïdienne médiane M, c'est bien, à l'état constant, la voie de retour du sang qu'apporte l'artère inconstante de Neubauer (d'après Farabeuf).

par un opérateur habile. » Nos maîtres ne nous en voudront certes pas de rénover ce vieux conseil, car il est imposé par le souci que nous prenons de la vie des enfants.

Soins consécutifs à la trachéotomie. — Dans les cas normaux, la mise en place de la canule soulage immédiatement l'enfant trachéotomisé. On se contentera de lui laver le cou, de lui passer une chemise de nuit et une camisole aussi rapidement que possible, et on le reporte dans son lit préalablement chauffé ; pendant l'hiver on met aux pieds une boule d'eau chaude.

Pansement de la canule. — Au-devant de la canule, on appliquera la cravate de mousseline recommandée par Trousseau. Cette cravate disposée en T comme une bavette, doit être assez épaisse, sans cependant l'être trop, afin de laisser circuler librement l'air. La bavette est libre et flottante à sa partie inférieure. M. Marfan conseille de l'humecter de temps en temps avec de l'eau oxygénée pure. M. Sevestre pense qu'on pourrait remplacer avec avantage la cravate de mousseline de Trousseau, par un fichu triangulaire qui se noue par derrière et assure en avant une protection plus efficace.

L'enfant, une fois remis dans son lit, boit un peu de grog ou de vin chaud et sucré, et généralement s'endort d'un sommeil paisible. Parfois, l'enfant tousse encore pendant un certain temps, et rend par la canule des mucosités striées de sang, quelquefois des fausses membranes ; il peut rester un peu inquiet, agité, puis, la toux diminuant progressivement, il finit par s'endormir. Quelque éventualité qui se produise, le médecin ne doit pas quitter son opéré avant que celui-ci soit calme et soit endormi, que sa respiration soit régulière, ample, le pouls devenu plus fort et plus plein, la coloration rosée de la face reparue. On maintiendra dans la chambre une atmosphère de vapeur.

Lorsqu'une trachéotomie est faite rapidement et *bien faite*, chez un bébé qui a simplement du croup diphtérique, sans autre complication d'infection secondaire et sans que la toxicité de la diphtérie ait atteint un degré élevé, il est presque de règle que *la trachéotomie ne soit pas suivie d'ascension thermique* importante et durable.

NETTOYAGE DE LA CANULE INTERNE. — Ce nettoyage doit être fait toutes les deux ou trois heures environ. On la retire, ce qui est très facile, et on se contente de la faire bouillir dans l'eau en passant un écouvillon dans la lumière. Le nombre de nettoyages ne peut pas être absolument fixé d'avance, il est en rapport avec la tendance du tube à s'obstruer et avec l'écoulement plus ou moins abondant de mucosités. Chaque nettoyage de canule sera accompagné de la mise d'une cravate de mousseline propre. M. Sevestre donne le conseil d'instiller aussi à ce moment quelques gouttes d'huile mentholée dans la trachée.

CHANGEMENT DE LA CANULE EXTERNE. — Le changement de la canule externe ne doit être fait que par le médecin lui-même. Pour cette opération, il sera toujours bon d'avoir avec soi un dilatateur, bien qu'on ne s'en serve qu'exceptionnellement. Comme les médecins n'auront pas toujours une canule de rechange à leur disposition, avant de procéder au décanulage, ils devront se prémunir d'une casserole d'eau bouillante placée sur un réchaud, d'écouvillons, de linges fins, de molleton et de lacs propres.

L'enfant étant maintenu allongé sur son lit, on enlève la canule; rapidement on en retire les accessoires, et on la jette dans l'eau bouillante. Pendant qu'elle y séjourne, on lave le pourtour de la plaie avec la solution d'oxycyanure de mercure en exprimant fort le tampon de ouate pour éviter de faire tomber du liquide dans la trachée. On retire la canule de l'eau bouillante, on peut alors la refroidir plus vite en la trempant dans l'eau bouillie froide, et on l'essuie avec un linge très fin et très propre. On la remet en place après l'avoir à nouveau regarnie et lubrifiée avec de l'huile mentholée. Ordinairement, tout cela se passe sans difficultés.

Quelquefois, dit M. Sevestre, l'enlèvement de la canule est accompagné d'une hémorragie plus ou moins abondante; mais généralement, il n'y a que quelques mucosités sanguinolentes et assez souvent des fausses membranes. Parfois, l'enfant est pris d'une toux assez violente, nerveuse, et, dans l'inspiration qui suit la toux, les bords de la plaie peuvent s'accoler par une sorte d'aspiration; aussi, il peut être nécessaire, pour empêcher l'asphyxie, de maintenir la plaie béante à l'aide d'un dilatateur, pendant qu'on procède au nettoyage des bords.

Au bout de combien de temps faut-il opérer le changement de la canule externe? C'est une règle fixe qu'il faut y procéder *vingt-quatre heures* environ après la trachéotomie.

Ablation définitive de la canule. — Dans les cas ordinaires, elle peut être faite *quarante-huit heures* après la trachéotomie, et il est de toute nécessité que le médecin séjourne quelques heures auprès de son petit malade, pour pouvoir la remettre en cas de besoin. Il est exceptionnel que l'on ait à laisser une canule en place plus longtemps, et nous pouvons admettre qu'un séjour de quatre jours (naturellement, dans ce cas, la canule est nettoyée tous les jours) est le grand maximum auquel on sera condamné à la laisser. Le fait peut se produire. lorsque la trachéotomie a été précédée de tubages pénibles qui ont fait saigner le larynx, lorsque le tube a déterminé des ulcérations laryngées, lorsque le larynx est extrêmement sensible comme dans la rougeole, lorsque enfin l'enfant est très nerveux et que le spasme a été un facteur important de la sténose prolongée. Un autre fait mérite d'être mentionné, c'est que, plus on a laissé de temps la canule en place, plus il est difficile de décanuler l'enfant. Il est toujours bon d'administrer, quelque temps avant l'ablation de la canule, de l'anti pyrine et du bromure. Il faut aussi écarter de l'enfant toute cause de colère et de contrariété, et ne doit rester auprès de lui que la personne qu'il affectionne le plus et qui aura pour mission de l'amuser.

Si, au bout de quarante-huit heures, il fallait néanmoins remettre la canule en place, nous conseillons de ne la laisser alors que douze heures et de recommencer une nouvelle tentative de décanulage. Dans les cas d'ulcérations laryngées, celui-ci n'est possible que lorsqu'elles sont à peu près cicatrisées. En règle générale, l'ablation de la canule doit être pratiquée le matin et jamais dans la soirée, car il vaut mieux pour tout le monde avoir une nuit tranquille.

M. Sevestre donne à ce sujet quelques préceptes que nous croyons bon de reproduire. On devra rechercher après le décanulage si le larynx est libre : on y arrive en rapprochant l'une de l'autre les lèvres de la plaie à l'aide des doigts ; il est préférable de mettre sur l'orifice de la plaie un petit morceau de taffetas gommé qui vient l'obturer ; il est ainsi facile de voir si le larynx est libre et jusqu'à quel point. Cette épreuve est indispensable, pour décider du moment où devra être faite l'ablation définitive de la canule, car nous n'avons aucun autre moyen de constater si l'enfant pourra s'en passer.

La cicatrisation de la plaie se fait assez vite et varie entre deux et cinq jours, selon la grandeur de l'incision. Parfois, de légers attouchements au crayon de nitrate d'argent sont indiqués pour la hâter ou pour réprimer des bourgeons exubérants.

Telle est d'ordinaire l'évolution d'une bonne trachéotomie faite en temps opportun ; malheureusement, l'opération est souvent plus dramatique, il existe des accidents et des complications qu'il est nécessaire d'étudier.

Difficultés et incidents de la trachéotomie. — Nous citerons :

I. *Incision vicieuse.* — L'opérateur peut mal terminer son incision en ne restant pas sur la ligne médiane, ou bien la faire insuffisante par suite de ce qu'on appelle une « échappée ».

Dans le premier cas, l'opérateur a toujours tendance à ramener le bistouri vers lui et l'incision est oblique en bas vers la droite. Ce fait rend l'introduction de la canule plus difficile, mais on peut toujours y parvenir avec le dilatateur.

L'échappée est presque sans inconvénient si on n'a pas déplacé la main et l'index gauches; il suffit de remettre le bistouri en place et de terminer son incision.

Parfois, on a mal fixé le larynx et repoussé un peu la trachée sur la gauche de l'enfant, et l'incision, tout en étant bien parallèle à l'axe de la trachée, est latérale. Si elle ne l'est pas trop, on peut toujours, grâce au dilatateur, terminer son opération, tout en sachant bien que l'on aura plus de difficultés au bout de vingt-quatre heures, lorsqu'il faudra changer la canule. Si l'incision était trop latérale, il vaudrait mieux, au lieu de s'entêter, refaire une incision médiane. Mais il faut bien se pénétrer de cette règle : lorsqu'il y a deux incisions trachéales, qui laissent entre elles une sorte de pont, il ne faut jamais tenter l'introduction directe à laquelle ce pont peut opposer un obstacle insurmontable; il faut toujours se servir du dilatateur, car c'est bien plus sûr.

II. La *perte des points de repère après incision de la trachée* arrive malheureusement trop souvent aux opérateurs novices qui ont trop vite abandonné leur fixation du larynx et la position de l'index gauche. L'affolement s'ensuit et, inévitablement, l'opérateur triture la plaie avec ses doigts, croyant aller plus vite pour retrouver les lèvres de l'incision. Cette manœuvre n'a guère qu'un résultat, de repousser les fibres musculaires du sterno-thyroïdien devant l'incision trachéale et de rendre celle-ci plus difficile à trouver. La meilleure conduite à tenir en la circonstance est de replacer la main gauche, en tenant la trachée sur la ligne médiane, puis de regarder la plaie et de rechercher l'interstice du sterno-thyroïdien, de le dégager très légèrement et d'introduire la pulpe de l'index gauche dans cet interstice. On retrouvera facilement l'incision par laquelle on peut passer le dilatateur.

III. Les *fausses routes*. C'est là un accident commun, banal, et par malheur, dès qu'une fausse route est créée, il est infiniment plus facile d'y retourner que d'aller dans la trachée. Ordinairement, les fausses routes sont plutôt latéro-trachéales qu'anté-trachéales, et elles siègent le plus fréquemment à droite de la trachée. La laxité du tissu conjonctif, qui est très grande à cet endroit, les favorise considérablement. Elles sont toujours le résultat d'une erreur de technique ou d'une précipitation trop grande dans l'introduction de la canule, ou d'une fausse manœuvre dans le mouvement de descente de cette dernière, le pavillon ayant été redressé trop tôt, ce qui fait que le bec sort de la plaie trachéale et glisse en avant. Une mauvaise mise en place du dilatateur, dont on a ouvert trop tôt les branches sans s'assurer nettement s'il est dans la trachée, fraye une fausse route où la canule ira nécessairement.

Aucune sensation, soit d'effondrement de tissu, soit de résistance, n'avertit que l'on a fait une fausse route, ce ne sont que les signes objectifs qui permettent de le savoir. Quels sont les signes d'une fausse route?

1° Lorsque l'on a introduit ou cru introduire la canule, le *bruit canulaire n'est pas perçu*.

2° Lorsque la canule est sûrement dans la trachée et introduite à fond, elle n'a pas tendance à en sortir; lorsqu'elle est dans une fausse route, elle *ressort partiellement* et tend à *être énucléée*. Le fait s'explique aisément; dans la production de la fausse route, la canule se trouvant bridée et arrêtée, latéralement ou en avant, par l'aponévrose cervicale, ne peut prendre place qu'en aplatissant un peu la trachée; l'élasticité des cartilages de cette dernière tendant à les ramener dans leur position normale, aidée en cela par les efforts expiratoires, détermine une sorte d'énucléation de la canule.

3° La dyspnée de l'enfant, au lieu de disparaître, *continue* et même *augmente*. Si l'on pense alors que la canule est obstruée par une fausse membrane, on peut essayer d'introduire une plume, mais, si l'on constate que celle-ci ne pénètre pas facilement au delà d'une certaine longueur, et surtout si elle ressort coudée, on est *sûrement dans une fausse route*.

4° Si, malgré l'existence d'une fausse route, l'enfant semble respirer par la plaie, qu'il y passe de l'air, le diagnostic de la fausse route se fera par ce fait qu'il ne ressort par la canule de la trachée aucune mucosité, aucune spume sanguinolente sous l'influence des efforts d'expiration ou de toux. Ce signe est tellement important que nous le considérons comme pathognomonique, car jamais nous n'avons vu la canule rester sèche quand elle est dans la trachée. Toujours il sort par sa lumière de la spume sanguinolente, quelquefois du muco-pus, d'autres fois des fausses membranes.

La meilleure conduite à tenir, en cas de fausse route, est de retirer rapidement la canule, de retrouver son incision trachéale, d'y introduire le dilatateur, et de ne réessayer d'introduire la canule que lorsque l'enfant respire très largement entre les branches écartées de ce dernier.

Dans quelques cas, la canule, une fois introduite dans la trachée, peut en sortir pendant les mouvements de la tête de l'enfant, lorsqu'on attache le cordon, soit parce que la canule est trop petite et surtout *trop courte*, soit parce qu'on l'a mal maintenue. Il faut alors la remettre immédiatement. Nous tenons à mettre en garde contre les difficultés qu'on rencontre chez les enfants à cou gros et court, à trachée profonde : la courbure de la canule et sa longueur sont à peine suffisantes et il faut toujours bien s'assurer qu'elle est bien amorcée dans la trachée avant de faire le tour de maître et de l'introduire définitivement.

IV. *Les hémorragies.* — Les hémorragies de la trachéotomie sont généralement peu abondantes, et il n'y a pas lieu de s'en inquiéter. Dès que la canule est introduite, elles cessent ordinairement d'elles-mêmes. Si elles venaient à persister, on s'en apercevrait facilement par l'écoulement de sang à l'angle inférieur de la plaie, l'hémorragie n'étant presque jamais intra-trachéale. Pour y remédier, si l'hémorragie est assez abondante, on doit retirer la canule et en mettre une d'un numéro plus élevé. Nous n'avons encore pas vu d'hémorragies assez intenses pour persister ensuite. On peut également tamponner autour de la canule avec un peu de gaze iodoformée ou stérilisée. Si l'hémorragie tenait à ce que l'on a prolongé trop bas l'incision de la peau et des tissus sous-jacents et blessé quelques vaisseaux veineux, peu importants du reste, un point de suture assurerait l'hémostase.

Les pinces hémostatiques n'ont de raison d'être placées, non plus que des ligatures, que dans les cas très exceptionnels où soit une anomalie artérielle, soit le développement exagéré d'une thyroïdienne moyenne incisée déterminerait un jet de sang rouge et rutilant.

Chez les hémophiles, on pourra, en outre, pratiquer une injection sous-cutanée d'ergotine ou de sérum artificiel.

Presque toujours, pendant l'opération, il y a pénétration de sang dans la trachée; ce sang est rejeté avec les mucosités et il n'y a pas lieu de s'en inquiéter, car il s'agit là d'un phénomène passager; mais il est bon de savoir que, rarement il est vrai, certains enfants plus ou moins hémophiles peuvent rejeter pendant un certain temps, dans des secousses de toux, du sang pur en plus ou moins grande abondance. Nous n'avons jamais vu ces hémorragies devenir inquiétantes, et l'ergotine en a vite raison. Il serait possible, au dire de certains auteurs, qu'elles soient devenues graves.

V. *La recherche défectueuse des points de repère*, due à

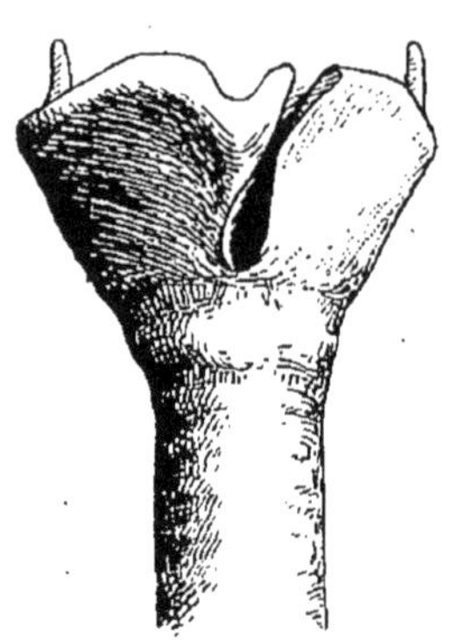

Fig. 56. — Incision thyroïdienne latérale.

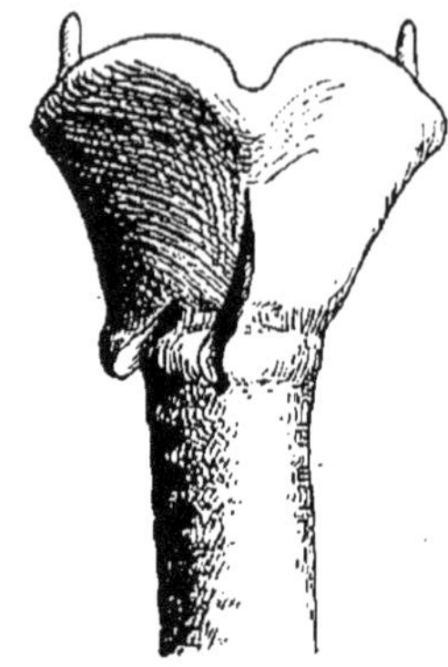

Fig. 57. — Double incision thyroïdienne.

une trop grande précipitation, peut faire commettre des erreurs grossières. Il est impossible de concevoir comment

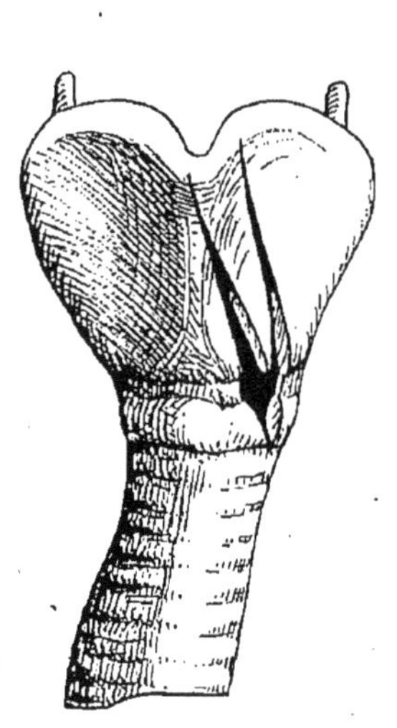

Fig. 58.
Double incision thyro-cricoïdienne.

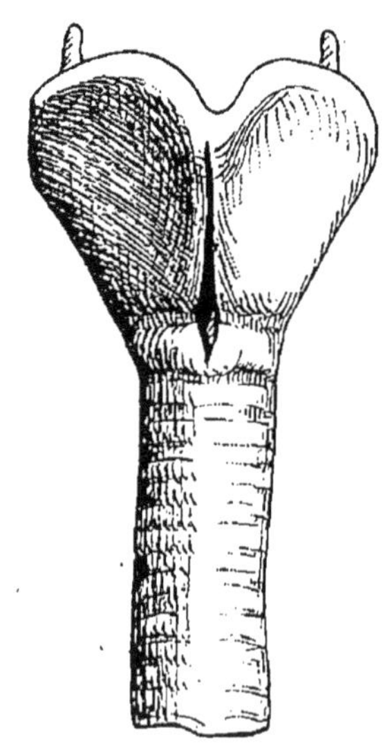

Fig. 59.
Incision crico-thyroïdienne médiane.

d'aussi mauvaises incisions que celles dont nous reproduisons ci-dessus les dessins ont pu être pratiquées.

Outre une aberration momentanée, conséquence d'une émotion excessive et qui est la raison essentielle d'accidents si graves, il existe certaines causes qui favorisent la confusion des points de repère. Ces causes, que nous avons attentivement recherchées, nous paraissent dues à ce que l'on peut confondre, difficilement il est vrai, la saillie de l'os hyoïde avec celle du corps thyroïde, surtout quand il y a tuméfaction et gonflement du cou et quand les tissus sont infiltrés. Il faut donc se souvenir toujours de ce fait, qu'il ne faut pas chercher trop haut le bord inférieur du cartilage cricoïde et qu'il faut rester sur la ligne médiane.

Ces quelques considérations et l'examen des dessins qui précèdent nous montrent, une fois de plus, combien est délicate la trachéotomie; combien, tout en devant être rapide, elle doit être méthodique et combien il faut de sang-froid de la part de l'opérateur.

VI. *L'apnée et la mort apparente* sont un incident assez fréquent au cours de la trachéotomie. Ce fait tient à ce que l'on ne fait la trachéotomie que tardivement, *in extremis*. Dans certains cas, l'enfant est déjà en état d'apnée lorsque l'on commence l'intervention ; dans d'autres, l'apnée survient pendant l'intervention. Dans le premier groupe de faits, c'est ordinairement parce qu'un tubage a été manqué ou n'a pas soulagé l'enfant, parce que la fatigue consécutive au tirage, jointe à l'intoxication diphtérique, a diminué la résistance du petit malade, que survient l'arrêt de la respiration, contre lequel il ne reste que la ressource de la trachéotomie rapide.

Dans le second groupe, l'apnée ne survient au cours de l'intervention que chez les sujets profondément infectés et lorsqu'il y a des difficultés pour l'introduction de la canule, ou bien encore lorsque, par suite de fausses routes, l'opération est longue et laborieuse. Quelle conduite tenir en présence de ces arrêts de la respiration?

Il faut achever rapidement l'opération et faire la respiration artificielle. Cette dernière est souvent très mal faite; voici comment on doit la pratiquer :

La canule étant bien mise en place et les cordons noués derrière le cou, on retire le billot placé sous la tête de l'enfant, qui se trouve ainsi allongé sur la table d'opération, la nuque étant sur le rebord de la table pour que l'extension du cou laisse l'air pénétrer librement par la canule. Un aide vigoureux le tient fixé par le bassin ou par les pieds, très solidement, pour que l'enfant ne soit pas entraîné pendant les mouvements de traction de la respiration artificielle.

L'opérateur, qui pratique lui-même la respiration, saisit à pleines mains les bras de l'enfant, solidement, au-dessus du coude, comme sur la photographie ci-jointe, représentant la position intermédiaire entre le temps d'inspiration et le temps d'expiration.

Puis l'opérateur, se penchant en arrière et se baissant, fait décrire au coude de l'enfant un arc de cercle dans un plan vertical, en le ramenant vers la tête aussi loin que possible. Ce mouvement (*temps d'inspiration*), en relevant les côtes par l'intermédiaire des pectoraux, dilate la cage thoracique et y fait pénétrer de l'air.

Il doit être lent et bien exécuté, c'est la condition du succès.

Ensuite, l'opérateur se relevant rapidement et se portant en avant en faisant le mouvement inverse du mouvement inspiratoire, mais plus rapidement, vient appliquer les bras de l'enfant sur les parties latérales de la base du thorax et, par un mouvement de pression assez considérable, comprime la base de la poitrine et produit alors le mouvement d'expiration (*temps d'expiration*). Ce mouvement de compression doit être progressif et lent.

On est averti que la respiration se fait bien lorsqu'on entend l'air pénétrer et surtout sortir par la canule. Il faut bien s'assurer de la pénétration de l'air et percevoir le souffle canulaire pour continuer la respiration artificielle, afin de s'épargner une peine inutile et de perdre du temps. Si l'air ne pénètre pas; c'est que la canule est bouchée ou qu'elle est dans une fausse route, et il faut absolument la déboucher ou la mettre

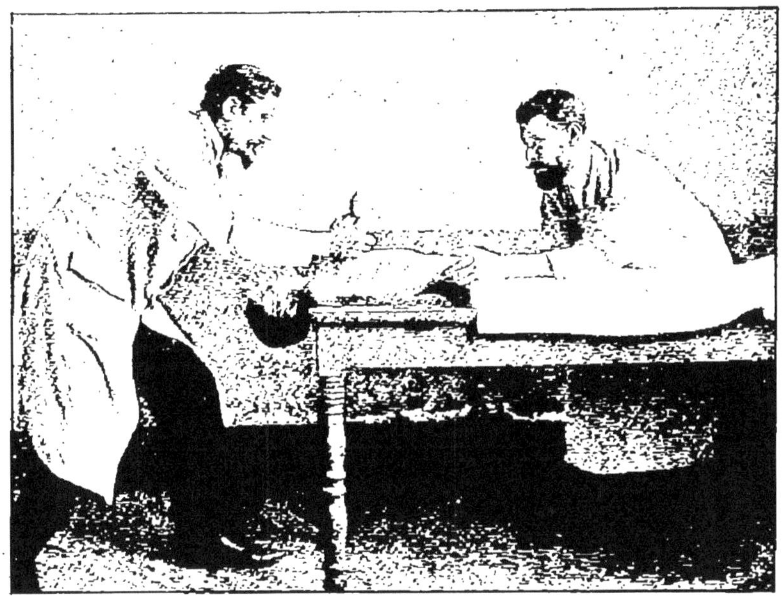

Fig. 60. — Position intermédiaire de la respiration artificielle.

bien en place avant de reprendre les mouvements respiratoires.

Il ne faut jamais se lasser de faire la respiration artificielle, et parfois il peut être nécessaire de la prolonger pendant un quart d'heure.

Nous tenons à mettre en garde contre la tendance que l'on a de faire très rapidement les mouvements de la respiration artificielle: il faut se hâter lentement, faire les mouvements avec ampleur et profondeur et n'en faire que vingt à vingt-cinq par minute. De temps en temps, on s'arrête pour

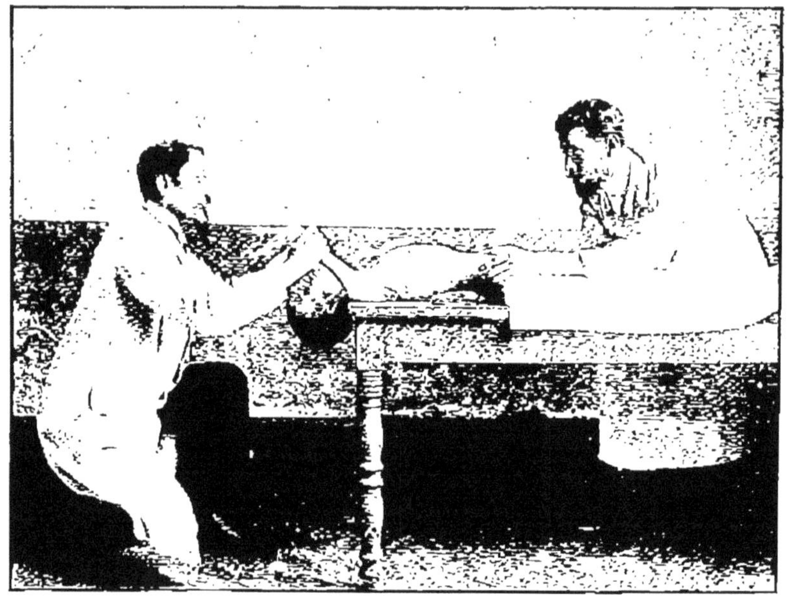

Fig. 61. — Temps d'inspiration.

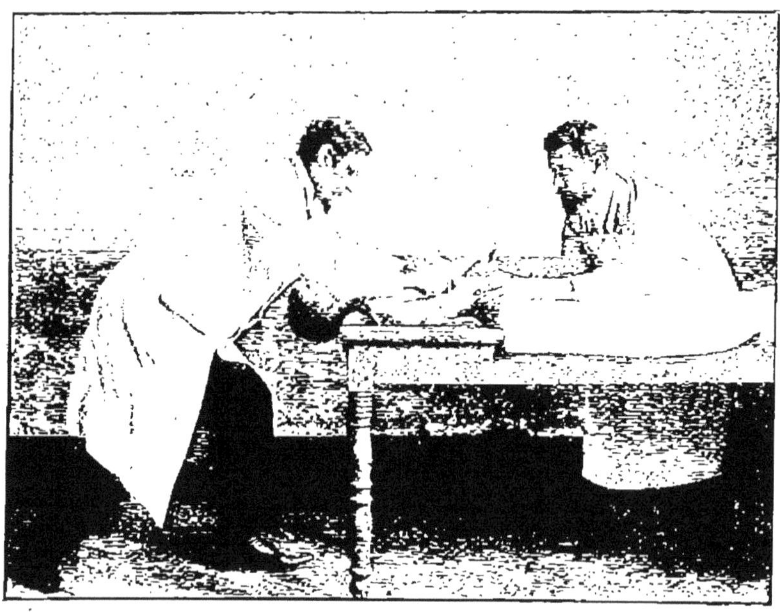

Fig. 62. — Temps d'expiration.

voir si l'enfant respire spontanément; souvent la respiration spontanée ne se produit que quinze à vingt secondes après le dernier mouvement de respiration artificielle, et ce court laps de temps paraît considérable à l'opérateur angoissé, qui redoute une issue fatale.

Dans les cas désespérés, si la respiration artificielle échoue, on pourra tenter les tractions rythmées de la langue, ou la faradisation du diaphragme; mais ces moyens échouent d'ordinaire là où la respiration artificielle a échoué.

Des frictions alcooliques seront faites sur le corps de l'enfant, et on fera des injections sous-cutanées d'éther et de caféine.

En cas de syncope cardiaque, toute tentative thérapeutique est autorisée, mais elle échoue toujours.

VII. *L'obstruction canulaire* par fausses membranes trachéales et bronchiques s'observe encore quelquefois dans les diphtéries extensives, traitées trop tardivement. Cette obstruction est ordinairement au-dessus des ressources de l'art, car on ne peut espérer aller chercher avec une pince des fausses membranes bas situées, souvent sur la bifurcation bronchique et adhérentes encore à la muqueuse. On est même désarmé lorsqu'une fausse membrane, ayant été en partie détachée lors de l'introduction de la canule, vient faire clapet sur l'extrémité de cette dernière.

La seule tentative à faire est la suivante : on fait pénétrer par la canule une injection d'huile mentholée poussée avec force. On peut également, si l'on en a sous la main, introduire par la canule une sonde de Nélaton en caoutchouc rouge avec laquelle on pourra faire une sorte d'écouvillonnage qui permettra d'espérer le refoulement ou le détachement des fausses membranes.

Les plumes de pigeon stérilisées et imbibées d'huile mentholée seraient parfaites si elles n'étaient pas aussi fragiles, l'expérience nous ayant montré qu'elles pouvaient se casser dans la trachée.

L'*emphysème sous-cutané* est signalé par M. Sevestre comme pouvant se produire au cours de la trachéotomie; nous ne l'avons pas observé.

COMPLICATIONS DE LA TRACHÉOTOMIE. — Les complications de la trachéotomie sont exceptionnelles à l'heure présente. L'inflammation de la plaie, sa diphtérisation ne s'observent plus et ne doivent plus s'observer. En ce qui nous concerne, nous ne nous souvenons pas d'avoir, depuis trois ans, observé un pareil accident.

L'emphysème tardif, les hémorragies secondaires sont signalés aussi comme complications; nous ne les avons pas observés. Il est probable que l'influence de la sérothérapie et d'une bonne technique sont pour une grande part dans la disparition de ces accidents. Mentionnons encore les gangrènes possibles de la plaie, l'aphonie consécutive à la trachéotomie et qui est spontanément curable.

Les trois grosses complications de la trachéotomie sont : *a*, les ulcérations trachéales; *b*, les rétrécissements de la trachée; *c*, l'impossibilité de retirer définitivement la canule sans exposer l'enfant à une asphyxie imminente.

a. *Ulcérations trachéales.* — Autrefois assez fréquentes, ces ulcérations, qui se produisent au contact du bec de la canule, sont beaucoup plus rares depuis que l'on emploie des canules à courbure moins accentuée et mobiles sur le pavillon. Les ulcérations sont souvent fonction de streptococcie ou de broncho-pneumonie concomitante. Le moyen de les éviter ou de favoriser leur cicatrisation consiste à laisser peu de temps la canule en place, quitte à faire une intubation si le tirage se manifeste à nouveau.

b. *Rétrécissements trachéaux.* — Les rétrécissements sont

très exceptionnels; ils sont le résultat de fautes opératoires ou d'ulcérations végétantes de la muqueuse. S'ils sont fibreux, la dilatation est le seul traitement rationnel. S'ils sont polypeux, il faut faire l'ablation des bourgeons charnus. Souvent, les rétrécissements trachéaux ne sont qu'une extension des rétrécissements dus à une laryngite sous-glottique, et leur traitement se confond avec celui de cette dernière affection.

c. *L'impossibilité de décanuler définitivement l'enfant* n'est pas directement imputable à la trachéotomie, mais surtout à l'existence d'une laryngite sous-glottique, qui rend les enfants *canulards*, suivant l'expression consacrée. Il y a diverses variétés de canulards : les uns ne peuvent pas se passer de leur canule, ils asphyxient dès qu'on l'a retirée. D'autres peuvent rester un certain temps sans asphyxier; il en est même qui peuvent cicatriser leur plaie; mais brusquement on se voit forcé, un certain temps après, soit de remettre la canule, soit de refaire une trachéotomie. Ordinairement, ce sont des sténoses sous-glottiques qui occasionnent ces accidents, dont l'importance est manifeste; aussi nous n'hésitons pas à leur consacrer un paragraphe entier.

Traitement des sténoses laryngées métadiphtériques. — Nous avons déjà signalé la possibilité de sténoses laryngées consécutives au tubage. Ces sténoses paraissent se produire lorsque la muqueuse sous-glottique a été profondément atteinte par la diphtérie. La muqueuse, infiltrée à cet endroit, peut s'infecter secondairement, être ulcérée par un tubage ou par une crico-trachéotomie, et, consécutivement, il peut se produire une cicatrice sténosante. M. Boulay qui a fait de ces sténoses laryngées une étude complète (*Journal des Praticiens*, décembre 1901) pense qu'elles sont soit inflammatoires, limitées à la muqueuse, au périchondre ou au cartilage lui-même, soit cicatricielles, soit mixtes.

Quoi qu'il en soit de la pathogénie et de l'anatomie pathologique, le fait à retenir, c'est que les sténoses laryngées métadiphtériques sont relativement rares, et qu'elles ne sont pas seulement consécutives au tubage; elles peuvent exister en dehors de lui, spontanément, ou à la suite de crico-trachéotomies. Lorsqu'elles sont constituées, comment les traiter?

Notre ami, le Dr Boulay, qui a une compétence spéciale en la la matière, puisqu'il a soigné à peu près tous les cas de sténose chronique qui se sont produits depuis six ans à l'hôpital des Enfants et à l'hôpital Trousseau, a bien voulu rédiger pour nous les pages qui suivent. On y trouvera clairement exposées les règles du traitement de ces sténoses.

Le traitement des sténoses chroniques est, en général, difficile et fort long, souvent pénible pour le patient et parfois décourageant pour le médecin dont les efforts sont exposés à rester stériles pendant de longues semaines, ou bien à être annihilés par une rechute, au moment où le but semblait presque atteint. La patience et la ténacité sont ici des qualités indispensables à l'opérateur et à l'opéré.

Il convient de distinguer trois cas, selon le degré du rétrécissement, c'est-à-dire selon qu'il s'agit d'un rétrécissement large, étroit ou infranchissable. On jugera de ce degré, soit au moyen de l'examen laryngoscopique, soit à l'aide du cathétérisme explorateur.

Nous supposons le rétrécissement définitivement constitué depuis plusieurs semaines ou plusieurs mois.

1° Rétrécissement large. — Un rétrécissement peut être considéré comme relativement large, lorsque le larynx admet un tube d'un calibre inférieur de deux ou trois numéros à celui qui conviendrait à l'âge de l'enfant.

Le diamètre de la sténose étant apprécié approximativement au laryngoscope, on prépare à la fois tout ce qu'il faut pour un tubage et pour une trachéotomie, si celle-ci n'a pas encore été faite : il est en effet à craindre que les tentatives de tubage, si elles échouent, amènent une crise spasmodique nécessitant l'ouverture immédiate de la trachée.

Si le tubage réussit, on laisse le tube en place pendant 24 ou 36 heures ; au bout de ce temps, on détube l'enfant, et on laisse, autant que possible, son larynx au repos pendant deux ou trois heures ; ce délai passé, on introduit soit un tube de calibre supérieur si possible, soit le même tube et on le laisse encore en place pendant le même laps de temps. On continue ainsi le traitement jusqu'à ce qu'on arrive à passer le tube qui convient à l'âge de l'enfant. A ce moment, on espace les séances de tubage, et on en réduit plus ou moins la durée, selon la façon dont respire le malade dans leur intervalle. On ne peut établir de règle fixe à cet égard : dans quelques cas, des séances quotidiennes d'une demi-heure à une heure de durée, pendant quinze jours consécutifs, peuvent suffire à amener la guérison, alors que, chez d'autres malades, il faut un traitement continu pendant 5, 6, 8 mois et plus, pour obtenir un résultat définitif. Dans les cas rebelles, il y a parfois intérêt à prolonger le séjour du tube pendant plusieurs jours consécutifs. Dans tous les cas, il ne faut cesser le traitement qu'une fois la certitude acquise que la sténose n'a plus aucune tendance à la reproduction.

Si les tentatives de tubage échouent, l'enfant peut être pris soit immédiatement, soit quelques instants après, de phénomènes asphyxiques exigeant une trachéotomie. On fera celle-ci le plus bas possible, afin que la canule ne mette pas ultérieurement obstacle à l'introduction et au séjour de tubes courts dans le larynx. Une fois l'enfant trachéotomisé, on s'efforcera en effet de le traiter par la méthode précédente.

2° Rétrécissement étroit. — On peut réserver ce nom aux

sténoses qui n'admettent pas le passage des tubes usuels et qui ne se laissent franchir que par des cathéters de faible diamètre, ou des bougies filiformes. Ces sténoses nécessitent naturellement la trachéotomie, et celle-ci est déjà faite quand se posa la question de la dilatation du rétrécissement.

Deux procédés sont en présence : le cathétérisme direct, ou de haut en bas, et le cathétérisme rétrograde, de bas en haut.

A. *Cathétérisme de haut en bas.* — On emploiera le procédé de Schrötter, légèrement modifié et rendu applicable aux enfants trachéotomisés. Il s'agit d'un *bougirage* ou d'un *calibrage* du larynx par les voies naturelles.

Instrumentation. — Elle se compose de tiges pleines convenablement courbées et graduées, et d'une canule spéciale.

Les tiges dilatatrices sont au nombre de 7 ; la plus fine a un diamètre de 2 millimètres, la plus volumineuse un diamètre de 5 millimètres; les autres ont des grosseurs intermédiaires et diffèrent régulièrement entre elles de 1/2 millimètre. Elles sont faites de métal blanc nickelé : elles sont donc rigides, et non flexibles, comme les bougies urétrales de Béniqué, dont elles rappellent la forme et l'usage. Il faut, en effet, un certain effort pour les faire pénétrer dans le larynx, et elles risqueraient de se déformer, si elles étaient malléables. Elles sont pleines, et non creuses, comme les sondes de Schrötter : il est, en effet, inutile qu'elles donnent passage à l'air, puisque l'enfant respire par sa canule trachéale; de plus leur faible diamètre ne permettrait de les creuser qu'aux dépens de leur résistance.

Rectilignes dans leurs deux tiers postérieurs, elles présentent, dans leur tiers antérieur, une courbure à grand rayon analogue à celle de tous les instruments destinés à être introduits dans le larynx. Elles sont cylindriques sur toute leur longueur, mais leur extrémité laryngée est façonnée en cône émoussé.

Elles s'adaptent à un manche commun dans lequel on les fixe à l'aide d'une vis à pression. Pour être bien en main, ce manche doit être un peu fort et plus pesant que la tige elle-même.

La canule à cathétérisme a la forme générale d'une canule à trachéotomie ordinaire, mais présente les particularités suivantes :

a. Elle est largement évidée sur sa partie convexe, à 1 centimètre 1/2 environ de son orifice externe, de façon que le cathéter, introduit dans le larynx, puisse descendre dans la canule ; l'orifice ainsi créé doit avoir au moins la largeur du plus gros cathéter ;

b. Comme cet évidement affaiblit notablement la résistance de l'instrument qui risque de se briser et de tomber dans la trachée, ses parois doivent avoir une épaisseur double de l'épaisseur ordinaire ;

c. Elle n'est pas munie d'une canule interne.

Outre ces instruments spéciaux, préparez, d'une part, une source lumineuse (lampe, gaz, électricité) et un miroir frontal réflecteur, de l'autre, de petits miroirs laryngiens.

Opération. — Commencez par substituer à la canule trachéale, que porte habituellement l'enfant, la canule fenêtrée qui vient d'être décrite, et montez sur le manche un cathéter de calibre moyen.

L'enfant étant alors placé dans la position laryngoscopique et maintenu par un aide, si cela est nécessaire, faites-lui ouvrir la bouche, saisissez sa langue de la main gauche munie d'une compresse, et éclairez la paroi postérieure de son pharynx comme si vous alliez pratiquer la laryngoscopie.

Deux cas peuvent se présenter selon que, dans ces conditions et sans le secours du miroir laryngien, l'épiglotte est ou non accessible à la vue.

a. Si l'épiglotte est visible, saisissez de la main droite la sonde préparée à l'avance et portez son extrémité en arrière de l'épiglotte ; ramenez l'instrument à vous de façon qu'il vienne au contact de celle-ci : faites alors descendre rapidement le cathéter dans le larynx, en suivant la face postérieure de l'épiglotte.

b. Si l'épiglotte n'est pas visible, deux moyens s'offrent à vous pour pénétrer dans le larynx :

1° Portez l'instrument dans le fond de la gorge et irritez avec son extrémité la paroi postérieure du pharynx ; vous provoquez ainsi un réflexe nauséeux et, par conséquent, une élévation du larynx; profitez du court instant où l'épiglotte se montre à vous pour exécuter la manœuvre précédemment décrite ;

2° Si vous échouez par ce procédé, faites tenir la langue de l'enfant par un aide ; de votre main gauche devenue libre, introduisez dans la gorge un miroir laryngoscopique, au moyen duquel vous vous guidez pour faire pénétrer la sonde dans le larynx.

Le cathéter étant entré dans le larynx, maintenez-le, lui et son manche, exactement dans le plan médian, pour éviter toute fausse route et tentez de franchir le rétrécissement par une pression progressive, mais qui doit rester modérée. Il n'y a qu'un signe de certitude de la pénétration de la sonde au delà du rétrécissement, c'est la vue de l'extrémité de la tige métallique dans la lumière de la canule où elle sera descendue, le plus souvent après un brusque ressaut. Maintenez-la en place quelques secondes, une minute si possible, selon la tolérance de l'enfant, et retirez-la.

Si vous échouez, recommencez l'opération avec le cathéter de numéro immédiatement inférieur et ainsi de suite jusqu'à ce que vous réussissiez. Si vous passez aisément, tentez de faire passer la sonde de calibre immédiatement supérieur. Le cathétérisme immédiatement exécuté, retirez la canule fenêtrée et remettez en place la canule ordinaire.

Dans les séances suivantes, il faut chercher à passer des sondes de plus en plus grosses. Ces séances devront être répétées tous les jours, ou tous les deux jours, jusqu'à ce que le larynx admette les sondes les plus volumineuses, ce qui demandera un temps pouvant varier de quelques semaines à plusieurs mois. Le plus souvent, la dilatation ne se fait que fort lentement et il faut quelquefois plusieurs semaines avant d'arriver à passer la sonde d'un numéro immédiatement supérieur.

D'ailleurs, le passage d'une grosse sonde n'indique pas toujours que le rétrécissement est dilaté : *a priori*, il signifie seulement que celui-ci est dilatable. En effet, les tissus infiltrés présentent souvent une consistance élastique qui leur permet de se laisser refouler aisément par la sonde ; mais à peine celle-ci est-elle retirée, que les bourrelets d'infiltration reprennent leur volume primitif ; l'orifice, momentanément agrandi par la présence de la tige dilatatrice, se resserre immédiatement, comme le ferait une bague élastique.

Lorsqu'on a obtenu une dilatation suffisante pour que le larynx admette un tube, même d'un numéro très inférieur à celui que comporterait normalement l'âge de l'enfant, il y a avantage à substituer le tubage au calibrage : on se trouve, en effet, dans les conditions d'un rétrécissement large, justiciable du traitement par l'intubation ; les progrès sont alors plus rapides et l'on peut ainsi, en quelques semaines, obtenir une dilatation qui permettra de tenter bientôt le décanulement.

B. *Cathétérisme de bas en haut.* — Lorsqu'on ne réussit pas à passer des sondes métalliques par les voies naturelles, soit en raison de l'étroitesse extrême du trajet, soit par manque d'habileté, on a la ressource du cathétérisme rétrograde.

Ici, on ne peut plus guère employer de sondes rigides, pour deux raisons :

a. Pour que la sonde prenne la direction du conduit laryngé, le manche doit être abaissé vers le sternum; dans cette position, elle déprime l'angle inférieur de la plaie cervicale et comprime la trachée, d'où cyanose de l'enfant et menace d'asphyxie.

b. Lorsqu'on peut éviter cet inconvénient et faire pénétrer une tige rigide dans la région sous-glottique sans provoquer une trop grande dyspnée, il est difficile de savoir si l'on a ou non doublé le rétrécissement; le plus souvent, le larynx est soulevé par l'instrument sans que celui-ci franchisse la sténose.

Le cathétérisme rétrograde avec des sondes molles et flexibles est, au contraire, assez bien supporté par l'enfant; la sonde peut être poussée sans inconvénient jusque dans le pharynx où la vue de son extrémité est la preuve de son passage dans le larynx.

Ce mode de traitement convient surtout aux rétrécissements extrêmement serrés et, par conséquent, lentement dilatables. Pour obtenir des progrès plus rapides, il y a avantage à combiner ce cathétérisme avec l'introduction de tiges dilatatrices de laminaire selon le procédé de Corradi.

Instrumentation. — Elle est très simple : deux ou trois bougies urétrales en gomme, de calibre inégal, mais petit; des tiges de laminaire de faible diamètre conservées dans de l'éther iodoformé, de la soie à ligature, un abaisse-langue et une pince, enfin une canule trachéale présentant sur sa convexité, à 1 centimètre 1/2 de son ouverture supérieure, un orifice de 2 à 3 millimètres de large, à bords mousses et non coupants.

L'une des tiges de laminaire, du diamètre présumé du rétrécissement, et de 3 à 4 centimètres de long, selon l'âge de l'enfant et le siège plus ou moins élevé de la plaie trachéale, est munie, à chacune de ses deux extrémités, d'un fil de soie de 20 centimètres de longueur qu'on fixe solidement sur la tige munie à cet effet, soit d'un orifice, soit d'un petit sillon circulaire.

Si l'enfant est indocile, comme c'est le cas le plus fréquent, il vaut mieux opérer sous le chloroforme.

Opération. — Enlever la canule à trachéotomie et introduire de bas en haut, par l'orifice trachéal, une bougie dans le larynx; après quelques tâtonnements, on arrive à franchir la sténose ; on pousse donc la bougie jusque dans le pharynx où l'on va saisir son extrémité en s'aidant de l'abaisse-langue et de la pince. A cette extrémité ramenée hors de la bouche, on attache un long fil et l'on retire la bougie ; le fil, ainsi entraîné, prend la place de cette dernière; l'une de ses extrémités sort de la bouche, l'autre de la plaie trachéale. Il va servir à l'introduction de la laminaire dans le larynx.

A son extrémité trachéale, on attache l'un des cordons de soie auxquels est fixée la laminaire ; puis, tirant sur son extrémité buccale d'une main, pendant qu'on guide la tige dilatatrice de l'autre, on engage celle-ci dans le rétrécissement ; on cesse toute traction dès que la partie inférieure de la tige a disparu dans l'angle supérieur de la plaie trachéale. La laminaire et ses deux cordons ont pris à leur tour la place du fil. Il reste à fixer cette tige en place. A cet effet, introduisez dans le trou de la convexité de la canule spéciale, et faites sortir par l'ouverture de celle-ci le cordon de soie trachéal; mettez cette canule en place et tirez doucement sur le cordon jusqu'à ce qu'il se tende et que vous sentiez une résistance : à ce moment la laminaire vient butter contre la canule, qui l'empêche de descendre plus bas. Fixez le cordon au bouton du pavillon de la canule. Cette fixation peut suffire à la rigueur, mais, pour plus de sécurité et surtout pour plus de facilité à retirer ensuite la tige dilatatrice, conservez le cordon buccal que vous fixerez soit au pavillon de l'oreille, soit à la joue avec un morceau de diachylon.

La laminaire est laissée en place de six à douze heures.

L'opération, répétée plusieurs fois de suite à quelques jours d'intervalle, en ayant soin d'introduire des tiges de laminaire de plus en plus volumineuses, permet d'obtenir une dilatation assez rapide qu'on aura à achever par le calibrage ou le tubage.

Il peut arriver que la sténose soit si serrée qu'on éprouve dans la première séance une impossibilité absolue à faire pénétrer une tige de laminaire. Je me suis trouvé bien, dans ce cas, de laisser en place la bougie filiforme qui avait pu franchir le rétrécissement, en assurant sa fixité par une ligature réunissant ses deux bouts, buccal et trachéal : la canule ayant été remise en place sans difficulté en raison du petit diamètre de la bougie, l'enfant toléra fort bien ce bougirage prolongé; au bout de quarante-huit heures, je pus substituer à la bougie précédente une bougie plus volumineuse, et, deux jours plus tard, je pus enfin introduire une tige de laminaire.

Ces différents procédés de dilatation ne sont malheureusement pas constamment efficaces. Il arrive qu'une fois un certain degré de dilatation obtenu le rétrécissement se refuse à tout nouvel élargissement, il ne reste plus qu'une ressource, c'est la laryngofissure; peut-être cependant, chez un enfant déjà âgé et docile, pourrait-on essayer de l'électrolyse qui seule m'a permis de décanuler, au bout de seize ans, un jeune homme de 19 ans, trachéotomisé depuis l'âge de 3 ans.

3° Rétrécissement infranchissable. — Lorsqu'on ne peut arriver à passer la plus petite sonde, soit de haut en bas, soit de bas en haut, il faut en conclure que la région cricoïdienne est totalement comblée par des tissus de nouvelle formation.

Dans les cas les plus heureux, mais les plus rares, il s'agit d'une simple cloison membraneuse transversale plus ou moins mince. L'indication est alors d'inciser la membrane avec un bistouri laryngien à lame cachée, introduit dans le larynx sous le contrôle du miroir. Un orifice étant ainsi créé, le rétrécissement devient franchissable et par conséquent justiciable du traitement par les procédés ci-dessus décrits.

Le plus souvent, on a affaire à un rétrécissement fibreux, à une oblitération de la région hypoglottique, sur toute ou presque toute sa hauteur.

Il y a deux procédés pour lever l'obstacle : la laryngofissure ou la résection du cricoïde.

A. La *laryngofissure* consiste à fendre verticalement le thyroïde et le cricoïde exactement sur la ligne médiane, de façon à ne pas blesser les cordes vocales, puis à exciser, soit à l'aide d'un bistouri ou de fins ciseaux courbes, soit au moyen d'une pince emporte-pièce (pince de Martin), toute la néoplasie fibreuse ou fibro-cartilagineuse. Il faut ainsi s'attacher à refaire un canal artificiel sur une hauteur qui peut atteindre 1 centimètre ou 1 centimètre 1/2, opération d'ordinaire très délicate, car on se trouve forcé de sculpter au hasard en plein tissu fibro-cartilagineux, sans aucun indice permettant de reconnaître les limites des tissus sains et des tissus pathologiques.

L'obstacle étant levé, il faut en prévenir la reproduction. A cet effet, on place dans le trajet de nouvelle formation un tube de calibre proportionné aux dimensions du larynx et par-dessus lequel on suture ensuite le cartilage, puis les parties molles. Comme tube, on a le choix entre .

a. Un tube à intubation ordinaire (Bokay) qui sera plus tard extrait par la voie buccale : il présente l'inconvénient d'être exposé à être rejeté par l'enfant avant le temps fixé; or une réintubation par la voie buccale peut être impossible ou compromettre le succès de la suture cartilagineuse.

b. Une canule courbe analogue à une canule trachéale, mais plus courte et renversée de façon à être introduite de bas en haut dans le larynx par l'orifice trachéal; l'extrémité supérieure de la canule doit dépasser le niveau du point rétréci; son extrémité inférieure, taillée en biseau, vient reposer sur la canule trachéale, à la façon d'un cavalier sur une selle; elle est munie d'une demi-plaque qui se raccorde à la plaque de la canule trachéale. Tel est le modèle que j'imaginai pour un enfant dont j'ai rapporté l'histoire au Congrès de Moscou; elle donna d'ailleurs, dans ce cas, un mauvais résultat; de Penthière (Sténose laryngée totale chronique. *Ann. des mal. de l'oreille*, etc., 1900, vol. XXVI, p. 513), qui en a depuis imaginé une analogue, en aurait obtenu un résultat plus satisfaisant. Le principal inconvénient de cet appareil est le suivant : fabriquée à l'avance, la canule a rarement le diamètre, la forme, la courbure voulus; faisant corps avec la canule trachéale, qui assure sa fixité, elle exerce constamment des tiraillements sur les parties dont elle est chargée d'assurer la bonne cicatrisation.

c. Un tube de verre rectiligne (Die Behandl. von Verengerungen des Kehlk. u. der Luftrœhre mit glæssernen Schornsteincanülen nach Mikulicz. *Arch. f. Laryngolog.*, 1896, Bd. IV, S. 72), muni à sa partie moyenne d'une anse également en verre, qui sort par la plaie trachéale et maintient l'appareil en place (Mikulicz) : il faut ultérieurement agrandir l'ouverture trachéale pour sortir le tube.

d. Un simple tube de caoutchouc à parois très épaisses et résistantes me paraît préférable. Les tubes de caoutchouc amianté, à lumière très fine et à parois par conséquent très épaisses, dont on se sert communément pour les appareils à injection de sérum, conviennent très bien à cet usage : ils ont l'avantage de pouvoir être stérilisés par séjour dans l'eau bouillante. Il est facile d'en préparer plusieurs de diamètres différents, afin de choisir au moment voulu celui qui s'adapte le mieux au calibre du larynx opéré; de même, on lui donne aisément sur place la longueur voulue. Afin de permettre ultérieurement son extraction, son extrémité inférieure doit venir faire issue par la plaie trachéale; pour qu'il n'obture pas celle-ci et pour qu'il ne s'oppose pas à l'introduction de la canule, on a soin de tailler en biseau très allongé ses 2 ou 3 centimètres inférieurs : cette partie ainsi amincie se coude très facilement à angle droit et n'occupe qu'une petite place dans l'angle supérieur de la plaie trachéale, où elle se couche sur la convexité de la canule sans gêner son passage. Pour plus de sécurité, un fil de soie est attaché à l'extrémité inférieure du tube, et fixé à la peau du cou avec une couche de collodion.

Ce tube souple a l'avantage sur les tubes rigides de se modeler sur les parties et de s'adapter de lui-même à leur courbure.

Pendant combien de temps, faut-il laisser en place ce tube conformateur? Le plus longtemps possible, en tout cas pendant un mois au minimum. Une fois le tube retiré, surveiller le larynx, et, si la sténose a tendance à se reproduire, recourir au calibrage ou au tubage. Quoi qu'on fasse, en effet, la région sous-glottique tend presque toujours à se rétrécir de nouveau, bien qu'à un degré moindre; aussi, certains malades ont-ils dû subir la laryngofissure à plusieurs reprises. Pour prévenir la reproduction de la sténose, Chiari a eu l'idée d'appliquer sur la plaie intra-laryngée une greffe de Thiersch, afin de recouvrir rapidement la perte d'épithélium consécutive à l'excision des tissus atrésiants : la difficulté est de maintenir cette greffe et de la faire prendre

B. La *résection du cricoïde*, c'est-à-dire l'ablation simultanée des parties obturées et des parties obturantes, est la dernière ressource dans les cas où le rétablissement du canal laryngé au cours de la laryngofissure échoue ou paraît impraticable. Cette résection faite, on suture le segment restant du larynx à la trachée (La chirurgie moderne du larynx. *Annales des maladies de l'oreille*, 1900, vol. XXVI, p. 457).

Nous nous contentons de mentionner cette opération au sujet de laquelle nous n'avons aucune expérience personnelle, mais qui paraît rationnelle *a priori*.

Soins consécutifs. — Quel que soit le mode de traitement employé, il faut savoir que, même en cas de dilatation en apparence très suffisante, l'enfant reste pendant longtemps exposé à des crises de dyspnée laryngée. Les tissus de la zone rétrécie conservent en effet, pendant encore de longs mois, une grande tendance à s'œdématier ou à s'infiltrer sous l'action de la moindre irritation; c'est ainsi que le passage d'une sonde dilatatrice est presque toujours suivi, comme on peut s'en assurer *de visu* au laryngoscope, de la production d'un œdème qui fait doubler le volume du bourrelet fibreux constituant le rétrécissement.

Or un rhume, une laryngo-trachéite même légère, la rougeole, la coqueluche, peuvent amener ce résultat. Il est même certainement des cas où un accès de suffocation laryngée, survenant à l'occasion d'une de ces maladies, est le premier signe révélateur d'un rétrécissement sous-glottique ancien, mais assez léger jusqu'alors pour n'avoir pas manifesté son existence.

Le danger de ces crises aiguës de sténose au cours d'un rétrécissement même large, ou déjà fortement dilaté, doit mettre en garde contre une ablation trop précoce de la canule trachéale. Une fois celle-ci enlevée, il faut se tenir prêt à parer par le tubage ou la remise en place de la canule à tout accès de suffocation.

L'enfant étant décanulé, il est rare que la plaie cervicale se ferme complètement d'elle-même, en raison de son ancienneté et de la cutanisation de ses bords. Il reste le plus souvent une fistule présentant deux inconvénients; elle donne passage, surtout à l'occasion des secousses de toux : *a*, à des mucosités qui souillent le linge; *b*, à un mince filet d'air qui entre ou sort en sifflant, bruit révélateur d'une véritable infirmité. Rien de plus facile que d'obturer la fistulette en décollant et avivant ses bords latéraux et en les suturant sur la ligne médiane. Cette opération peut sans inconvénient être différée jusqu'à l'époque où la guérison de la sténose sera confirmée.

Conduite générale et résultats du traitement. — En ce qui concerne la conduite générale du traitement, nous considérons que, si l'on n'a rien obtenu d'appréciable au bout d'un an de calibrage ou de tubage méthodique et régulièrement pratiqué, il n'y a rien à espérer désormais des tentatives de dilatation.

Dans ces conditions, malgré les résultats médiocres en général, donnés par la laryngofissure, on doit tenter cette opération sans attendre davantage : c'est la seule chance qu'on ait de pouvoir décanuler l'enfant. Différer l'opération, la remettre à deux ou trois ans plus tard, c'est aller presque sûrement au-devant d'un échec; car c'est s'exposer, surtout en cas d'oblitération totale, à trouver à cette époque un larynx atrésié par défaut de fonctionnement, arrêté dans sa croissance et qui, même si on réussissait à le rendre perméable, serait toujours trop étroit pour laisser pénétrer dans les poumons normalement développés de l'enfant l'air dont il a besoin.

De cet exposé, il est facile de conclure que le pronostic des sténoses sous-glottiques est très sombre, et cela pour plusieurs raisons : le traitement en est presque toujours fort long; l'enfant qui doit rester trachéotomisé pendant de longs mois, ou même de longues années, est exposé à de graves complications pulmonaires; une de mes petites malades a succombé en quelques minutes avec des phénomènes d'asphyxie inexpliqués, la canule trachéale étant largement perméable au moment de la crise. Les résultats du traitement sont des plus aléatoires :

il échoue complètement dans la moitié des cas environ (je parle de rétrécissements sous-glottiques chroniques, définitivement constitués, et non de sténoses plus ou moins légères et douteuses qu'on peut observer dans les premiers jours qui suivent un détubage ou un décanulement, et qui disparaissent soit d'eux-mêmes, soit à la suite d'un nouveau tubage). Dans les autres cas, les résultats sont rarement parfaits : la voix est le plus souvent altérée, elle est rauque ou voilée, parfois discordante, en raison des traumatismes éprouvés par les cordes vocales, soit lors du passage répété des sondes ou des tubes, soit lors de la thyrotomie. La respiration est plus ou moins bonne selon le degré de dilatation obtenu : un seul de nos malades guéris, sur quatre que nous avons pu suivre pendant plusieurs années après le décanulement, a recouvré une respiration absolument normale ; les autres respirent tranquillement et sans bruit à l'état de repos, mais à la moindre animation, au moindre effort, ils sont essoufflés et cornent très légèrement, indice non douteux que leur larynx n'a pas recouvré toute sa perméabilité.

A cet égard, nous avons cru constater que, pour juger du degré de dilatabilité d'un rétrécissement, il faut plutôt tenir compte de la longueur de son trajet, que du diamètre de sa lumière : un rétrécissement membraneux, si serré soit-il, est plus facile à dilater qu'une sténose modérée, mais portant sur toute la hauteur du cricoïde. En d'autres termes, l'étroitesse d'un rétrécissement est d'un pronostic moins grave que sa grande étendue en hauteur.

CHAPITRE VII

TUBAGE OU TRACHÉOTOMIE. — PARALLÈLE ET INDICATIONS DES DEUX INTERVENTIONS

Nous venons de décrire le manuel opératoire des deux interventions qui permettent de combattre l'asphyxie croupale ; il nous reste à étudier la valeur respective de chacune d'elles, et à préciser le choix que l'on devra en faire dans tel cas de pratique qui se présentera.

Comparons les avantages et les inconvénients du tubage et de la trachéotomie.

A. Avantages du tubage. — 1° Le tubage n'est pas une *intervention sanglante* et, si ce fait n'a pas une grosse importance au point de vue du médecin, il en a une considérable vis-à-vis des familles. Les parents admettront, en effet, difficilement que l'on fasse une plaie trachéale, surtout s'il s'agit d'une fillette, car une cicatrice au cou est toujours disgracieuse.

2° Le tubage est une opération *moins dangereuse et moins émouvante* que la trachéotomie. Lorsque l'on s'y est exercé et lorsque l'on suit rigoureusement les préceptes que nous avons indiqués, on est certain de réussir le tubage, sinon à la première tentative, du moins à la seconde.

De plus, ceux qui ont fait un très grand nombre de tubages envisagent avec assurance et sans émotion cette intervention : il est avéré que plus on en a fait, moins on craint d'en faire. L'habitude, en matière de tubage, supprime toute appréhension chez l'opérateur. Il n'en est pas de même de la trachéotomie qui est toujours émouvante et dont une grande expérience ne sert pas toujours à éviter les accidents. On ne peut jamais dire qu'on n'aura pas un accident en faisant une trachéotomie et que l'enfant ne restera pas sur la table d'opération (Archambault).

3° Le tubage n'est pas *une ultima ratio,* il laisse toujours après lui la ressource de la trachéotomie, si on vient à le manquer ou si, pour des raisons diverses, il ne soulage pas l'enfant, tandis que la trachéotomie manquée amène infailliblement la mort. C'est là un fait d'une grosse importance, car il donne de l'assurance à l'opérateur, et l'assurance et le sang-froid sont deux qualités plus nécessaires ici que pour toute autre opération.

4° *Les tubages peuvent être répétés plus facilement que la trachéotomie.* — Si, après extubation, l'enfant est pris, à nouveau, de phénomènes de tirage, il est facile de le retuber; mais, s'il a été décanulé, et que, un certain temps après, douze heures par exemple, on soit obligé de lui remettre une canule, les inconvénients reparaissent. Il faut avoir pratiqué des recanulations tardives pour en connaître toutes les difficultés. Parfois même, il devient nécessaire de refaire une nouvelle incision pour permettre d'introduire la canule, incision parfois plus délicate à faire qu'une trachéotomie d'emblée.

5° Le tubage permet plus facilement une thérapeutique active, dans certaines complications de la diphtérie, comme la bronchopneumonie. La balnéation tiède ou froide se fait très facilement avec le tubage, elle est plus dangereuse avec la trachéotomie. On se prive donc, avec cette dernière, dans des limites relatives toutefois, d'une ressource thérapeutique puissante qu'il convient à tout prix de conserver.

6° Si le tube est rejeté ou si, pour une raison quelconque, il a été enlevé au bout d'un temps assez court, il peut arriver qu'il soit devenu inutile ; le malade est alors dans des conditions bien plus favorables à la guérison que s'il était obligé de garder une canule, ou même seulement d'attendre la guérison de la plaie.

7° M. Marfan insiste beaucoup sur un avantage qui, à lui seul, doit faire préférer le tubage, c'est que, dans cette intervention, il est difficile de commettre des fautes graves mettant en danger la vie de l'enfant ; c'est l'inverse avec la trachéotomie où une faute est vite commise, quelles que soient l'expérience et l'habileté de l'opérateur.

B. Inconvénients du tubage. — 1° *Un premier inconvénient* réside dans la difficulté de l'alimentation chez un enfant tubé. Bien que, pendant toute cette phase de la maladie, l'enfant soit nourri exclusivement de lait ou de liquides, c'est là un sérieux inconvénient.

L'enfant, naturellement glouton, boit très vite, et il tombe alors un peu de liquide dans la lumière du tube, puis dans la trachée, d'où des quintes de toux spasmodiques qui peuvent s'accompagner de rejet du tube. Ces quintes de toux, sont, en outre, fatigantes pour l'enfant et lui font quelquefois refuser toute nourriture. Un fait important, cependant, c'est que le passage du lait dans les voies aériennes n'a que peu ou pas d'importance au point de vue de la production des pneumonies dites « par aspiration ». Dans bon nombre de cas où nous aurions pu l'incriminer, nous pourrions toujours faire intervenir un autre facteur étiologique beaucoup plus important, la contagion.

Les difficultés d'alimentation ne sont pas toutefois insurmontables, car nos infirmières de l'hôpital des Enfants arrivent assez facilement à nourrir les bébés. Dans les familles, le médecin aura simplement besoin d'indiquer aux mères ou aux gardes-malades comment elles doivent s'y prendre.

2° *Deuxième inconvénient. — Le tube détermine de l'aphonie*, non seulement quand il est dans le larynx, mais encore après son ablation. Il faut cependant considérer qu'il n'y a pas aphonie complète et que, même lorsqu'ils ont un tube dans le larynx, les enfants peuvent articuler tout bas des paroles et se font *très facilement comprendre*. L'aphonie consécutive n'est pas persistante ; dans les cas favorables, elle cesse deux ou trois jours après l'ablation du tube, et il est exceptionnel que la voix, au bout de quinze jours au plus, ne soit redevenue complètement normale. Ajoutons qu'il ne faut pas absolument, et dans tous les cas, incriminer le tubage, car la diphtérie peut, avec autant de raison, être incriminée. Il se produit là une application de la loi générale énoncée par Stokes, que tout plan musculaire sous-jacent à une muqueuse enflammée est parésié, et nous ne comprenons guère pourquoi on voudrait refuser aux muscles du larynx le droit d'être paralysés ou parésiés par l'infection diphtérique, puisqu'on reconnaît ce droit aux muscles du voile du palais. Ces interprétations sont d'autant plus rationnelles que l'aphonie peut exister *après la trachéotomie*. En tous cas, l'aphonie existe forcément lorsqu'il y a présence d'une canule dans la trachée et tant que la plaie trachéale n'est pas cicatrisée.

3° *Le tube détermine des ulcérations du larynx.* — Ce fait est exact, mais nous pensons qu'on a beaucoup exagéré la fréquence et la gravité de ces ulcérations. Certes, elles ont été fréquentes à une certaine époque, mais elles sont actuellement bien rares à l'hôpital des Enfants. Nous pensons qu'il faut attribuer ce résultat à une meilleure technique qui évite de léser et de détruire traumatiquement la muqueuse ; on se garde de faire des tentatives répétées, de faire saigner la muqueuse, d'agir brutalement ; on emploie des tubes plus courts et surtout on les laisse moins longtemps en place. Les ulcérations, au cours de la diphtérie pure, nous sont maintenant presque totalement inconnues, mais on les observe encore quand il y a des complications streptococciques ou des broncho-pneumonies concomitantes.

Nous avons indiqué ailleurs les conditions qui favorisaient la production de ces ulcérations, et notamment le rôle de la laryngite sous-glottique.

En admettant même qu'on puisse reprocher au tubage l'inconvénient de pouvoir déterminer des ulcérations, ce même inconvénient ne se produit-il pas avec autant de fréquence et avec plus de gravité au cours de la trachéotomie? Nous connaissons, en effet, très bien les ulcérations trachéales dues à la présence de la canule, et nous connaissons aussi la facilité d'infection secondaire des plaies de la trachéotomie. En ce qui concerne les ulcérations, le tubage n'est donc pas plus dangereux que la trachéotomie.

4° Dans les cas de diphtérie trachéale, le *tubage est parfois insuffisant*, et la trachéotomie peut réussir. Il est vrai que la trachéotomie peut aussi échouer; et, en fait, elle échoue souvent. Dans les diphtéries extensives, la présence de fausses membranes dans la trachée rend souvent aléatoires les secours de la trachéotomie, qui est un pis aller trop souvent insuffisant. L'existence d'une diphtérie bronchique, dit M. Sevestre, d'une broncho-pneumonie, diminue certainement, dans une proportion plus ou moins grande, les chances de succès; mais, ces réserves faites, il n'en est pas moins indiqué de tout entreprendre pour empêcher le malade de mourir asphyxié. L'intervention dans cette circonstance, c'est le secours que l'on apporte à un homme qui se noie, sans se préoccuper de savoir s'il sera encore en état de survivre.

5° *Le tube peut être rejeté ou s'obstruer.* — Ce fait n'est nullement un argument contre le tubage dans la pratique hospitalière, car les infirmières savent toutes détuber et l'interne de garde est là pour remettre le tube en temps utile. Il n'en est plus de même en ville, si on excepte les familles aisées qui peuvent avoir à domicile un interne de garde sachant tuber et détuber; nous rentrons alors dans le courant de la pratique hospitalière, et nous n'avons pas à tenir compte des dangers d'expulsion ou d'obstruction du tube, attendu que l'on peut y remédier immédiatement. Cette façon de procéder, excellente, a l'approbation unanime. Mais il n'est pas toujours possible ou de conseiller l'hôpital ou d'imposer une garde onéreuse aux familles semi-aisées qui sont la majorité dans la clientèle quotidienne. Dans ces conditions, doit-on, comme le conseille M. Sevestre, pratiquer la trachéotomie plutôt que tuber l'enfant? Nous pensons qu'on peut, dans une large mesure, atténuer ce jugement et qu'on peut et doit tuber sans surveillance permanente, sous certaines réserves. L'argument primordial qui nous met légèrement en désaccord avec notre maître M. Sevestre, après avoir partagé absolument son avis, est le suivant : c'est que, moyennant quelques précautions, le nombre des décès, par rejet du tube ou obstruction brusque, sera certainement moins élevé que le nombre de décès par trachéotomies manquées. La sécurité, après la mise en place d'une canule, est certainement plus grande qu'avec le tube, car, si même la canule venait à s'obstruer, une garde-malade ou même la mère de l'enfant peut bien retirer la canule interne et la nettoyer, mais cette sécurité est payée bien cher, car nous n'hésitons pas à répéter qu'on se heurte parfois pour la trachéotomie à des difficultés insurmontables. En outre, le tube lui-même peut être, en cas d'obstruction, retiré par une personne intelligente, et on a toujours la ressource de laisser dans ce but le fil de sûreté en ayant soin d'attacher les mains de l'enfant et de le surveiller.

La discussion précédente permet d'établir les indications

respectives de tubage et de la trachéotomie. Les propositions qui suivent ont pour but de préciser ces indications et aussi de montrer l'aide que les deux opérations peuvent se prêter mutuellement.

INDICATIONS DU TUBAGE D'EMBLÉE. — 1° Le tubage est une opération d'urgence, que tout médecin doit être apte à pratiquer.

2° Le tubage est indiqué dans tous les cas de croup à la période de tirage intense et permanent et d'asphyxie imminente.

3° Son opportunité est discutable dans quelques circonstances que nous allons déterminer.

4° A l'hôpital, ou en ville, lorsqu'il y a possibilité d'instituer une surveillance médicale permanente, le tubage doit toujours être tenté de préférence à la trachéotomie.

5° Lorsque la surveillance médicale ne peut, pour des raisons diverses, être constante, nous croyons néanmoins que le tubage doit avoir la priorité sur la trachéotomie sous les réserves suivantes :

α. Avoir prévenu la famille, si l'on a affaire à des personnes éclairées, des difficultés et des avantages des deux interventions et avoir obtenu son assentiment.

β. En cas de choix du tubage, avertir la famille du danger éventuel d'obstruction brusque ou de rejet de tube, pouvant s'accompagner d'une mort rapide. Prévenir également que le premier danger peut être assez facilement conjuré par la présence d'une garde-malade instruite. Cet accident sera d'ailleurs d'autant moins à redouter que, dans ces circonstances délicates, on n'hésitera pas à pratiquer le tubage de bonne heure et sans attendre une trop grande extension des fausses membranes.

γ. Dans le but de pallier les inconvénients de rejet spontané ou de détubage de nécessité, à la suite desquels une nouvelle intubation s'impose, pouvoir rester en communication facile avec le malade et pouvoir revenir en une heure *au plus* auprès de l'enfant. Il est exceptionnel qu'on ne puisse attendre une heure pour pratiquer une nouvelle intubation ; cependant le fait est possible ; mais il est certain que le nombre de morts qu'il entraînera sera moins élevé que la léthalité due à une trachéotomie d'emblée.

ε. Rester auprès de l'enfant, soit après le tubage, soit après le détubage pendant *une heure au moins* pour juger si la respiration se fait sans entraves et si aucun danger n'est imminent.

ζ. Faire au moins trois ou quatre visites dans les vingt-quatre heures, et donner toujours son adresse, en cas d'absence, afin d'être facilement prévenu en cas d'accident.

Indications de la trachéotomie d'emblée. — 1° Pratiquer la trachéotomie d'emblée lorsqu'on est dans l'impossibilité de venir plusieurs fois par jour voir son malade ou de rester à proximité. Ce sera l'intervention de choix pour le médecin de campagne qui a une clientèle très disséminée.

2° La trachéotomie est la seule ressource du médecin qui aura manqué son tubage. Le nombre de tentatives de tubage permises variera suivant l'état de résistance de l'enfant ; dès qu'il y aura menace de syncope, on étendra l'enfant et, après un essai de tubage dans cette attitude horizontale, on fera la trachéotomie.

3° La trachéotomie s'impose encore pour le médecin qui n'a pas l'expérience du tubage.

4° Lorsque les amygdales sont trop volumineuses, et qu'il y a de la diphtérie avec occlusion des fosses nasales, l'enfant ne pouvant être soulagé par le tubage, il vaut mieux faire d'emblée la trachéotomie.

Indications du tubage, suite ou adjuvant de la trachéotomie. — 1° *Tubage consécutif à la trachéotomie.* — Lorsque, après plusieurs tentatives de décanulement, l'enfant présente encore des menaces d'asphyxie, on sera autorisé à pratiquer le tubage pour habituer l'enfant à l'absence de la canule. C'est en général au bout de cinq jours environ que nous conseillons, dans ces circonstances, le recours au tubage, et nous conseillons, surtout si l'opérateur est habile à tuber, de laisser peu de temps le tube en place, une nuit à vingt-quatre heures au maximum. Un ou deux tubages ainsi compris sont ordinairement suffisants. La médication antispasmodique sera toujours instituée.

2° *Tubage adjuvant de la trachéotomie.* — Certains auteurs, Bokay notamment, le pratiquent systématiquement; à notre avis, la présence de ce tube dans le larynx est plutôt gênant pour la trachéotomie.

Cependant, lorsque l'enfant est en état syncopal, lorsque, surtout, l'opérateur n'arrive pas à introduire la canule, nous conseillons, pour se donner du temps, de placer à titre provisoire un tube dont on n'enlèvera pas le fil. Cette manœuvre permettra de faire la respiration artificielle pour ranimer un peu l'enfant; elle permettra encore d'explorer en toute sécurité la plaie de la trachéotomie, et de mener l'intervention à bien. Le maintien du fil permet de retirer le tube sans peine, lorsque le dilatateur ou la canule sont en place.

Indications de la trachéotomie consécutive au tubage. — 1° Tout tubage impossible ou inefficace doit immédiatement céder le pas à la trachéotomie.

2° En cas d'obstruction brusque et récidivante du tube par des fausses membranes, ne pas hésiter à trachéotomiser.

3° Après tubages répétés et d'une durée totale de cinq à six jours, la suffocation se reproduisant, recourir sans crainte à la trachéotomie dans le but d'éviter les ulcérations laryngées. On pourra même pratiquer cette intervention plus tôt, si la surface du tube est très noire.

4° En cas de croup diphtérique survenant chez un rougeoleux, la trachéotomie devra souvent être précoce et l'on pratiquera tout au plus deux tubages de quarante-huit heures chacun. La même indication s'applique aux laryngites suffocantes morbilleuses sans diphtérie.

CHAPITRE VIII

TRAITEMENT DES COMPLICATIONS

La diphtérie peut entrainer à sa suite un certain nombre de complications. Les unes, liées directement à la diphtérie, peuvent être dues à une localisation anormale des fausses membranes ou dépendre d'une intoxication profonde. Les autres sont produites par l'intervention de micro-organismes surajoutés, et dont la virulence est exaltée sous l'influence de la diphtérie. Les hémorragies, les néphrites et les autres dégénérescences viscérales, les accidents de collapsus ou de paralysie sont l'aboutissant de l'action prolongée ou intense de la toxine diphtérique.

Les otites, les adénopathies, les conjonctivites, les lésions broncho-pulmonaires se développent sous l'influence d'agents microbiens, diphtériques ou autres.

L'otite dans la diphtérie. — Les grands lavages de gorge et les instillations de glycérine phéniquée au 1/20e dans l'oreille externe, d'huile mentholée à 3 pour 100 dans les narines, préservent, dans une certaine mesure, l'appareil auditif contre l'extension de l'infection. Pourtant, cette complication survient parfois, malgré ces moyens prophylactiques ou en leur absence, et il faut alors la traiter.

L'otite moyenne, qui peut être la conséquence d'une propagation de diphtérie pure ou associée par la trompe d'Eustache, se traduit par des phénomènes fébriles souvent un peu tardifs et des douleurs très variables d'intensité. Aussi le médecin doit-il y songer, même si le malade n'attire pas l'attention de ce côté. Une fièvre se prolongeant, après la guérison apparente de l'angine ou du croup, doit faire songer à la possibilité d'une otite. Aux instillations nasales, on pourra joindre des irrigations douces d'eau boriquée tiède dans le conduit auditif externe, pour obtenir au moins une asepsie relative de cette région. On placera ensuite, après instillation de deux ou trois gouttes de glycérine phéniquée, un tampon de coton sec.

Mais, autant que possible, il conviendra de pratiquer un examen otoscopique, et, si l'on constate les signes ordinaires de la suppuration de la caisse (saillie du manche du marteau, disparition du triangle lumineux, aspect terne et gris de la membrane du tympan), on n'hésitera pas à faire la paracentèse du tympan. On utilisera ensuite les injections dans le conduit auditif, sans pression, à l'aide du bock contenant de l'eau oxygénée diluée, à la dose de 50 à 100 grammes pour 1000.

On pratiquera trois ou quatre lavages de l'oreille par jour, d'un litre à un litre et demi; on inclinera fortement la tête du malade au-dessus d'une cuvette disposée sous l'oreille. On mettra ensuite un pansement à la glycérine phéniquée. Les propagations de l'otite aux mastoïdes et aux méninges sont exceptionnelles. L'ouverture spontanée et précoce est fréquemment observée, et c'est souvent l'otorrhée même qui signale l'otite.

La conjonctivite diphtérique. — La conjonctivite diphtérique, qu'elle se présente sous la forme interstitielle ou sous la forme superficielle, est toujours justiciable de la sérothérapie. On peut parfois l'observer comme seule manifestation de la maladie. La douleur est souvent très vive. On pourra tenter de la calmer par des applications froides d'eau bouillie ou même de petits sachets de glace. On joindra à ces applications l'usage d'instillations d'acide citrique dilué ou simplement de jus de citron, précédées de grands lavages sans pression à l'aide du bock contenant la liqueur de Labarraque diluée dans l'eau bouillie à raison de 50 grammes pour 1000. On évitera les cautérisations au nitrate d'argent qui peuvent être d'un fâcheux effet sur la conjonctive et la cornée souvent atteintes.

Quand la diphtérie conjonctivale aura compliqué, comme il arrive parfois, une diphtérie pharyngo-nasale, il faudra renouveler largement les injections de sérum, afin d'éviter des accidents locaux et généraux.

Les adénopathies secondaires. — Les adénopathies qui méritent le nom de complications de la diphtérie sont ces fluxions ganglionnaires secondaires tardives, souvent liées à un processus exsudatif et ulcéreux de l'une des régions antérieurement occupées par la fausse membrane diphtérique. Le traitement en est alors double; il doit viser la lésion causale autant que l'adénite même.

Si l'on constate donc vers le huitième, le dixième jour d'une diphtérie, et même plus tard, le développement progressif d'un groupe ganglionnaire cervical ou rétro-maxillaire, il faudra inspecter minutieusement la gorge. Si l'on y trouve une lésion tendant à l'ulcération, il faudra insister sur le traitement local, grandes irrigations avec une solution d'eau oxygénée, attouchements à l'eau oxygénée pure ou à la teinture d'iode.

La fluxion ganglionnaire elle-même sera justiciable d'abord des applications chaudes, cataplasmes ou simples compresses imbibées d'eau très chaude, couvertes d'un imperméable et renouvelées fréquemment. Si la tuméfaction augmente, ou même d'emblée, on pratiquera, dans l'épaisseur des ganglions, des instillations, à l'aide de la seringue de Pravaz, d'une à deux gouttes de glycérine phéniquée au 1/10e. On renouvellera cette instillation plusieurs jours, s'il est nécessaire. Cette pratique a donné à M. Richardière de bons résultats.

Si, malgré tout, la suppuration se produit, annoncée par la rougeur et la fluctuation, bien plus que par les signes généraux, souvent tout à fait absents, il faudra donner issue au pus. On tentera alors une simple ponction au bistouri et, si l'abcès se vide mal, on prolongera l'incision, mais sans excès. On y introduira une mèche de gaze stérilisée et on fera un pansement sec. En général, la guérison s'obtient sans peine après un temps parfois un peu long.

Complications broncho-pulmonaires. — Au cours de la diphtérie et notamment du croup, surtout s'il survient pendant une rougeole, on peut observer plusieurs complications du côté de l'appareil respiratoire.

Tantôt il s'agira de l'extension même de la diphtérie du larynx aux parties sous-jacentes de l'arbre aérien, tantôt une infection banale, à staphylocoques, pneumocoques, streptocoques, ou mixte, engendrera soit de la bronchite, soit de la broncho-pneumonie, rarement une pneumonie franche.

La *diphtérie trachéo-broncho-pulmonaire* ne comporte guère d'autres indications thérapeutiques que le croup : sérothérapie intensive, atmosphère de vapeur, potion toni-balsamique. C'est dans ces variétés graves de diphtérie que le tubage reste impuissant à faciliter la respiration ; mais la trachéotomie n'est guère plus efficace. Il faut s'attendre, lorsqu'on a vu l'enfant rejeter de véritables moules pseudo-membraneux, à ce que le tube s'obstrue, et à ce que la canule, mise pour parer à l'asphyxie, subisse le même sort. Il s'agit là d'une diphtérie particulièrement extensive et presque toujours mortelle.

La *bronchite*, complication de la diphtérie ou plutôt du croup et survenant souvent au bout de deux ou trois jours, parfois consécutive au tubage, sans qu'on puisse d'ailleurs l'incriminer, se traduit essentiellement par une hyperthermie modérée, 38° à 38°5, et par des sibilances diffuses.

Les vaporisations balsamiques sont ici tout à fait indiquées (eau bouillante contenant quelques feuilles d'eucalyptus en particulier).

Les enveloppements froids du thorax, doublement recommandables s'il y a des phénomènes spasmodiques concomitants, procureront souvent un grand soulagement. On pourra les renouveler plusieurs fois par jour, toutes les trois ou quatre heures environ, si la bronchite est un peu intense et surtout s'il y a un peu de dyspnée, en relation parfois avec une sorte de broncho-spasme.

Quand la température tend à s'élever et atteint 39 degrés, on usera avec avantage de la balnéation chaude. Des bains seront prescrits et donnés toutes les trois heures à 38 degrés. Les résultats en sont généralement très satisfaisants et plus faciles à constater que dans le cas de broncho-pneumonie.

Enfin on donnera une potion toni-balsamique telle que la suivante :

Acétate d'ammoniaque.	2 à 4 grammes.
Teinture d'eucalyptus	XX à L gouttes.
Sirop de polygala	ãã 25 grammes.
— de capillaire.	
Eau distillée.	100 —

Donner une cuillerée à entremets toutes les deux heures.

Pour les enfants un peu âgés on pourra prescrire :

Benzoate de soude	2 à 5 grammes.
Alcoolature de racines d'aconit.	XV à XXX gouttes.
Teinture de coca	1 à 3 grammes.
Sirop de tolu.	ãã 25 —
— de codéine	
Eau distillée	100 —

A prendre par cuillerées à dessert ou à soupe, toutes les deux heures.

Le plus souvent, on verra rapidement l'amélioration se manifester et le retour à la santé complète se produire, sans que la convalescence de la diphtérie en soit aucunement prolongée.

La *broncho-pneumonie* présente une tout autre gravité. On peut observer tous les degrés entre la bronchite simple et la broncho-pneumonie pseudo-lobaire, souvent bilatérale. Ordinairement, la broncho-pneumonie, qui survient de préférence chez les enfants atteints de croup et traités tardivement, et fréquemment sous l'influence d'une contagion, s'annonce par deux symptômes primordiaux : l'élévation thermique qui dépasse 39 et souvent 40°, et la polypnée. L'auscultation complète ces renseignements, sauf lorsque la présence d'un tube laryngé ou d'une canule trachéale en altère et en dénature les résultats.

L'indication thérapeutique est complexe. Il faut lutter contre l'hyperthermie et l'infection, comme aussi contre les lésions locales et le danger de l'asphyxie. La balnéation chaude, telle qu'elle a été exposée plus haut, trouve là une application non moins formelle. Si l'on redoute des accidents de collapsus, on fera bien d'injecter un peu avant le bain une petite dose de caféine, 1/4 à 1/2 centimètre cube de la solution suivante :

Benzoate de soude.	ãã 2 grammes.
Caféine	
Eau distillée	10 centimètres cubes.

Chaque centimètre cube contient 20 centigrammes de caféine.

Quand l'enfant sera très affaissé, on aura soin de plonger dans le bain une ou deux poignées de farine de moutarde, enveloppées dans un sac de tarlatane et qu'on exprimera à plusieurs reprises dans l'eau du bain : ce sera le bain sinapisé.

Contre l'hyperthermie on pourra prescrire également de petites doses de bichlorhydrate de quinine (10 centigrammes par année d'âge) en injections sous-cutanées.

Bichlorhydrate neutre de quinine.	2 grammes.
Eau distillée	10 centimètres cubes.

1 centimètre cube contient 20 centigrammes de bichlorhydrate de quinine.

Dans le but de tonifier le malade et de favoriser la diurèse, les injections de la solution à 7/1000es de chlorure de sodium seront pratiquées à des doses, variant suivant l'âge, de 20 à 100 centimètres cubes, et répétées deux ou trois fois par jour.

Enfin, on s'abstiendra de toute médication émétisante. L'ipéca, l'émétique, sont, à dose vomitive, plus nuisibles qu'utiles.

Il faudra surtout prescrire une potion antiseptique et balsamique, analogue à celles qui sont indiquées plus haut. On pourra donner encore, à titre d'expectorant, un looch blanc contenant X à XX gouttes de liqueur ammoniacale anisée.

La dépression sera combattue par une à trois injections sous-cutanées de 1 centimètre cube d'huile ou d'éther camphrés au 1/10e. On prescrira, en même temps, la potion suivante recommandée par M. Marfan :

Acétate d'ammoniaque	2 à 4	grammes.
Sirop d'éther	ãã 15	—
Cognac		
Julep gommeux Q. S. pour	90	—

Localement on agira par des ventouses sèches, car il y a une vaso-dilatation considérable et un afflux sanguin énorme au niveau de la base des poumons congestionnés. La révulsion se fera surtout par des cataplasmes sinapisés. On aura soin de donner toute son attention à la préparation de ces cataplasmes. Trop souvent on a l'habitude d'en saupoudrer simplement la surface avec la farine de moutarde ; on peut donner lieu ainsi à de véritables cautérisations qui dépassent le but proposé et donnent accès à une infection banale ou même diphtérique. Il faudra donc recommander de mélanger intimement au cataplasme de farine de lin, avant de le couler sur la tarlatane, la petite poignée (un cinquième environ de la masse totale à l'état sec) de farine de moutarde ; on pourra ainsi en modérer aisément l'action et en renouveler l'emploi chaque jour. On évitera les badigeonnages répétés de teinture d'iode et on proscrira tout révulsif énergique et tout vésicatoire. Contre l'asphyxie, on aura recours aux inhalations d'oxygène.

Il va sans dire que toutes ces pratiques se joindront à celles qui visent l'angine même ou le croup, notamment aux grandes irrigations antiseptiques de la gorge.

La nécessité d'une intervention, tubage ou trachéotomie, assombrit beaucoup le pronostic de la broncho-pneumonie.

Il sera de toute importance, dans un service d'hôpital, d'isoler le malade atteint de broncho-pneumonie des autres diphtériques, car cette complication est éminemment contagieuse et la diphtérie y prédispose à un haut degré.

Dans un but prophylactique, il faudra aussi, comme nous l'avons vu, surveiller avec soin l'enfant tubé ou trachéotomisé. On voit, en effet, succéder parfois à l'une des deux interventions une suppuration plus ou moins abondante, liée à une laryngite ou à une trachéite catarrhale. C'est ce qui justifie l'importance d'une médication antiseptique et balsamique au cours et à la suite du tubage et de la trachéotomie. On associera le benzoate de soude et la terpine dans une potion de ce genre.

Benzoate de soude	2	grammes.
Terpine.	60	centigrammes.
Cognac.	15	grammes.
Sirop de tolu	30	—
Eau distillée.	100	—

A prendre par cuillerées à dessert toutes les heures.

Le cubèbe et le copahu, très en faveur jadis, sont actuellement presque complètement abandonnés. Peut-être pourrait-on encore accorder quelque crédit à leurs propriétés balsamiques.

Les hémorragies. — Les *hémorragies*, soit spontanées, soit consécutives aux lavages de la gorge, peuvent constituer par elles-mêmes une complication sérieuse. Témoignant d'une intoxication profonde, elles ont leur source au niveau de la muqueuse du pharynx, ou de la pituitaire. Elles sont souvent d'un pronostic absolument funeste et contribuent notablement à la diminution de résistance du petit malade.

On tentera de les enrayer par divers moyens. On fera sucer à l'enfant de petits fragments de glace, ou bien, on lui fera absorber de la glace pilée saupoudrée de sucre, des limonades glacées à l'acide citrique. On pratiquera, l'enfant étant allongé et tourné sur le côté, des irrigations douces à l'eau froide, mêlée pour 1/5 ou 1/4 d'eau oxygénée. Les tampons de coton, imbibés de solution d'antipyrine, ont une certaine valeur hémostatique, mais ils sont mal tolérés par l'enfant, dont la respiration est déjà entravée. Le perchlorure de fer, à la dose de X à XX gouttes toutes les trois heures, est généralement recommandé; son efficacité est au moins douteuse. On aura recours également aux injections sous-cutanées d'ergotine. On injectera de 1 à 4 centimètres cubes de la solution suivante :

Ergotine du Codex.	1 gramme.
Eau distillée.	ãã 10 grammes.
Glycérine.	

Le chlorure de calcium à la dose de 2 grammes, dans une potion de 120 grammes, a donné à M. Marfan d'excellents résultats.

La néphrite. — La néphrite diphtérique est une complication sérieuse, si l'on ne fait pas rentrer sous cette rubrique les albuminuries précoces et minimes de la diphtérie. Il n'est pas rare d'observer l'existence de traces d'albumine dans les urines des diphtériques, au début de la maladie. Ce symptôme est alors peu important et mérite à peine le nom de complication. Pourtant l'albumine entraîne, et jusqu'à sa disparition absolue, l'obligation de soumettre le malade au régime lacté. Toute infraction pourrait provoquer une altération persistante du parenchyme rénal.

Les albuminuries abondantes, et qui atteignent une proportion de 8, 10 grammes et jusqu'à 53 grammes par litre, dans un cas observé par l'un de nous, répondent presque toujours à des lésions graves et doivent faire porter un pronostic réservé. Il faudra redouter, même après qu'un régime approprié aura augmenté la diurèse, réduit notablement l'albuminurie et que l'angine extensive, qu'elles accompagnent, aura paru se déterger, de voir survenir des accidents graves de collapsus cardiaque.

Le traitement de ces néphrites devra donc s'inspirer de ces éventualités et être à la fois préventif et curatif.

Dans l'étude de la sérothérapie, nous avons conclu à l'innocuité de la méthode vis-à-vis de l'albuminurie concomitante. Nous répéterons ici que, bien loin d'en modérer l'emploi, il est de toute nécessité, au cas d'angine grave avec albuminurie notable, d'agir promptement et d'instituer une sérothérapie intensive, telle que nous l'avons indiquée. C'est l'intoxication diphtérique qui entraîne les lésions rénales et c'est elle qu'il faut enrayer le plus tôt possible.

Le régime lacté absolu, le sérum artificiel, et, en cas de défaillance du pouls, la caféine à la dose de 10 à 30 centigrammes par jour, telles sont les indications spéciales. Les bains chauds, favorisant la diurèse, seront ordonnés si l'enfant paraît assez résistant pour les supporter.

Les paralysies. — Les paralysies diphtériques, disent la plupart des auteurs, semblent n'avoir pas diminué depuis l'avénement de la sérothérapie. Cette proposition n'est pas exacte, même si on l'atténue en prétendant que le nombre des paralysies est en rapport avec celui des guérisons ou des survies, bien plus considérable qu'autrefois. En réalité, il faut distinguer, à notre avis, deux groupes très distincts de paralysies. Le premier contient les paralysies du voile du palais. Celles-là sont, en effet, très fréquentes, mais sont liées, pour nous, beaucoup moins à l'intoxication diphtérique qu'à l'inflammation locale. Elles constituent, avec certaines paralysies laryngées, un des cas particuliers de ces paralysies que régit la loi de Stokes. Aussi n'est-il point surprenant qu'elles soient encore fréquentes et qu'elles coïncident précisément avec les diphtéries extensives qui couvrent piliers, voile et luette. Le deuxième groupe comprend les paralysies des membres, des yeux et des viscères; elles sont subordonnées nettement à l'action de la toxine diphtérique sur les centres.

Paralysie du voile du palais. — La paralysie du voile a une importance assez considérable, parce qu'elle détermine mécaniquement un certain nombre d'accidents. Elle s'accompagne de nasonnement et d'une gêne, souvent sérieuse de la déglutition, les liquides refluant par le nez. On parera à cet inconvénient en limitant le plus possible l'alimentation liquide. Comme la paralysie du voile survient le plus souvent au cours de la convalescence, le régime lacté, en l'absence d'albuminurie, pourra faire place à des aliments demi-solides, bouillies épaisses de farine de céréales ou purées de légumes. Archambault conseillait de préparer des sortes de gelées nutritives, telles que la suivante :

Lichen bien mondé.	40 à 50 grammes.
Bouillon consommé peu salé.	250 —

Réduire à 150 grammes et sucrer.

L'enfant un peu âgé trouve d'ailleurs facilement la position qui lui rend la déglutition relativement aisée. Il rejette la tête en arrière, après avoir mis dans sa bouche la cuillerée de potage, et l'avale sans trop de peine. On arrivera au même résultat en alimentant l'enfant couché, la tête étant plus basse que le tronc ; dans cette attitude, par son seul poids, le voile obture le pharynx nasal.

Dans quelques cas, on sera obligé de recourir à la sonde, que l'on n'aura pas besoin de conduire jusqu'à l'estomac. Si le gavage est mal toléré, il faudra soutenir l'enfant par des injections de sérum artificiel et prescrire aussi des lavements nutritifs tels que :

Lait	100 grammes.
Peptone sèche.	10 —
Jaune d'œuf.	n° 1.
Laudanum de Sydenham.	I à II gouttes.

ou encore :

Bouillon de poulet	100 grammes.
Peptone sèche.	10 —
Jaune d'œuf.	n° 1.
Laudanum de Sydenham.	II gouttes.

A l'intérieur, on fera prendre quelques gouttes de teinture de noix vomique, VI à XII gouttes par jour, jusqu'à disparition du nasonnement et en surveillant l'administration du médicament pour éviter l'intoxication.

Ces moyens seront généralement suffisants contre la paralysie du voile, si elle est isolée. On pourrait y joindre également le traitement électrique qui en raccourcirait la durée. Nous donnerons plus loin les indications nécessaires pour l'utilisation de ce procédé thérapeutique.

La paralysie diphtérique peut frapper d'autres zones musculaires et notamment les muscles de l'œil, des membres, du tronc, le diaphragme, elle peut aussi intéresser spécialement la sphère du pneumogastrique.

Outre l'électricité, qui a un rôle considérable dans le traitement de ces paralysies, on dispose de quelques autres moyens médicaux que nous passerons d'abord en revue.

Pour combattre les troubles de l'accommodation d'origine paralytique, Archambault conseillait l'usage de l'ésérine.

Sulfate d'ésérine	10 centigrammes.
Eau distillée	10 grammes.

1 goutte dans l'œil matin et soir.

Paralysies diffuses. — La paralysie des membres, des muscles du tronc, comportera une thérapeutique générale et une thérapeutique spéciale. La première comprend les toniques divers; la seconde consiste dans l'électrisation. Nous les étudierons successivement.

La médication tonique use de moyens extérieurs et internes. Des massages, des frictions alcooliques seront pratiquées sur tout le corps, à l'aide d'un morceau de flanelle ou mieux d'un gant de crin. On usera du baume de Fioraventi, de l'alcool camphré, ou bien d'un mélange d'alcoolats de lavande et de romarin.

Des vins généreux et des potions alcooliques, telles que la potion de Todd, seront pris à l'intérieur. A l'usage d'une alimentation reconstituante, jus de viande, purées de légumes, œufs, on joindra quelques préparations martiales ou arsenicales, telles que la suivante :

Tartrate ferrico-potassique	5 grammes.
Liqueur de Fowler.	1^{gr},50
Sirop d'écorces d'oranges amères	40 grammes.
Eau	70 —

Une cuillerée à café deux fois par jour.

La strychnine a une efficacité toute particulière, et l'on ne saurait trop en conseiller l'usage, qui devra être rigoureusement surveillé. Le meilleur mode d'administration est l'injection hypodermique de la solution suivante :

Sulfate de strychnine . . . . 1 centigramme.
Eau distillée . . . . 10 grammes.

Chaque centimètre cube contient 1 milligramme de strychnine. On injectera durant six à huit jours de suite de 1/2 à 2 centimètres cubes, en deux ou trois fois dans la journée.

On a recommandé de pratiquer l'injection de préférence au voisinage des muscles paralysés. On pourra encore donner la strychnine à l'intérieur, sous forme de sirop de sulfate de strychnine (2 à 4 cuillerées à café par jour), ou de granules titrés au milligramme (2 à 4 par jour). De toute façon, la médication devra être surveillée jour par jour, et ne pas être prolongée à l'excès. On en modérera ou on en supprimera l'emploi, en cas de tendance à des accidents tétaniformes, (raideur douloureuse de la nuque en particulier).

La strychnine sera particulièrement indiquée dans la paralysie du diaphragme, qui s'associe d'ailleurs souvent à des accidents dont le siège est dans le domaine du pneumogastrique.

Accidents toxiques tardifs. — A la suite des angines diphtériques malignes, à fausses membranes confluentes, on observe parfois assez tardivement un syndrome toxique qui peut se terminer par la mort subite, vers le quinzième jour. Lorsque les fausses membranes sont tombées, que la température est devenue normale, alors que l'on croit le sujet en convalescence, un examen attentif décèle les phénomènes suivants : pouls faible et irrégulier; rythme fœtal des bruits du cœur; augmentation de la matité hépatique; plus tard, augmentation de la matité cardiaque; immobilité, apathie, tristesse; après quelques jours, surviennent des vomissements et souvent, dans les vingt-quatre heures qui suivent ce phénomène, le sujet meurt subitement. Ce syndrome toxique tardif, dont M. Marfan a entrepris l'étude avec l'un de nous, permet de prévoir à l'avance la mort subite.

Ces accidents tardifs peuvent être évités dans une certaine mesure et combattus quelquefois avec succès.

Dans toute diphtérie grave et étendue, il faut instituer un traitement préventif de ces accidents. Dans les premiers jours et jusqu'à chute des fausses membranes, le sérum antitoxique à hautes doses (70, 80, 100 centimètres cubes en 3 ou 4 fois), est l'indication primordiale. On relèvera l'état général par des injections de sérum artificiel simple ou caféiné (dans la proportion de 10 centigrammes pour 1000), à dose de 100 à 200 centimètres cubes par jour. Le régime lacté absolu s'impose en présence de l'albuminurie ; dès sa disparition, si on l'obtient, il devra être mitigé. On donnera alors des bouillies au lait, des œufs, et, bientôt après, des purées de légumes, des jus de viande, etc.

Le traitement interne aura également une grande importance. Dès les premières craintes, et surtout si l'on note quelques irrégularités du pouls, on injectera de 1 à 3 centimètres cubes de la solution suivante :

Sulfate de strychnine	1 centigramme.
Sulfate de spartéine.	5 centigrammes.
Eau distillée.	20 centimètres cubes.

Chaque centimètre cube contient 1/2 milligramme de sulfate de strychnine et 2^{mmgr}.5 *de sulfate de spartéine.* Cette médication devra être prolongée plusieurs jours. Le même malade pourra ainsi avoir reçu au total 1 ou 2 centigrammes et plus de sulfate de strychnine.

L'électrothérapie des paralysies diphtériques. — Outre le traitement interne et à côté de lui, on utilisera avec avantage la médication externe, c'est-à-dire le massage et surtout l'électrisation. Le traitement électrique, qui fournit dans bien des cas des résultats précieux, offre quelques variations suivant la forme clinique, et la localisation de la paralysie observée.

Nous en esquisserons les indications et les modes d'application, d'après les recherches et l'expérience de notre collègue Delherm.

Dans le cas de paralysie à forme bulbaire, il peut être bon de recourir aux applications de courant galvanique; mais le plus souvent c'est au contraire le courant faradique qui sera utilisé. L'appareil, pour être commode, devra être facilement transportable. Ce sera l'appareil à chariot de Tripier et notamment le modèle récent de Gaiffe dont nous donnerons ici une description rapide.

Appareil Volta-faradique à bobines mobiles du Dr A. Tripier. — Appareil en boîte avec piles sèches intérieures modèle Gaiffe. — Cet appareil est une modification de forme de l'appareil Tripier. Il se compose comme ce dernier d'un appareil à chariot avec deux bobines d'induction, « fil fin et long et fil gros et court » et d'un interrupteur à vitesse variable donnant de 150 à 2500 interruptions par minute. Le tout est enfermé dans une boîte qui contient en plus les piles sèches et les excitateurs. La figure ci-dessous donne une idée de l'appareil.

Sur la planchette se trouvent en avant :

1° l'interrupteur.

2° la bobine inductrice cachée par la bobine induite T.

3° Un commutateur à manette « non figuré sur le dessin » qui, dans la position de repos, parallèle au bord de la boîte, coupe le courant des piles intérieures et permet l'emploi de piles extérieures attachées aux bornes BB. Dans la position de marche, il est perpendiculaire au bord de la boîte, et met les piles intérieures en communication avec l'appareil et interdit la communication à l'aide des bornes B.

Cette position empêche la fermeture de la boîte de façon à obliger d'interrompre le courant lorsque l'appareil ne fonctionne pas.[1].

[1] Avoir soin, lors de l'emploi d'une pile extérieure, de bien attacher les pôles

En arrière, la deuxième bobine induite T au repos, et la case C contenant les excitateurs.

Sous la planchette, et adhérentes à elle, sont les communications et quatre ressorts assurant le contact avec les piles.

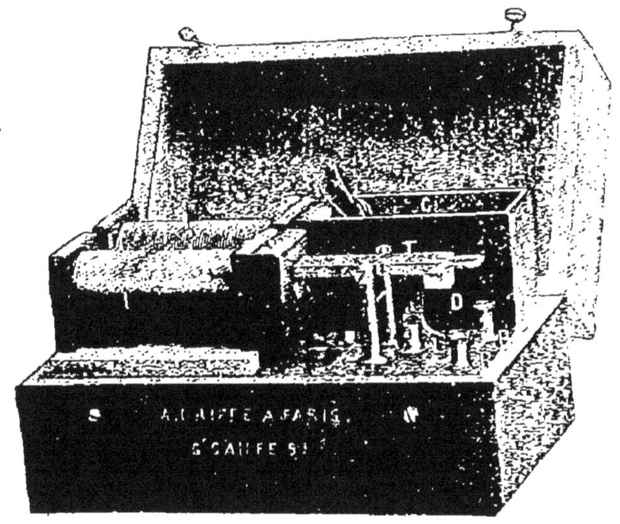

Fig. 63. Appareil volta-faradique.

Cette planchette s'enlève et découvre le fond sur lequel reposent les deux piles intérieures de l'appareil.

La boîte se ferme par un couvercle à charnière, maintenu par deux crochets, avec une poignée pour en faciliter le transport.

L'avantage de cet appareil est qu'il peut marcher assez longtemps sans que les piles aient besoin d'être remplacées.

Pour les applications, on emploie les excitateurs contenus dans la case. On les relie à la bobine induite, aux points indiqués P (positif) et N (négatif).

Pour mettre l'appareil en marche, on tire complètement la bobine induite, on applique l'électrode comme nous allons l'indiquer plus bas, et on règle le nombre des interruptions

P et N de cette pile aux bornes respectivement marquées P et N pour que le sens des courants de sortie reste celui indiqué sur les bobines.

à l'aide du levier placé sous le trembleur; enfin on approche de plus en plus la bobine induite de la bobine inductrice jusqu'à ce que le malade ressente une vibration intense mais non douloureuse, sur les parties qu'on veut électriser.

Dans l'électrisation des paralysies diphtériques plusieurs cas sont à considérer. On peut envisager d'une part les paralysies relativement bénignes, de l'autre les formes à pronostic grave.

La *première variété* comprend la paralysie du voile et la paralysie limitée aux membres.

a. *Paralysie du voile.* — Dans ce cas l'électrode indifférente est constituée par une plaque de 10 centimètres carrés environ, recouverte de peau de chamois et bien imprégnée d'eau tiède qu'on appliquera sur la nuque du patient. L'électrode active est formée par un excitateur à bout olivaire et de très petit volume, monté sur une tige recourbée, et qu'on humecte aussi très largement. L'opérateur, après avoir fixé les fils dans les deux plots de la planchette les plus rapprochés de la bobine à gros fil dont on va se servir, fait marcher le courant, essaie sur la peau du patient l'intensité du courant. Quand, après avoir poussé plus ou moins la bobine, pour augmenter ou diminuer cette intensité, on obtient un courant très supportable, on fait ouvrir la bouche du patient, on la maintient au besoin ouverte avec un ouvre-bouche, et pendant quelques secondes on promène l'électrode sur le voile du palais. De temps à autre on cesse l'application pour permettre au malade de reprendre haleine, puis on recommence l'application qui doit durer environ 10 à 15 minutes.

On utilisera le même procédé pour *les muscles de la paupière*. Le malade tiendra sa paupière fermée et on promènera l'électrode sur l'orbiculaire et sur le frontal.

Au début, on pourra faire une séance quotidienne, ensuite une tous les deux ou trois jours.

b. *Paralysie d'un bras ou d'une jambe.* — On utilisera toujours la même bobine, mais ici il ne sera pas nécessaire de graduer le courant avec autant de soin que pour le voile du palais. Dans les cas de monoplégie brachiale, on place une électrode en forme de plaque sur la nuque, pendant que l'autre plaque est immergée dans une cuvette remplie d'eau chaude dans laquelle on fait plonger la main jusqu'au-dessus du poignet. On fait alors passer le courant, et, au bout d'une ou deux minutes, on enfonce davantage la bobine induite dans l'inductrice. Le malade sent alors une légère douleur, un surcroît de vibrations, mais très rapidement il s'accoutume aux secousses, et l'on peut recommencer à pousser la bobine au bout de quelques minutes. La durée de la séance doit être, en moyenne, de 10 à 15 minutes. Les trois ou quatre premiers jours, il est bon d'effectuer une séance quotidienne, ensuite une tous les deux jours.

S'il s'agit d'une monoplégie du membre inférieur, on utilise le même *modus faciendi*, mais l'une des électrodes est placée aux lombes, la deuxième étant dans une cuvette dans laquelle vient tremper le pied.

Si les deux membres supérieurs ou les deux membres inférieurs sont paralysés, il suffit de mettre les deux mains ou les deux pieds dans la cuvette, et, dans ces cas, pour ne pas trop prolonger la séance, on la fait de 5 minutes pour le membre supérieur et de 5 minutes pour le membre inférieur.

Les séances, quotidiennes les premiers jours, seront ensuite de plus en plus espacées. L'amélioration s'obtient au bout de quelques séances, et la guérison est, en général, assez rapide.

La *deuxième variété* comprend la paralysie du pneumogastrique, et la paralysie du diaphragme. Son pronostic est beaucoup plus sombre. Cette forme est justiciable surtout du courant galvanique et dans certains cas aussi du courant faradique.

a. *Paralysie du pneumogastrique.* — Il résulte de nombreuses expériences de Beard et Rockwell que les deux courants faradique et galvanique appliqués sur le cou, suivant le trajet du faisceau vasculo-nerveux, déterminent des modifications du pouls. Ces modifications se traduisent par une impulsion diastolique et systolique plus vive ; en outre, l'intervalle entre l'impulsion cardiaque et la réaction élastique des artères se trouve raccourci ; donc l'énergie cardiaque se trouve renforcée.

Mais, ainsi que l'a fait remarquer Duchenne de Boulogne, la faradisation des pneumogastriques au cou n'est pas exempte de tout danger, c'est pourquoi on devra s'en abstenir et employer seulement les procédés suivants :

1° *Faradisation de la région précordiale.* — On a coutume d'employer ici la bobine à fil fin du chariot de Tripier : l'une des électrodes est appliquée au sternum, et la deuxième est promenée sur la région précordiale et au niveau de la pointe du cœur.

Le courant d'abord faible est progressivement augmenté en rapprochant de plus en plus la bobine induite de la bobine inductrice. La durée de la séance peut être assez longue.

Il ne faudra pas cesser de prendre le pouls pendant toute la durée de la séance. Duchenne de Boulogne, qui a montré que la zone cutanée précordiale était réflexogène du pneumogastrique, a obtenu d'excellents résultats par ce procédé, et il recommande de faire plusieurs séances par jour si de nouveau le pouls venait à faiblir.

2° *Galvanisation.* — La galvanisation est peut-être le procédé le plus sûr, et on devra l'employer de préférence. Il suffira de posséder une pile au bioxyde de manganèse, un galvanomètre, deux électrodes et trois fils. Il faut appliquer les deux électrodes (du volume d'une pièce de 2 francs) entre les deux chefs du sterno-cléido-mastoïdien, l'une à droite, l'autre à gauche. On débite ensuite le courant, lentement, en ayant l'œil fixé sur le galvanomètre. L'intensité moyenne sera de 5 à 10 milliampères; la durée de la séance de 10, 15, 20 minutes et plus, s'il est possible.

La séance pourra être répétée plusieurs fois par jour sans aucun inconvénient. Il est bon de prendre pendant toute la séance le pouls du malade.

Cette méthode nous paraît supérieure à celle d'Eulenbourg qui plaçait deux larges plaques, une à la région précordiale, une au niveau du dos, reliait l'antérieure au positif, la postérieure au négatif.

Enfin nous devons citer une dernière méthode qui n'est qu'un dérivé de la première et qui consiste à appliquer un petit tampon au niveau du cou, entre les deux chefs du sterno-cléido-mastoïdien gauche, et une large plaque à la région précordiale. Le pôle positif est au niveau du tampon, le négatif au niveau de la région cardiaque. L'intensité est de 10 milliampères; la durée de la séance de dix minutes à un quart d'heure.

Nous pensons qu'il serait mauvais de produire des interruptions de courant et des renversements de pôles; aussi quand on augmente ou quand on diminue l'intensité du courant au commencement ou à la fin de la séance, il faut pousser avec beaucoup de lenteur la bague sur la réglette de la pile, pour ne pas provoquer de brusques différences d'intensité qui occasionneraient des secousses.

b. *Paralysie du diaphragme.* — En présence d'une paralysie du diaphragme, l'électrisation devra être appliquée immédiatement.

La faradisation a été préconisée par Duchenne de Boulogne. Le procédé qui nous semble le plus pratique consiste à placer un rhéophore au cou, entre les deux chefs du sterno-cléido-mastoïdien, et à appliquer successivement et à des intervalles réguliers (25 à 30 fois par minute) l'autre rhéophore à la base du thorax, au niveau des insertions costales du diaphragme, en commençant l'application au niveau du creux épigastrique et en la continuant en des points de plus en plus rapprochés de la colonne vertébrale.

La durée de la séance doit être de 5 à 10 minutes, jusqu'à des heures entières, s'il est nécessaire.

Jacobi fait remarquer que, si le diaphragme échappe à l'excitation faradique, il faut utiliser le courant galvanique, placer une électrode positive entre les deux chefs du sterno-mastoïdien, et promener l'autre comme précédemment à la base du thorax, en donnant une intensité de courant suffisante pour avoir de bonnes contractions.

Il faut avoir soin dans les deux cas de ne pas placer l'électrode inférieure trop bas parce qu'elle agirait non plus sur le diaphragme, mais sur les muscles de l'abdomen qui sont expirateurs.

Dans le traitement de la paralysie du pneumogastrique et du diaphragme, il ne faudra jamais se départir de la plus extrême prudence, multiplier les séances, si c'est nécessaire, suivant en cela l'exemple de Duchenne, et se souvenir que, si dans les paralysies des membres l'électricité est un moyen de premier ordre qui rend la guérison bien plus hâtive, il sera loin d'en être de même dans les paralysies de la 9e paire et dans celle du phrénique.

CHAPITRE IX

ASSOCIATIONS PATHOLOGIQUES DE LA DIPHTÉRIE ET LEUR TRAITEMENT

Il arrive très fréquemment que la diphtérie vient compliquer une maladie infectieuse, ou qu'elle est compliquée par elle. Parmi ces maladies associées, nous citerons par ordre de fréquence décroissante :

1° la rougeole ;

2° la scarlatine ;

3° les infections à streptocoques ;

4° l'impétigo et les pyodermites ;

5° la coqueluche ;

6° les oreillons ;

7° la tuberculose ;

8° la typhoïde ;

9° la varicelle.

10° la pneumonie ;

Enfin, exceptionnellement on peut voir la diphtérie coexister avec la variole, la syphilis, les diarrhées infantiles, la dermatite herpétiforme. Quelle est, dans ces conditions, la conduite à tenir ?

Rougeole et diphtérie. — Deux cas se présentent en clinique : ou bien la rougeole précède, ou elle accompagne la diphtérie. Dans cette association, la rougeole donne au larynx une sensibilité et une fragilité particulières, elle prédispose au spasme glottique et au croup, et, quand la diphtérie s'installe sur ce terrain, les lésions sont beaucoup plus graves et plus profondes, les ulcérations se font plus facilement à la suite du tubage, la prédisposition aux broncho-pneumonies est plus grande, et, partant, le pronostic plus sombre.

L'association du croup et de la rougeole a donné lieu à de nombreuses discussions au sujet des indications et du choix de l'intervention. Commençons par donner les diverses opinions émises avant d'exposer notre *modus faciendi*.

En 1897 (*Soc. thér.*, 10 février), M. Josias déconseille formellement le tubage dans les complications laryngées de la rougeole. M. Sevestre s'élève contre cet exclusivisme et revient à plusieurs reprises sur la question (*Soc. thér.* 10 *février* et 10 mai 1897; *Soc. méd. des hôp.*, 17 mars 1899). Il publie en outre avec Bonnus un article sur les laryngites suffocantes du début de la rougeole dans les *Archives de médecine des enfants* (1899, p. 65). Nous exposerons en dernier lieu ses opinions.

MM. Richardière et Balthazard (*Soc. de pédiatrie*, 9 janvier 1900) établissent la classification suivante des accidents laryngés de la rougeole : 1° les spasmes, hyperémies et œdèmes laryngés morbilleux, accidents ordinairement passagers, transitoires, et ne nécessitant qu'exceptionnellement une intervention opératoire : ces accidents sont pré-éruptifs; 2° après l'éruption, l'œdème de la glotte et la périchondrite font la gravité des déterminations laryngées. Celles-ci sont presque toujours dues à l'infection diphtérique surajoutée.

La temporisation est souvent justifiée dans les complications laryngées pré-éruptives : elle l'est plus rarement dans les complications post-éruptives.

Le tubage a les mêmes indications dans les croups morbilleux que dans les croups diphtériques. Dans les laryngites de la rougeole sans diphtérie, les résultats donnés par le tubage paraissent à peine un peu moins favorables que dans les laryngites diphtériques compliquant la rougeole; aussi on peut conseiller le plus souvent le tubage dans les laryngites rubéoliques. « De plus, en pratiquant le tubage, les observations montrent que souvent un seul tubage est suffisant pour amener la guérison. Parfois même, une intubation de quelques heures ou même un simple écouvillonnage ont amené la cessation du spasme. Dans ce cas, ne serait-il pas regrettable d'ouvrir la trachée, d'exposer l'enfant aux suites opératoires de la trachéotomie, en particulier à la broncho-pneumonie, alors qu'un simple cathétérisme du larynx permet la guérison rapide? » On peut tuber les enfants deux fois, mais, si ces interventions restent infructueuses, il convient de n'en pas tenter une troisième et de faire la trachéotomie.

D'après M. Netter (*Soc. de pédiatrie*, 13 mars 1900), « le sérum antidiphtérique permet d'obtenir la guérison des diphtéries post-rubéoliques, et la fréquence beaucoup plus grande des guérisons après trachéotomie chez ces malades suffit à en donner la preuve. » Aussi, l'inoculation immédiate de sérum chez un morbilleux atteint de croup lui semble devoir être faite de suite sans attendre le résultat de l'examen bactériologique. Le tubage lui a paru néfaste parce que la nécessité de laisser séjourner le tube pendant un certain temps et la susceptibilité particulière du larynx des rougeoleux favorise les ulcérations laryngées. Aussi M. Netter formule les deux propositions suivantes : 1° *dans le cas de croup post-rubéolique, il convient de faire tout son possible pour éviter toute intervention*; 2° *si une intervention est nécessaire, il y aura lieu ordinairement de pratiquer la trachéotomie d'emblée.*

« Les cas les plus nombreux de guérison après tubage, dit-il, appartiennent aux laryngites initiales pré-éruptives ou coïncidant avec l'éruption. Les autres cas de guérison après tubage concernant des laryngites tardives apparaissant quinze jours, trois semaines après l'éruption. Dans ce cas, l'exanthème rubéolique a pris fin, et la muqueuse laryngée n'est pas aussi susceptible que dans les cas de laryngite coïncidant avec l'exanthème ou survenant dans les quinze premiers jours. » Pour ces derniers, M. Netter persiste à croire la trachéotomie d'emblée préférable au tubage. En somme, il conseille « de ne tuber les rougeoleux qu'à la période pré-éruptive, ou bien dans les croups tardifs, quand la rougeole est tout à fait guérie. » De plus, quand on a affaire à des laryngites primitives, spasmodiques, œdémateuses, il faut temporiser le plus possible, car c'est surtout dans ces cas qu'on peut noter les accidents du tubage.

M. Ausset (*Soc. de pédiatrie*, 14 avril 1900) ne partage pas ces opinions. Il pense qu'on doit considérer trois sortes de causes au tirage survenant dans la rougeole ; ce sont : le spasme, l'œdème sous-muqueux et le croup rubéolique. Les spasmes du début peuvent guérir sans intervention par les seuls antispasmodiques, ils rentrent en somme dans le cadre des laryngites catarrhales. Lorsque l'intervention s'impose, il faut tenter le tubage et laisser le tube peu longtemps en place. Il convient de ne refaire qu'un ou deux tubages quand il n'y a pas protection du larynx par le manchon membraneux diphtérique, et de trachéotomiser en dernier ressort. Il ne faut pas incriminer le tubage pour la production des bronchopneumonies, car la bronchopneumonie n'est pas fonction d'ulcération, on la voit très fréquemment sans ulcérations laryngées.

M. Sevestre (*Soc. méd. des hôp.*, 17 mars 1899) pense que la rougeole favorise la production d'ulcérations laryngées, et que, dans ce cas, il faut redouter de laisser le tube trop longtemps en place. Une période de six à huit jours marque l'extrême limite et il vaut mieux se résoudre à la trachéotomie, si une nouvelle intervention est nécessaire. Dans son mémoire avec Bonnus, il insiste surtout sur les laryngites pré-éruptives signalées par Rilliet et Barthez, Coyne, Touchard. Retenons que, dans deux observations l'examen bactériologique a décelé l'existence d'un bacille court, épais, coloré au Gram, se mettant en amas. Le séjour du tube dans le larynx n'eut pas d'inconvénients sérieux. Aussi les conclusions suivantes découlent de ce travail : « 1° il peut survenir, au début de la rougeole et même avant toute manifestation cutanée, des accidents laryngés graves qui se caractérisent soit simplement par des accès de laryngite striduleuse, soit par une dyspnée paroxystique avec tirage persistant, plus ou moins intense dans l'intervalle des accès ; 2° ces accidents sont assez sérieux pour faire craindre la mort par asphyxie laryngée ; en pareil cas, il ne faut pas hésiter à intervenir, soit par la trachéotomie, *soit de préférence par le tubage*.

A la séance d'avril 1900 de la Société de pédiatrie, M. Sevestre revient sur la question. « Dans la rougeole avec ou sans diphtérie, dit-il, il y a tout intérêt à tenter autant que possible d'obtenir la guérison par les moyens médicaux et à pousser la temporisation jusqu'aux dernières limites avant de se décider à l'intervention. Les moyens couramment employés sont le bromure de potassium, la codéine, l'antipyrine, les enveloppements froids, l'éther. Au moment où l'intervention devient nécessaire, l'enfant est atteint à la fois de diphtérie et de rougeole en activité. Le tubage n'est pas plus dangereux que la trachéotomie, et les enfants ne sont pas voués aux ulcérations bien qu'elles soient fréquentes. Il faut employer un tube petit et ne le laisser séjourner que trois ou quatre jours. Du reste, la guérison est possible par la trachéotomie secondaire. L'emploi des bains est rendu plus facile par le tubage, et ce fait est important à cause de la fréquence des bronchopneumonies. La rougeole sans diphtérie nécessitant le tubage est un fait rare, et, en cette occurrence, les résultats en sont moins favorables parce qu'il n'y a pas de fausses membranes. Dans de semblables cas, M. Sevestre est partisan du tubage intermittent et peu prolongé.

Les divergences d'opinion des divers médecins que nous venons de citer nous paraissent relever de plusieurs causes : la première est qu'on a raisonné sur des statistiques qui induisent facilement en erreur à cause de la dissemblance des faits observés ; la seconde est la crainte des ulcérations laryngées ; la troisième est la léthalité très élevée par bronchopneumonie. Nous envisageons un peu différemment les choses. Nous concilions toutes les opinions, car elles sont toutes presque entièrement exactes, cela dépend du point de vue auquel on se place. Nous croyons pouvoir formuler les quelques propositions suivantes :

I. — *Les laryngites intenses, au cours de la rougeole, nécessitant une intervention active, sont exceptionnelles ; presque toujours, la laryngite suffocante relève d'un croup diphtérique concomitant.*

II. — *Ces croups sont fréquemment dus au bacille court. et évoluent souvent alors sans formation de fausses membranes apparentes.*

Les bacilles moyens et longs donnent ordinairement des fausses membranes.

Ces croups sont contagieux et par conséquent évitables.

L'isolement bien compris et la sérothérapie préventive, même s'il n'y a que du bacille court, doivent faire disparaître la plupart des croups rubéoliques, et les interventions laryngées au cours de la rougeole doivent, dans un avenir prochain, devenir une rareté et une curiosité.

III. *Les laryngites ulcératives ne sont pas spéciales à la rougeole ; on les observe dans la typhoïde, parfois dans la scarlatine, et dans la diphtérie. Elles sont presque constamment dues au streptocoque ; et, si la présence du tube est parfois la cause déterminante de la formation de ces ulcérations, elles peuvent également naître spontanément. Souvent, il faut incriminer pour leur production le tubage mal fait ou fait avec violence dans le but de vaincre le spasme, tubage déterminant un saignement assez abondant.*

Les tentatives répétées de tubage, faites avec un tube plus ou moins bien rodé sont autant de causes mécaniques très importantes pour la production de ces ulcérations traumatico-infectieuses *qu'une bonne technique permet d'éviter dans une large mesure.*

IV. *Le tubage est indiqué dans tous les cas de sténose glottique au cours de la rougeole, mais il doit être fait avec douceur, en employant un tube plutôt petit et bien rodé. Le tube ne doit pas être laissé longtemps en place, vingt-quatre à quarante-huit heures. Si les crises de suffocation se renouvellent, on fera la trachéotomie après échec de la deuxième tentative de tubage. Les antispasmodiques seront toujours utilisés.*

V. *Lorsque la diphtérie coexistant avec la rougeole a été traitée à temps par le sérum et n'a pas revêtu la forme toxique; lorsque le poumon n'est pas atteint de broncho-pneumonie, la guérison se produit dans l'immense majorité des cas, et elle est indépendante du mode d'intervention employé (tubage ou trachéotomie isolés ou successifs). Dans ces conditions, comme le dit avec raison M. Richardière, qu'il s'agisse de trachéotomie ou de tubage, la pratique opératoire, l'habileté de l'opérateur, sont peut-être plus importantes que l'opération elle-même.*

VI. *La broncho-pneumonie fait toute la gravité de l'association pathologique de la diphtérie et de la rougeole; mais comme la* broncho-pneumonie *est* contagieuse, *elle est également évitable dans une large mesure. La broncho-pneumonie favorise l'ulcération laryngée, et cela d'autant plus qu'il arrive fréquemment dans les hôpitaux d'enfants qu'on confonde la dyspnée de la broncho-pneumonie avec celle du croup et qu'on tube des broncho-pneumonies. Ni le tubage, ni la trachéotomie, ne sont utiles dans ce cas. Ces interventions peuvent toutefois amener un soulagement momentané quand il y a coexistence de dyspnée laryngée et de dyspnée broncho-pneumonique, mais le résultat final n'est guère brillant.*

« Dans les cas où il existe des complications de broncho-pneumonie, dit M. Sevestre, la trachéotomie n'offre guère plus de chances de succès que le tubage; il est possible même qu'elle aggrave la complication pulmonaire; en tout cas, elle ne permet guère l'administration des bains qui, chez les enfants tubés, sont d'un emploi facile et peuvent rendre de grands services. On pourra donc, suivant les cas, prolonger le tubage ou faire la trachéotomie, sans pourtant se faire d'illusions sur le résultat. »

Diphtérie et scarlatine. — Il nous paraît suranné de décrire encore dans la scarlatine deux formes d'angines, dites précoces et tardives. Il n'y a qu'une seule angine scarlatineuse, celle du début qui précède et accompagne l'exanthème et qui peut persister plus ou moins longtemps. Mais il y a les *diphtéries associées à la scarlatine*, diphtéries résultant d'une contagion. Depuis qu'on fait des isolements bien compris et qu'on met en usage une prophylaxie rigoureuse, les *angines tardives* de la scarlatine, dites angines pseudo-membraneuses, diphtériques, n'existent presque plus, et nous ne les considérons plus que comme une *diphtérie surajoutée*. Parfois la contagion de la diphtérie et de la scarlatine s'est faite en même temps et on peut observer au début de la scarlatine des angines pseudo-membraneuses dues au bacille de Lœffler, accompagnées ou non de croup. Le bacille court peut donner lieu à ces sortes d'angines, et peut donner naissance à de petites épidémies. L'association de la diphtérie et de la scarlatine est *évitable*; mais, lorsqu'elle se produit, elle n'a guère d'importance, elle n'aggrave le pronostic que par la possibilité d'albuminurie plus considérable, la fréquence plus grande d'otites et de bubons suppurés. Quand la diphtérie est méconnue et non traitée, le pronostic est plus sombre; mais ces faits sont rares à l'heure actuelle, et, quand on agit à temps et bien, on n'a guère à redouter l'association d'une diphtérie et d'une scarlatine. Le traitement est simple et ne diffère pas de celui d'une diphtérie pure, les indications thérapeutiques sont les mêmes.

Diphtérie et streptococcie. — Nous avons parlé au chapitre des complications du traitement des infections secondaires localisées dues au streptocoque, se traduisant cliniquement par la suppuration des ganglions et les ulcérations pharyngées. Ici, nous ne nous occupons que de l'association de la diphtérie avec la streptococcie, maladie générale.

La *septicémie streptococcique* peut s'associer à la diphtérie, et donner lieu, suivant la virulence du streptocoque ou l'intensité de l'infection à une forme suraiguë, rapidement mortelle, ou à une forme atténuée à évolution plus lente.

La septicémie de la forme suraiguë se caractérise, comme toutes les grandes pyrexies, par une évolution rapide, un début à grand fracas, brusque, avec frissons, céphalalgie, vomissement, malaise, prostration extrême, hyperthermie considérable montant facilement à 41 degrés. Le pouls est d'emblée petit, fréquent, misérable. Les phénomènes généraux relèguent au second plan les phénomènes locaux. L'angine débute ensuite par de la rougeur, de la douleur intense, le coryza s'installe avec acuité et abondance, les yeux, les narines, le pourtour du nez, les paupières, deviennent boursouflés, œdémateux, d'une rougeur érysipélateuse.

C'est sur ce terrain qu'évolue la diphtérie. La streptococcie semble être née de la même contagion que la diphtérie, mais son incubation ayant été plus courte, elle a fait tous les frais de début, sa préexistence va donner presque immédiatement à la diphtérie, dès sa naissance, le caractère de la diphtérie hypertoxique. A ce moment, qui survient très rapidement, en quarante-huit heures, trois jours, quelquefois moins encore, le diagnostic est difficile, car on a tous les signes de la diphtérie hypertoxique, avec le cou proconsulaire, le facies livide, le collapsus, le refroidissement des extrémités, les syncopes, la mort subite et rapide. Le seul traitement de ces formes consiste en injections de sérum artificiel à hautes doses, de sérum antidiphtérique, en injections d'éther, de caféine, d'huile camphrée. La balnéation froide peut être suivie de collapsus, syncopes ou mort subite, il vaudra mieux s'en abstenir. La balnéation tiède ou chaude est parfois utile et assez bien supportée. Le sérum antistreptococcique de Marmorek nous a paru plutôt nuisible, et, en tout cas, absolument inefficace.

La seconde forme d'association de streptococcie et de diphtérie, moins intense, paraît évoluer d'une façon dissemblable, la streptococcie vient compliquer la diphtérie. Ce fait tient vraisemblablement à une variation dans la durée d'incubation de la streptococcie. Dans ce cas, la diphtérie est la première en date, mais elle débute avec une intensité insolite, elle prend d'emblée la forme grave. La streptococcie survenant aggrave encore cet état ; l'état général devient mauvais, la fièvre augmente et devient persistante avec de grandes oscillations thermiques, les ganglions se tuméfient, et deviennent douloureux. On peut penser à une diphtérie maligne, précoce, mais les caractères de la courbe thermique, les signes de septicémie, le coryza purulent, la tendance à la gangrène, à la fétidité de l'exsudat, avec ulcération de la gorge, les fuliginosités des lèvres et de la langue, la fréquence des hémorragies, la difficulté de déterger la gorge, les suppurations rapides, et surtout l'examen bactériologique sur gélose, mettent sur la voie du diagnostic. Le traitement est le même que dans la forme précédente.

Diphtérie, impétigo et pyodermites. — La thérapeutique de la diphtérie doit rester la même, malgré cette association; les indications tirées de la présence de ces dernières sont les suivantes :

En cas d'*abcès cutanés multiples*, les inciser avec la pointe d'un bistouri, les laver à fond avec une solution antiseptique de sublimé ou d'oxycyanure et faire un pansement avec du stérésol. Contre l'impétigo, employer les moyens habituels, s'il siège sur le corps ou le cuir chevelu, c'est-à-dire faire tomber les croûtes et faire des pansements antiseptiques. Si l'impétigo siège sur la face, autour du nez et de la bouche, après avoir fait tomber les croûtes et désinfecté, faire des badigeonnages avec du stérésol.

La stomatite diphtéroïde impétigineuse étudiée par MM. Sevestre, Poulain, etc. (voy. Deguy, *Journal des Praticiens*, 1899, *n*° 31), est surtout caractérisée par une labialite impétigineuse, saignant facilement avec ou non quelques plaques de stomatite ou de glossite diphtéroïde.

Le meilleur traitement de la labialite consiste en désinfections à l'eau oxygénée à 6 volumes, et insufflations locales de poudre d'iodoforme. Les plaques de stomatite ou de glossite diphtéroïde seront, après lavages, recouvertes d'une couche de stérésol.

Diphtérie et coqueluche. — Dans cette association, d'après M. Sevestre, les quintes diminuent de fréquence et d'intensité, mais l'existence de ces quintes n'est pas toujours une circonstance défavorable, car elles peuvent aider à l'expulsion des fausses membranes ; il n'en est pas moins vrai que le pronostic doit toujours être réservé en pareil cas, d'autant que la bronchopneumonie vient souvent s'ajouter à la diphtérie. La coqueluche n'aggrave pas sensiblement la diphtérie, et les deux maladies semblent marcher de pair sans s'influencer réciproquement. La sérothérapie est d'autant plus indiquée qu'on a même essayé d'employer le sérum antidiphtérique dans le traitement de la coqueluche (*Gilbert. Rev. méd. de la Suisse romande, 20 juin* 1899). Cette action nous a cependant paru douteuse, ainsi d'ailleurs qu'à Caccia et Orefici. Si du croup se produit, il convient d'employer le tubage qui n'a pas plus d'inconvénients dans cette association pathologique que dans la diphtérie pure. Du reste, Taub et Bokay avaient conseillé le tubage comme traitement de la coqueluche, cette intervention diminuant, d'après eux, le nombre des quintes. Les ulcérations laryngées sont exceptionnelles. Le traitement de la coqueluche sera suspendu seulement pendant les quelques jours de l'existence de l'angine diphtérique (trois à quatre jours) ou bien pendant la durée des phénomènes du croup. Ces accidents étant passés, on reprendra avec succès la médication bromoformée comme l'a réglée M. Marfan. Voici la formule de M. Marfan :

Bromoforme.	7 grammes.
Huile d'amandes douces. . . .	ãã 30 grammes.
Gomme arabique.	
Sirop de fleurs d'oranger . . .	40 —
Eau de laurier-cerise.	10 —
Eau distillée, Q. S. pour faire.	300 centimètres cubes.

Une cuillerée à café renferme quatre gouttes de bromoforme ; pour les très jeunes enfants on peut dédoubler la dose de manière que la cuillerée ne contienne que 2 gouttes.

D'après M. Marfan, les doses initiales sont les suivantes :

Jusqu'à 6 mois.	2 à 3 gouttes par jour.
6 mois à 1 an.	3 4 —
2 ans.	8 —
3 ans.	12 —
4 ans.	16 —
5 ans et plus.	20 —

Sous peine de ne pas réussir, il faut, en surveillant l'enfant, augmenter cette dose initiale de 2 à 4 gouttes par jour, jusqu'à ce qu'on arrive à la diminution des quintes; il faut presque toujours arriver à tripler la dose initiale, quelquefois à la quadrupler; ce n'est guère que lorsqu'on arrive au quadruple de la dose initiale qu'on commence à observer le premier phénomène d'intolérance, à savoir la somnolence.

Quand on emploie le bromoforme suivant la méthode de M. Marfan, il faut bien savoir que souvent, les premiers jours, il y a comme une exaltation des quintes; mais bientôt la détente ne tarde pas à arriver. Quand on a obtenu une diminution du nombre et de l'intensité des quintes, on abaisse très progressivement la dose quotidienne de bromoforme.

Quelques médecins, craignant l'intoxication bromoformée, se bornent à donner chaque jour quelques cuillerées à café de la potion suivante qui marque aussi bien le goût du bromoforme.

Bromoforme.	XX gouttes.
Eau de laurier-cerise.	ãã 20 grammes.
Alcool	ãã 20 grammes.
Glycérine.	ãã 20 grammes.
Sirop de fleurs d'oranger.	100 —

Mais, sous cette forme, la médication par le bromoforme est peu efficace. Si on craint ce remède, il vaudra mieux recourir à la médication par la belladone qui d'ailleurs, exige, elle aussi, une surveillance :

Teinture de belladone.	8	grammes.
— Drosera	15	—
— Lobelia inflata.	20	—
Eau de laurier-cerise.	40	—
Sirop diacode.	90	—
Sirop de Desessartz.	ãã 40	—
Sirop de tolu.		

6 cuillerées à café.

Diphtérie et oreillons. — Cette association assez rare ne nous a pas paru donner lieu à des indications thérapeutiques spéciales, ces maladies ne s'influencent guère.

Diphtérie et tuberculose. — On a avancé que la diphtérie prépare le terrain pour l'éclosion d'une tuberculose ultérieure. En réalité, les tuberculoses évoluant après une diphtérie nous ont paru une rareté. Mais il est assez fréquent qu'un enfant porteur d'une tuberculose osseuse, péritonéale, ganglionnaire, pulmonaire, contracte la diphtérie. Dans ces conditions, doit-on faire une injection de sérum? M. Sevestre dit que dans le cas de tuberculose avérée et s'il n'y a pas une indication formelle du sérum (par exemple en cas de croup), il pourra être préférable de s'abstenir et de faire seulement le traitement local, pour éviter au malade la poussée congestive qui succède assez souvent à l'injection de sérum.

En ce qui nous concerne, nous croyons qu'il faut toujours injecter du sérum et cela pour deux raisons : la première est que, dans un certain nombre de cas que nous avons pu observer cette année, ayant trait à des péritonites bacillaires, à des tuberculoses osseuses ou ganglionnaires, le sérum n'a eu *aucune action fâcheuse* sur l'évolution de ces tuberculoses; au contraire, les enfants débarrassés d'une cause de déchéance profonde, l'intoxication diphtérique, nous ont paru se relever assez rapidement. La seconde raison est que, dans les cas de tuberculose pulmonaire, l'action du sérum est *certainement beaucoup moins nocive* que ne l'est l'intoxication diphtérique elle-même, et, en tout cas, c'est une action fugace, tandis que l'intoxication diphtérique est persistante et débilitante. Il ne faut pas attribuer au sérum ce qui revient en majeure partie à la diphtérie elle-même. On ne doit pas se laisser arrêter par le fait que la coexistence des deux affections est éminemment grave; il faut se dire que la sérothérapie est même la seule chance de salut.

Un point plus important de la thérapeutique de l'association tuberculo-diphtérique, c'est l'opportunité de l'intervention en cas de croup. A notre avis, l'on peut impunément et sans inconvénients pratiquer le tubage chez un enfant atteint de tuberculose ganglionnaire, péritonéale, osseuse, de mal de Pott sous-occipital. Nous n'avons pas eu à regretter les interventions dans ces cas. Mais, s'il y a tuberculose pulmonaire ou laryngée concomitante, on fera ce qu'on pourra; la trachéotomie n'est pas plus avantageuse que le tubage, et le tubage pas plus que la trachéotomie; le pronostic est sombre, presque fatal. Le médecin se guidera, pour intervenir, sur le plus ou moins d'aptitude qu'il a pour telle ou telle intervention.

Diphtérie et fièvre typhoïde. — La diphtérie survenant au cours d'une fièvre typhoïde s'observe assez rarement; on en voit à peine 4 ou 5 cas dans le courant d'une année à l'hôpital des Enfants-Malades. La diphtérie n'offre rien de particulier à signaler si ce n'est son évolution sur un terrain débilité. Traitée à temps par le sérum, elle est bénigne. La sérothérapie doit être instituée de bonne heure et à assez fortes doses; la balnéation sera pratiquée systématiquement, des injections de sérum artificiel, caféiné ou non, soutiendront le petit malade. Le pronostic tient plus à la typhoïde qu'à la diphtérie associée. En cas de complication laryngée, on peut se trouver embarrassé dans le choix de l'intervention. Nous n'hésitons pas à recommander le tubage de préférence à trachéotomie, car le tubage permet plus facilement la balnéation systématique. Si l'on redoutait du laryngo-typhus avec nécrose du cartilage, il vaut mieux d'emblée pratiquer la trachéotomie. Nous avons, une fois, observé une altération extrêmement profonde du larynx due à la coexistence du laryngotyphus et de la diphtérie. L'enfant étant resté seulement tubé deux heures avant sa mort, nous ne pouvons véritablement pas incriminer le tubage pour la production des lésions observées, caractérisées par de la nécrose du cartilage, une infiltration embryonnaire de tout le larynx et des tissus avoisinants, et des ulcérations profondes qui existaient en dehors des points de contact du tube. En pareille occurrence, toute thérapeutique est permise ; c'est la thérapeutique du désespoir.

Diphtérie et varicelle. — On peut observer la coexistence de la diphtérie et de la varicelle ; mais la varicelle peut seule exister au larynx, y déterminer des ulcérations et des phénomènes spasmodiques simulant le croup. MM. Marfan et Hallé en ont rapporté les premières observations probantes et la thèse de Harlez (*Thèse de Paris*, 1897) met la question au point. Qu'il y ait laryngite varicelleuse suffocante simple, ou que le tirage soit dû à un croup associé, l'indication thérapeutique est la même : faire le tubage, en le pratiquant avec douceur et en laissant le tube en place le moins de temps possible. La sérothérapie est également indiquée, même dans le doute, sans attendre le résultat d'un examen bactériologique. Sur les bulles de varicelles siégeant dans la bouche ou sur le visage, appliquer un peu de stérésol, c'est le meilleur moyen d'atténuer la douleur dans le premier cas et de favoriser la cicatrisation dans le second.

Diphtérie et pneumonie. — L'association de ces deux

maladies est rare, et, quand elle existe, c'est presque toujours a pneumonie qui vient compliquer la diphtérie. Les inoculations de sérum antidiphtérique ne paraissent pas atténuer ou enrayer l'évolution d'une pneumonie surajoutée venant après une diphtérie. Le traitement est toujours le même, et la sérothérapie est d'autant plus indiquée que M. Talamon [1] a insisté sur la valeur du sérum antidiphtérique dans le traitement de la pneumonie. La notion de la sérothérapie paradoxale (Galliard) [2] a fait son chemin et de nombreuses communications nous ont bien fait connaître les propriétés *para-spécifiques* du sérum antidiphtérique (André) [3]. Il n'y a donc rien de spécial dans le traitement d'une association de diphtérie et de pneumonie franche, on fait le traitement de chacune de ces deux maladies isolées.

Diphtérie et cardiopathie. — Nous avons pu pratiquer des injections de sérum à des enfants atteints de cardiopathies, rétrécissement mitral, affections congénitales, il n'en est résulté aucun inconvénient. Nous ne savons quel est dans ce cas la valeur des interventions, car nous n'avons pas eu l'occasion d'en pratiquer; mais nous n'hésiterions pas à intervenir par le tubage dans la position couchée.

Diphtérie et dermatite herpétiforme en cocarde. — Nous n'avons observé qu'une fois cette association; l'enfant a succombé.

(1) TALAMON, Soc. méd. des hôp., 22 fév. 1901.
(2) GALLIARD, *Journal des prat.*. 1899, p. 121.
(3) ANDRÉ, *Revue méd. de l'Est*, 1900.

CHAPITRE X

PROPHYLAXIE DE LA DIPHTÉRIE

La diphtérie est contagieuse; les plaques commémoratives placées dans nos hôpitaux d'enfants suffisent à le prouver; le corps médical a malheureusement payé un lourd tribut à la contagion.

Le bacille de Lœfler qui se trouve en grande quantité dans les fausses membranes diphtériques est un bacille assez résistant, puisque la dessiccation prolongée pendant des mois ne le détruit pas, puisque pendant plus d'une heure, il résiste à une chaleur sèche de 98 degrés. En outre, avec sa végétabilité, il conserve sa virulence.

Il préexiste à la formation de la fausse membrane, et, lorsque celle-ci a disparu, il peut persister dans la gorge du sujet malade, d'où les simples sécrétions qui se font au niveau des muqueuses atteintes (salive, mucus nasal) l'entraînent avec elles et sont un agent de contagion. Celle-ci est donc à redouter avant la formation de la fausse membrane, pendant la durée de son existence et après sa disparition. Nous aurons occasion d'y revenir. Comment donc se fait la diffusion du bacille? Comment se fait la contagion?

La contagion peut être *immédiate* et *directe* par l'expuition de fausses membranes ou de salive dans les quintes de toux, par le baiser, par le contact.

Ce mode de propagation n'est pas la règle, la contagion est d'ordinaire médiate et indirecte. Elle se fait par les objets; tantôt c'est par les jouets que les enfants se transmettent.

tantôt c'est par des objets de nécessité comme les cuillers, le porte-plume, etc. L'abaisse-langue du médecin, non stérilisé, transmet également le germe à distance.

Les dangers de la *cohabitation* résident surtout dans le fait de la communauté des objets de nécessité usuelle. Le linge souillé est également un facteur de contagion important. Cette contagion, proche, familiale est d'observation quotidienne, et l'exemple classique de la famille du grand duc de Hesse dont tous les membres furent successivement atteints est présent à toutes les mémoires.

Dans d'autres circonstances, les germes restent dans un appartement non désinfecté ou mal désinfecté, et les individus qui viendront par la suite y habiter, contracteront la maladie.

Les voitures sont également une cause de contagion, témoin le cas suivant rapporté par le Dr G. Baillière :

« Une dame prend avec deux petits enfants, une voiture de place. Au bout de deux heures environ, elle rentre chez elle : « Ah! les jolis enfants, dit le cocher pendant qu'on le paye, comme ils ont l'air bien portant ! Ce n'est pas comme le pauvre petit que j'ai conduit à l'hôpital avant de vous prendre, et qui râlait si fort sur les genoux de sa mère, que je l'entendais de mon siège ». Dès le lendemain, les deux jolis enfants étaient pris du croup, tous deux succombaient.

La contagion peut encore se faire à distance par les individus ou par les objets.

Il n'y a pas de doute qu'un médecin, une garde-malade, une personne quelconque qui ont approché un petit diphtérique puissent transmettre la maladie sans en être atteints eux-mêmes. Ils peuvent la transmettre soit indirectement par leurs vêtements ou les objets en leur possession, soit directement parce qu'ils ont du bacille diphtérique dans leur gorge. Normalement, le bacille de Lœfler n'existe pas dans la gorge des sujets sains, mais il peut accidentellement s'y rencontrer par le fait d'une contagion et cela sans occasionner d'angine. En effet, la seule présence du bacille de Lœfler dans une gorge ne suffit pas pour qu'il y ait une production pseudo-membraneuse, il faut aussi que l'individu soit en état de réceptivité. Il est de toute évidence que, lorsque le professeur Peter se badigeonna la gorge avec des fausses membranes, il avait certainement des bacilles sur sa muqueuse pharyngée, et cependant, il ne contracta pas la diphtérie. Il n'était pas en état de réceptivité, mais les bacilles qu'il avait dans sa gorge, transportés sur un autre terrain eussent pu donner naissance à une angine diphtérique d'une extrême gravité.

Supposons un degré de réceptivité très léger, et le bacille pourra donner lieu à une anginette sans gravité, à laquelle le malade ne fera pas attention et qui cependant relèvera du bacille de Lœfler. Ces *diphtéries ambulatoires*, selon l'heureuse expression de M. Marfan, sont certainement un agent de transmission fréquent et méconnu.

Ces deux circonstances où il y a seulement de la diphtérie bactériologique nous expliquent beaucoup de faits où la filiation du contage n'a pu être reconnue, et nous font comprendre comment on a pu admettre la présence du bacille de Lœfler dans des gorges normales, abstraction faite des cas où la confusion, facile du reste, a été faite avec des bacilles pseudo-diphtériques.

La contagion à distance par les objets a, de tous temps, attiré l'attention des observateurs. Voici quelques faits classiques :

Un jeune homme meurt en Algérie de diphtérie ; après sa mort, ses papiers et ses effets sont expédiés à son frère aîné, âgé de quarante ans, demeurant à Laval, où aucun cas de diphtérie n'existait alors ; aussitôt après avoir fouillé les papiers du mort et secoué ses vêtements, le frère aîné est atteint de diphtérie et meurt (Thoinot, *Revue d'hygiène,*

1887). Une convalescente de fièvre typhoïde, dit M. Sevestre (*Études de clinique infantile*, Paris, 1890), fut prise de diphtérie, sans qu'il y eût aucun cas dans la salle, isolée de tout le reste de l'hôpital. Interrogée, la malade expliqua que, quelques jours auparavant, elle avait reçu la visite de sa sœur, infirmière à l'hôpital Trousseau, dans le service de la diphtérie, et que celle-ci lui avait laissé un châle en laine qu'elle portait habituellement sur ses épaules dans son service. Le châle avait été l'agent de contagion.

Fait très important, les personnes vivant en contact continuel avec les diphtériques, ont, vis-à-vis de la maladie, une certaine immunité. Ce sont les *nouveaux arrivants, nouveau personnel, nouveaux étudiants*, personnes venant accidentellement, qui sont les plus prédisposés à la contagion. Un ancien interne du pavillon de la diphtérie de l'hôpital Trousseau, était resté neuf mois dans ce service sans contracter la diphtérie. Deux ans après, il vient un jour de passage voir l'un de nous à l'Hôpital des Enfants. Son court séjour dans le pavillon lui suffit pour contracter une angine diphtérique, légère, il est vrai.

L'*épidémicité* de la diphtérie est tellement connue qu'elle suffit à elle seule pour en démontrer la contagiosité. Dans l'épidémie de Raffelot, la propagation s'est faite par l'eau. Ailleurs, on a pu incriminer le lait. A Yorktown, le Dr Power (*The Lancet*, 1887), constate le fait suivant : la ville se composait de 176 maisons ; 94 recevaient leur lait de la même ferme ; or, l'épidémie de diphtérie ne se montra que dans les maisons faisant usage de ce même lait.

Bretonneau avait également montré le caractère épidémique de la maladie. « Au mois de novembre 1824, dit-il, trois enfants de la commune de La Ferrière mouraient du croup ; pendant trois mois, il ne se présenta pas d'autres exemples de cette maladie, mais alors, cinq autres individus furent atteints ;

quatre mois s'écoulèrent, et six personnes furent encore enlevées en peu de jours par le mal de gorge épidémique. Depuis cette époque, jusqu'au mois d'octobre 1825, la maladie cessa de se montrer et les habitants de La Ferrière commençaient à espérer qu'ils allaient être délivrés de ce fléau, quand un enfant de treize ans, une jeune fille de dix-huit ans et une femme de trente ans furent encore atteints et périrent. »

L'épidémie d'Oullins relatée par M. Bard (*Lyon méd.*, 1889), est fort instructive. Le premier cas était probablement d'importation étrangère ; l'enfant atteint étant fils d'un restaurateur, et la contagion ayant pu être apportée par des gens venus de Lyon à l'occasion d'un marché tenu le dimanche précédent ; mais, sur les vingt-huit cas qui constituèrent l'épidémie, vingt-six fois, Bard put démontrer la réalité de la contagion et rétablir la filiation.

Nous ne voulons pas insister plus longuement et multiplier ces exemples ; nous avons tenu à en citer quelques-uns qui nous permettent de conclure : La diphtérie est une maladie *spécifique*, *transmissible*, par conséquent, *évitable*. Partout où se fait le transport du bacille de Lœfler ; partout où il reste latent, oublié, il peut y avoir contagion. L'*épidémicité* est une conséquence de *la contagion*. La vitalité du bacille est parfois considérable, il peut faire réapparaître une épidémie quelques années après une première ; en un mot, la diphtérie peut renaître de ses cendres. De telles considérations justifient l'importance et le développement que nous avons apporté au chapitre prophylaxie.

Le médecin auprès d'un diphtérique. — Appelé auprès d'un diphtérique, le médecin doit penser qu'il est un agent de transmission de la maladie et qu'il est lui-même exposé à la contracter. Aussi, devra-t-il prendre quelques précautions élémentaires, qui, pour être d'une extrême simplicité, n'en sont pas moins que très rarement observées. Lorsqu'on vient à l'hôpital, on se revêt d'une blouse qui empêche l'infection des vêtements; mais, en ville, sauf dans les familles aisées, on n'en a pas à sa disposition ; cependant, on peut dans la plupart des cas, s'en passer. Pour cela, trois règles d'hygiène sont à observer ayant trait : 1° à l'abaisse-langue ; 2° aux mains; 3° aux vêtements.

Pour l'abaisse-langue, nous déconseillons absolument tous les modèles d'abaisse-langue connus, que le médecin transporte avec lui. Le meilleur abaisse-langue est la modeste cuiller en fer que l'on trouve partout même dans les ménages les plus pauvres. Il suffit, pour en tirer tout le parti désirable, de savoir s'en servir. Il y a une manière de la tenir très importante pour vaincre les résistances des enfants indociles. Lorsqu'un enfant ne veut pas se laisser examiner voici comment on procède : de la main gauche, on lui tient la tête par le sommet, pendant qu'un aide immobilise le corps et les bras. La cuiller est tenue de la main droite de la façon suivante : le pouce est mis dans la concavité de la cuiller; les deux doigts, l'index et le médius sont appuyés au-dessus du manche, et les deux autres doigts, l'annulaire et le petit doigt sont placés en dessous et servent de point d'appui. En tenant la cuiller de cette façon, on a une force considérable qui permet de vaincre les résistances des enfants les plus indociles. Pour introduire la cuiller dans les cas les plus difficiles, on la fait glisser entre la joue et l'arcade dentaire du côté gauche de l'enfant, on la fait pénétrer entre les dernières molaires, celles du haut étant toujours sur un plan antérieur à celles du bas ; puis, une fois la cuiller glissée, on la pousse doucement jusqu'au fond du pharynx. Ce mouvement, très désagréable à l'enfant, le force d'ouvrir la bouche et on en profite pour ramener la cuiller sur la ligne médiane et avec la force que l'on possède en la tenant de la manière ci-dessus indiquée, on peut, tout à son aise, examiner la gorge de l'enfant.

Le médecin se mettra cependant un peu de côté pour éviter

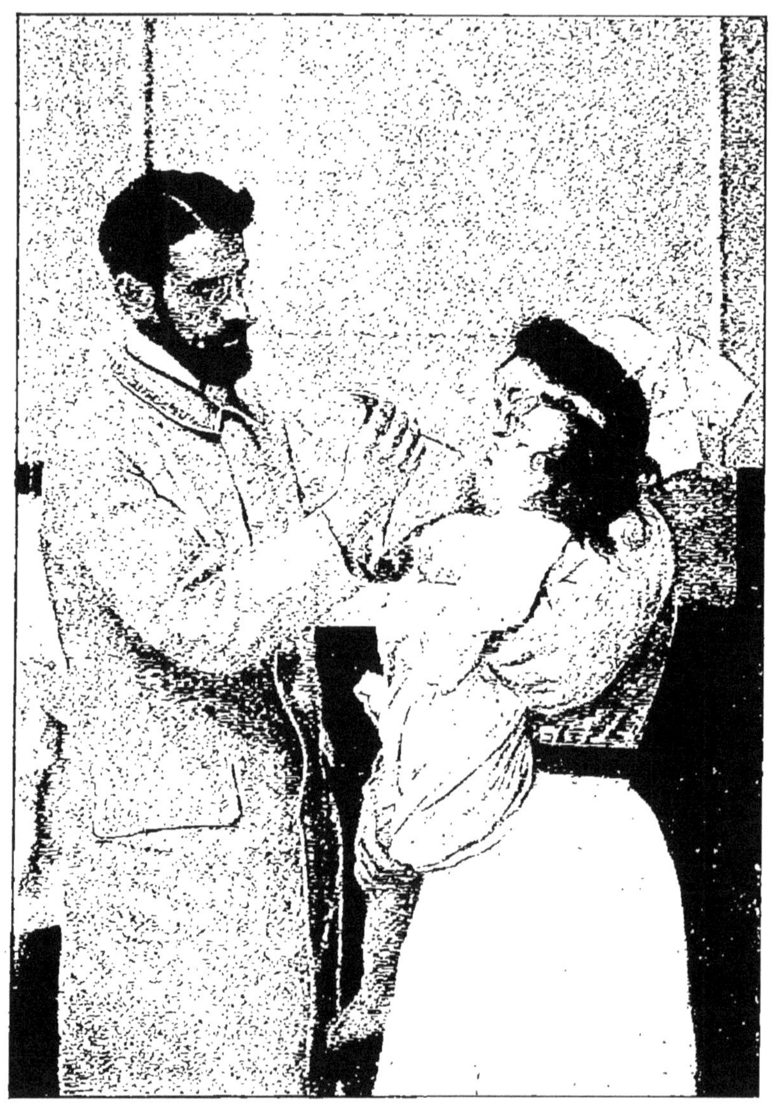

Fig. 64. — Position d'examen d'un enfant.

de recevoir sur la figure les expuitions que les quintes de toux déterminent. L'examen étant fait, on ne posera la cuiller sur aucun meuble, mais on la tendra par la partie non contagionnée à la mère où à la garde-malade pour qu'on la mette de suite dans de l'eau en ébullition où on la laisse cinq minutes. Si le médecin tient à avoir son abaisse-langue à lui, il devra user des mêmes précautions, c'est-à-dire le faire bouillir avant de le metire dans sa poche.

Pour les vêtements, le médecin devra prendre les précautions suivantes : ne pas s'asseoir dans la chambre du malade où les meubles auraient pu être souillés de bacilles, et éviter, pendant tout son examen, que ses vêtements ne touchent au lit ou aux vêtements du petit malade. Il devra également éviter d'y toucher avec ses mains tant qu'il ne les aura pas désinfectées. M. Marfan conseille de se dévêtir, d'enlever sa veste et ses manchettes avant de procéder à l'examen du malade, et de se nouer autour du cou un tablier de cuisine comme préservatif.

La désinfection des mains s'impose avant que le médecin ne quitte la chambre du malade. Pour cela, rien d'aussi simple, il suffit de préparer extemporairement une solution de sublimé ou d'oxycyanure d'hydrargyre dans laquelle on se lavera après avoir préalablement brossé soigneusement à l'eau savonneuse les mains, et avoir bien nettoyé le sertissure des ongles. On ne se lavera qu'après avoir écrit l'ordonnance, si on est obligé de l'écrire dans la chambre du malade ; avant, si la grandeur de l'appartement permet de l'écrire dans une autre salle.

Ces règles d'hygiène fort simples, peuvent facilement être observées dans tous les milieux et ne sont pas du tout pénibles à suivre lorsqu'on en a l'habitude. Elles ne font pas perdre de temps et se font pour ainsi dire mécaniquement.

L'entourage du diphtérique. — Tous les enfants doivent être isolés d'un enfant qui a la diphtérie, c'est là une règle absolue, il ne doit venir auprès du petit malade qu'une ou deux personnes adultes. Les conseils que l'on devra donner à la famille doivent varier selon que : 1° on opère dans une famille aisée ; 2° que l'on opère dans une famille pauvre, nombreuse, dans un logement à l'étroit et dans de mauvaises conditions hygiéniques.

Dans une famille aisée, une seule personne ou deux au maximum entreront dans la chambre de l'enfant, se revêtiront de blouses en entrant, qu'elles retireront en sortant, se laveront les mains et la figure dans une solution antiseptique. Il faut absolument éviter d'embrasser l'enfant et surtout de se laisser embrasser par lui. Tout le linge qui aura servi au petit malade sera, dans la chambre même, trempé dans un récipient contenant une solution antiseptique ou bouilli dans l'eau avant d'être donné au lessivage. Les jouets seront brûlés après cessation de la maladie. Dans les familles pauvres, on se contentera de faire changer le plus souvent possible le linge et de le mettre tremper avant le blanchissage, dans un seau contenant une solution de sulfate de cuivre à 50 grammes par litre ou de chlorure de chaux à la même dose ; on évitera de faire coucher deux enfants dans le même lit, et on éloignera les lits l'un de l'autre. Mais, dans ce dernier cas, le mieux est d'envoyer le petit malade à l'hôpital.

Tous ces soins ne sont qu'une petite partie de la prophylaxie de la diphtérie. Celle-ci comprend surtout les trois points suivants que nous allons étudier en détail, à savoir :

1° L'isolement ;

2° La sérothérapie préventive ;

3° La désinfection.

Isolement. — L'isolement doit se faire dans les familles ou dans les agglomérations.

I. L'isolement à domicile n'est possible que dans les familles aisées possédant un appartement assez vaste. M. Rochard le décrit fort bien. Il faut alors choisir la pièce la plus écartée et la disposer de façon à recevoir le malade. On commence par enlever les grands rideaux, les tentures et les tapis; on balaye, on nettoie la chambre à fond; on l'aère pendant quelques heures, en ouvrant les fenêtres en grand; puis, on y allume un feu clair pour élever la température à la hauteur de celle de la pièce qu'occupe le malade. On y dispose le lit de manière à ce qu'on puisse en faire le tour et à ce que la tête soit tournée du côté des fenêtres, afin que le jour ne frappe pas dans les yeux du malade et on le transporte dans ce lit avec précaution après l'avoir préalablement bassiné. La chambre d'où vient le petit malade, est complètement désinfectée ainsi que tous les objets auxquels il aura touché et, à partir de ce moment, les personnes chargées de le soigner seront seules autorisées à entrer et prendront toutes les précautions nécessaires.

II. L'isolement, dans les collectivités, est un peu plus délicat et doit être accompagné de la désinfection. Nous ne parlons pas naturellement des isolements qui sont systématiquement pratiqués dans les hôpitaux récents et dont le pavillon de la diphtérie de l'hôpital des Enfants, offre un modèle. Nous voulons seulement envisager la conduite à tenir dans un pensionnat, ou toute autre agglomération d'enfants. On fera deux classes d'isolement, l'*isolement des douteux* et l'isolement des *suspects*.

Les *douteux*, ce sont les enfants qu'on suppose atteints de diphtérie, mais dont les symptômes ne sont pas absolument nets. Tous ces douteux sont réunis ensemble.

Les *suspects* sont ceux qui ont été en contact avec l'enfant atteint de diphtérie. Ils seront également isolés à part.

Un examen des plus rigoureux sera fait quotidiennement, des cultures de la gorge seront faites et on ne laissera ces suspects rentrer dans la vie commune que lorsqu'on sera notoirement certain qu'ils ne sont pas contagieux.

Cette question de l'isolement a également un rôle primordial en ce qui concerne les enfants en convalescence ou guéris d'une diphtérie. Combien de temps doit-on laisser isolé un enfant qui relève de diphtérie? En principe, nous pensons que trois à quatre semaines, après le début de la diphtérie, sont suffisantes dans la grande majorité des cas, mais il n'y a qu'un moyen absolument certain de savoir qu'un enfant n'est plus contagieux, c'est de faire une culture de sa gorge et d'obtenir un résultat négatif. En effet, il est très utile de retenir ce fait au point de vue prophylactique, c'est que la durée de persistance du bacille diphtérique dans la gorge d'un enfant est éminemment variable. Voici à ce sujet, quelques faits :

Dans des gorges d'enfants apparemment guéris, ayant un bon état général et n'ayant plus de fausses membranes dans la gorge, le bacille est retrouvé par Tobisen, par Tezenas de Monteil, par Silberschmidt et cela après un temps assez long, de douze à cinquante jours après la guérison. Des recherches analogues furent faites par Ullmann (*Presse méd.*, 31 août 1898.) D'après lui, la persistance du bacille est indépendante de la guérison apparente de l'enfant. La gravité de la maladie elle-même ne paraît pas avoir une influence plus considérable, et le bacille se rencontre longtemps après la guérison aussi bien dans les formes les plus bénignes que dans les formes les plus graves. Les bacilles ainsi isolés, sont ordinairement virulents.

MM. Sevestre et Méry, qui ont consacré à cette question, un important mémoire qui a la priorité (*Soc. méd. des hôpitaux*, 8 février 1895), et que nous ne citons qu'en dernier, car il nous donne notre conclusion, ont fait des recherches sur des malades traités par l'antitoxine, et ont remarqué que dans la moitié des cas environ, les bacilles cessent d'exister sur les muqueuses naso-pharyngiennes ou cessent d'y être à l'état virulent dès que les fausses membranes ont disparu, tandis que dans l'autre moitié, les bacilles persistent plus longtemps après la chute des fausses membranes, cette persistance pouvant dépasser un mois.

Ces auteurs donnent le sage conseil suivant :

« Avant de réunir avec des enfants bien portants, des convalescents de diphtérie, il faut s'assurer, par l'examen bactériologique s'il n'y a plus de bacilles. Même lorsqu'il a donné des résultats négatifs, cet examen doit être répété à plusieurs reprises, à quelques jours de distance. Pendant tout ce temps, d'ailleurs, aussi bien que pendant la période d'acuité de la maladie, il convient de pratiquer des irrigations de la gorge et des fosses-nasales. L'écoulement nasal, par lui-même, lorsqu'il persiste après la disparition des fausses membranes, doit faire tenir l'enfant pour suspect. »

Les injections préventives de sérum. — Comme nous l'avons dit ailleurs, le sérum antidiphtérique possède deux propriétés : l'une *antitoxique* et l'autre *immunisante* préventive. Fait remarquable, qui nous a été confirmé à plusieurs reprises par M. Martin, ces deux propriétés ne vont pas de pair et n'ont aucune relation entre elles. La propriété antitoxique peut être faible, alors que la propriété immunisante est considérable. Le maximum du pouvoir préventif ne coïncide pas avec le maximum du pouvoir antitoxique. Quoiqu'il en soit, le fait pratique important, c'est que le sérum a des propriétés préventives.

MM. Guinon et Mathé (*Soc. de pédiatrie*, mars 1901) firent cesser une épidémie de diphtérie à la Salpêtrière grâce aux injections préventives.

M. Delbecq (*Écho méd. du Nord*, 16 juin 1901), dans l'épidémie des Huttes de Gravelines, constata que l'action préservatrice du sérum contre la diphtérie, lui permit d'arrêter net l'extension de l'épidémie.

La question de l'action immunisante du sérum a été également discutée à la Société de Pédiatrie (11 juin 1901) et M. Ausset formulait les conclusions suivantes : « Quand, dans une famille, un cas de diphtérie se déclare, il y a tout intérêt à pratiquer une injection préventive de sérum aux frères et sœurs du malade. Cette pratique ne présente aucun risque sérieux, tandis qu'en s'abstenant, on court le risque de voir apparaître une diphtérie grave, mettant les jours de l'enfant en danger. »

L'immunité acquise n'est guère que de trois à quatre septenaires, ce qui est déjà un résultat appréciable pour l'extinction d'une épidémie. D'autre part, cette immunité, dans quelques cas n'est que relative, car les enfants peuvent néanmoins contracter la diphtérie ; mais alors elle a un caractère bénin. Si les individus immunisés ne contractent pas la maladie, ils peuvent toutefois être un agent de transmission, ce qui nous conduit à préconiser l'isolement simultané : L'immunité relative est d'ailleurs prouvée par l'existence des récidives de la diphtérie qui surviennent malgré l'immunité active acquise par la diphtérie et l'immunité passive acquise par le sérum.

M. Comby a enrayé une petite épidémie de diphtérie dans une de ses salles, en faisant des inoculations préventives. M. Moizard n'eut qu'à se louer de cette conduite dans des circonstances analogues, et il pense que lorsqu'un cas de diphtérie se déclare dans une agglomération d'enfants, à l'hôpital ou à l'école, la pratique des injections préventives s'impose. M. Sevestre pense également que les inoculations préventives sont sans danger et qu'elles doivent être mises en vigueur dans les agglomérations, mais qu'on peut s'abstenir dans les familles où l'isolement et la désinfection sont possibles et faciles. Après avoir entendu également une communication de M. Netter, tendant aux mêmes conclusions, mais donnant une extension beaucoup plus grande aux injections préventives, la Société de Pédiatrie a voté la motion suivante : *La Société de Pédiatrie affirmant que les injections préventives de sérum antidiphtérique ne présentent aucun danger sérieux et confèrent l'immunité dans des proportions considérables, pendant quelques semaines, en recommande l'emploi dans les agglomérations d'enfants et dans les familles où une surveillance scientifique suffisante est impossible.*

La valeur du sérum préventif, pour enrayer une épidémie, même au cas où l'on n'aurait affaire qu'à des bacilles courts, nous paraît indiscutable. Dans un service de chirurgie, où avaient éclaté quelques cas de diphtérie à quelques jours d'intervalle, tous les enfants reçurent 10 centimètres cubes de sérum sous la peau, excepté le petit neveu d'une surveillante à qui on avait refusé l'inoculation préventive, sous prétexte qu'il devait partir pour Hendaye, et que l'on redoutait les exanthèmes sérothérapiques. Lui seul contracta la diphtérie alors que l'épidémie cessa dans la salle en question sans qu'aucun nouveau cas ne s'y produisit.

Au pavillon de la rougeole survenaient assez fréquemment des croups diphtériques, nécessitant une intervention et dus, la plupart du temps à des bacilles courts. Sous prétexte que le bacille court existe normalement dans les gorges des rougeoleux, et qu'il peut, à un moment donné, exalter sa virulence et déterminer des angines membraneuses avec ou sans croup, on pensait qu'il était impossible d'éviter ces accidents. Quelques cas à bacilles longs s'étant produits, des injections systématiques de sérum préventif furent faites à tous les enfants, les croups, tant à bacilles longs qu'à bacilles courts disparurent. Toute la classe des croups rubéoliques qui surviennent très certainement *par contagion*, est justiciable de l'isolement et du sérum préventif.

Notre ami, M. Durand-Viel, nous donne la statistique suivante du pavillon de la rougeole de M. le Dr Richardière. Du 1er mars au 6 juin, 112 enfants entrent au pavillon de la rougeole, et 14 sont passés à la diphtérie. A partir de cette époque, on fait des injections préventives de sérum et on a, du 6 juin au 6 novembre, 204 entrants sans *aucun cas de diphtérie.*

De semblables faits et beaucoup d'autres encore, nous permettent de formuler les propositions suivantes en matière de sérothérapie préventive :

1° La sérothérapie préventive n'empêche certes pas la diffusion du bacille diphtérique, mais elle modifie le terrain, à tel point que le bacille perd ordinairement sa virulence et sa vitalité.

2° La durée de l'immunité artificielle, produite par le sérum, étant en moyenne de trois semaines, permet la disparition des bacilles introduits dans la gorge de façon accidentelle; mais ces mêmes bacilles, sous l'influence de causes adjuvantes peuvent, dans certains cas particuliers chez le même individu, récupérer leur vitalité et leur virulence, et donner lieu à titre exceptionnel, il est vrai, à des angines membraneuses atténuées et peu toxiques.

3° Si le bacille est peu virulent et en état de déchéance sur le sujet artificiellement immunisé, il peut récupérer sa virulence et sa vitalité par transport chez un individu non immunisé. La sérothérapie préventive n'empêche donc pas absolument la contagion, et l'épidémicité peut reprendre dans un milieu non immunisé, d'où découle la nécessité de l'isolement.

4° Dans un milieu immunisé, la diphtérie disparaît et s'atténue par *amortissements* successifs du bacille.

5° Les mêmes considérations sont applicables aux cas d'immunité naturelle acquise par une diphtérie guérie, soit par le sérum, soit par tout autre moyen, mais cette immunité naturelle ne dépasse guère trois à quatre septénaires.

6° Dans toute agglomération, dans tout pensionnat, l'inoculation préventive s'impose, car elle rend la désinfection plus efficace et permet de pratiquer l'isolement rationnel.

7° Dans tous les cas, au cours d'une épidémie de diphtérie

menaçante, quand l'examen bactériologique révèle la présence de bacilles longs ou courts dans la gorge des individus, il est bon de faire une injection de 10 centimètres cubes, car ces individus sont déjà en puissance de diphtérie.

8° Dans les familles aisées où l'isolement et la surveillance sont facilement praticables ; on pourra s'abstenir des injections préventives et pratiquer un examen bactériologique qui sera suivi de ladite injection en cas de résultat positif.

Dans le cas où cet examen ne pourrait être pratiqué assez tôt, les inconvénients d'une injection préventive sont si minimes, qu'il ne faut pas hésiter à y recourir d'emblée.

En résumé, l'immunité artificielle produite par le sérum, malgré sa durée et son efficacité transitoires, est d'un grand secours dans la prophylaxie de la diphtérie ; elle est un moyen qu'il ne faut pas négliger et dont il ne faut pas craindre d'user le cas échéant, car il est d'une innocuité absolue, malgré les petits accidents de la sérothérapie.

Désinfection et procédés de désinfection. — Quelques soins que l'on apporte à la désinfection, elle n'est pas toujours absolue, mais en pratique elle peut être considérée comme suffisante dans la grande majorité des cas. Le feu seul produit une purification parfaite, mais il n'est guère applicable que pour des baraquements infectés, isolés et sans valeur.

Dans les étuves, il est un certain nombre d'objets qu'on ne peut placer, tels les chapeaux, les souliers, et en général tous les objets de cuir. Il est impossible également d'obliger les personnes, ayant eu une maladie infectieuse, à faire passer à l'étuve des tentures et des tapisseries, souvent d'une grande valeur.

« Il est enfin une variété importante d'objets qui ne supportent pas la désinfection, et qu'il serait cependant du plus haut intérêt de débarrasser des germes qu'ils peuvent contenir, ce sont les livres et les cahiers. Une épidémie se déclare dans une école : les objets de peu de valeur, tels que les porte-plumes et les crayons que les enfants ont l'habitude de porter à leur bouche, peuvent être facilement détruits par le feu. Mais il est impossible d'agir de même avec les livres, à cause de leur prix élevé ; cependant ce serait le seul moyen de supprimer une des causes principales de la propagation des germes. Il y a quelques années, survint une épidémie de diphtérie dans un lycée ; la classe la plus atteinte était celle des mathématiques spéciales ; c'était précisément au moment des examens : vous comprendrez qu'il nous était difficile de détruire les livres des élèves et surtout leurs cahiers, qui contenaient les cours de plusieurs années, sans leur causer le plus grand préjudice, au point de vue du résultat de leurs examens ou concours (*Brouardel*) ».

En résumé, la désinfection n'est pas toujours pratique ni suffisante, mais ce n'est pas une raison pour la négliger et elle *doit toujours être pratiquée*. Quels sont les moyens à utiliser ?

L'emploi du chlore est presque abandonné de nos jours, parce que son action est incertaine, qu'elle exige la saturation de l'atmosphère et l'humidité des objets à désinfecter, parce que le chlore attaque les métaux, les tissus qu'il décolore, et provoque une toux insupportable.

Emploi de l'acide sulfureux. — L'acide sulfureux a encore des partisans, bien que MM. Thoinot (*Ann. Institut Pasteur*, 1890) et Cassedebat (*Revue d'hygiène*, 1891) nient sa puissance désinfectante. Voici comment on procède dans ce cas : on donne la préférence à des bougies de soufre contenant 250 grammes de soufre par bougie. Par mètre cube, il faut faire brûler 20 grammes de soufre pour obtenir la désinfection. On retire de la pièce à désinfecter les objets en métal, horloges, etc.; on graisse largement ceux qui ne peuvent être déplacés. On laisse dans la chambre la literie et les meubles. On calfeutre avec soin toutes les ouvertures, portes, fenêtres et surtout la cheminée, avec des bandes de papier collées. On place chacune des bougies, sans la sortie de son étui, dans une assiette remplie de sable ou de cendre pour éviter l'échauffement du parquet; on allume la mèche qui communiquera doucement le feu à la bougie. On calfeutre ensuite, avec des bandes de papier collées, la porte par laquelle on se retire. On laisse la pièce fermée pendant au moins 12 heures, 24, si c'est possible; on y pénètre ensuite avec précaution, après avoir laissé la porte quelque temps ouverte; puis on ouvrira les fenêtres.

En même temps, les sels minéraux, le sulfate de cuivre et le chlorure de zinc sont utilisés pour la désinfection du linge contaminé, des vases de nuit, et des cabinets d'aisances. Le sulfate de cuivre, qui a joui d'une certaine vogue il y a 20 ans, est maintenant abandonné.

Emploi du sublimé. — Les pulvérisations d'acide phénique ou de bichlorure de mercure ont fait leurs preuves et sont couramment employées. On utilise la solution d'acide phénique à 5 ou 2 pour 100; le sublimé à 1 ou 2 pour 1000. La solution de bichlorure au millième n'altère ni les étoffes, ni les papiers de tenture, elle n'a aucune action sur les murs blanchis à la chaux, ni sur les enduits à base métallique ou terreuse : M. Rochard (*Traité d'hygiène publique et privée*) donne une excellente description du *modus faciendi* que nous ne pouvons mieux faire que de reproduire :

« Les solutions doivent être employées chaudes, et leur température calculée de façon à ce qu'elles aient au moins 40 degrés, en arrivant au contact des surfaces à désinfecter. Il est même bon de les faire précéder d'une pulvérisation d'eau chaude simple pour ramollir les germes desséchés. Il faut détruire ces germes sur place, et sans les mettre en mouvement.

« Pour cela, on commence par laisser le local fermé pendant quelques heures, afin que les poussières se déposent sur les meubles et le plancher. Il est alors possible de les recueillir à l'aide de précautions que nous allons faire connaître en indiquant comment procèdent les agents de service municipal qui ont acquis, à cet égard, toute l'habileté désirable.

« Lorsqu'ils arrivent sur le lieu où ils doivent opérer, ils commencent par revêtir leurs blouses et leurs vêtements de travail; puis ils entrent avec précaution dans l'appartement, ils commencent par en mouiller le plancher, puis ils y étendent un grand drap de toile forte imbibé de la liqueur désinfectante.

« Ils y ramassent, sans mouvements violents, les vêtements tels que les fourrures, les objets de literie, les tapis, les rideaux et les tentures qu'on peut enlever sans mouvement. Ils en font un paquet qu'ils envoient à l'étuve. Les linges trop souillés sont plongés dans la solution désinfectante.

« Les objets qui ne supportent ni l'immersion, ni l'étuvage, sont désinfectés au pulvérisateur à main. Il en est de même des objets en cuir, chaussures, valises, etc.

« Pour les cadres, tableaux, dorures, on les lave avec précaution avec un linge imbibé de la liqueur antiseptique. Les meubles en bois sont essuyés avec des linges imbibés de solution désinfectante. Les coussins, les oreillers de plume, les traversins sont défaits. L'enveloppe est plongée dans la solution désinfectante. Le contenu est lavé de même, puis séché.

« Les lits en bois sont lavés au sublimé, en faisant pénétrer la solution dans les joints et les moulures, comme s'il s'agissait de détruire les punaises. Les parties usées ou vernies sont passées ensuite au tampon huilé. On fait de même pour les sommiers. Les lits en fer sont démontés et envoyés à l'étuve. Les tables de nuit sont lavées à la solution de sublimé.

« Les ustensiles de cuisine, la vaisselle, les couverts, sont plongés dans l'eau bouillante. Les chiffons, vieux papiers,

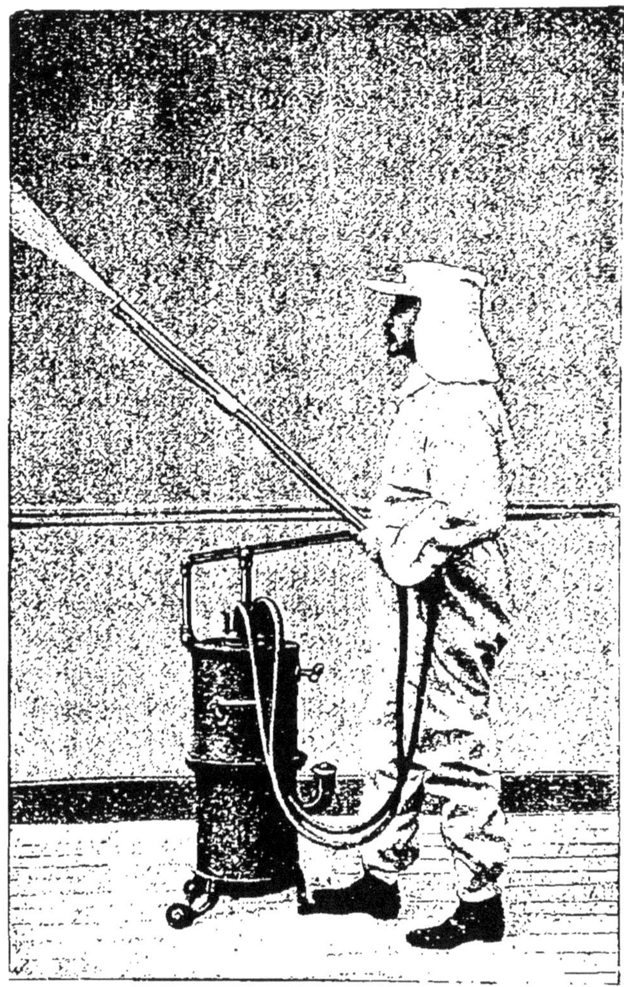

Fig. 68. — Pulvérisateur Geneste et Herscher.

jouets d'enfants, la paille, les vieux bois, sont brûlés dans une des cheminées de l'appartement, en même temps que les linges qui ont servi aux lavages désinfectants.

« Lorsque l'appartement est débarrassé de tout son contenu,

on procède à sa désinfection méthodique qui doit se faire pièce par pièce. On se sert pour cela de la solution de sublimé au millième qu'on projette successivement sur le plafond, les murs, les boiseries, les portes, les fenêtres, les parquets, à l'aide d'un pulvérisateur Geneste et Herscher, ou simplement avec une pompe de jardin.

« Dans certains cas, on se sert de lavettes, de brosses à main, de pinceaux, d'éponges. Ces lavages ne sont possibles que sur les murs peints ou vernis; quand il s'agit de tentures ou de tapisseries, il faut avoir recours au pulvérisateur. Il est parfois nécessaire de gratter les plâtres et les murs avant tout lavage et toute aspersion désinfectante. Lorsqu'on a achevé le lavage antiseptique du parquet par lequel on doit terminer l'opération, on laisse la pièce ouverte de façon à ce qu'elle sèche promptement et puisse être bientôt réoccupée.

« Les expériences de Geppert, de Bordoni Uffreduzzi, ont porté un peu atteinte à la réputation du sublimé comme antiseptique. Laveran et Vaillard tendent à considérer le sublimé au millième comme insuffisant; il est dangereux pour les ouvriers qui le manipulent, et les solutions fortes qui assureraient la désinfection absolue sont inutilisables à cause de leur action nocive sur certains objets. »

Emploi de la formaldéhyde. — Des expériences faites en Allemagne par Aronson, par Pfuhl, par Nalter, en France par Miquel, par Roux et Trillat, par Bosc, par Vaillard et Lemoine, ont été très favorables à ce désinfectant. Bosc a démontré que tous les points d'une salle dans laquelle les vapeurs sont projetées, sont facilement désinfectées quel que soit le cubage. Vaillard et Lemoine le considèrent comme un désinfectant supérieur au sublimé. Ce qu'on peut reprocher à l'aldéhyde formique, c'est son faible pouvoir de pénétration qui en fait exclusivement un désinfectant de surface.

« Il ne convient guère, par suite, dit Guiraud, à la désinfection des effets de literie, vêtements et autres, et doit être réservé à la désinfection des locaux. Encore, ne peut-on compter beaucoup sur lui pour stériliser les couches tant soit peu épaisses des liquides virulents fixés sur les parois et sur le sol. à plus forte raison pour pénétrer dans les joints des planchers et dans les entrevoux, ces foyers de germes pathogènes dans certaines habitations collectives. Malgré ces points faibles que reconnaissent d'ailleurs ses plus chauds partisans, le formol à l'état gazeux est d'un emploi si commode pour la désinfection des locaux, il a de si réelles qualités, celles en particulier de laisser intacts les objets soumis à son action, de n'altérer ni la consistance, ni la coloration des tissus les plus délicats, de ne pas oxyder les métaux, qu'on doit le regarder comme une des plus précieuses acquisitions que la désinfection ait faite depuis longtemps. »

Différents modes d'emplois de la formaldéhyde ont été proposés.

I. L'appareil Trillat est basé sur l'emploi du formo-chlorol, c'est-à-dire d'un mélange de solution de formaldéhyde du commerce et de chlorure de calcium. C'est un autoclave assez semblable comme forme aux autoclaves employés dans les laboratoires pour la stérilisation des milieux de culture ; il s'en distingue par sa hauteur plus grande et aussi parce qu'il est entièrement en cuivre. Cet autoclave est garni intérieurement d'un revêtement d'argent (le cuivre serait attaqué) ; il demande à être construit d'une manière tout à fait spéciale, de façon à éviter toute fuite de vapeurs. Ces vapeurs sont tellement irritantes que s'il s'en produisait le plus léger dégagement au dehors, la manœuvre de l'appareil deviendrait presque impossible. La contenance de l'autoclave est de 3 à 4 litres ; l'appareil porte un tube de dégagement métallique assez long, d'un diamètre de 1 millimètre environ.

Pour faire fonctionner l'appareil, on s'y prend de la façon suivante : l'autoclave est rempli aux deux tiers avec la solution de formo-chlorol; le couvercle est mis et les écrous solidement ajustés. On allume la lampe à pétrole (ou la couronne de gaz) qui se trouve à la partie inférieure. L'appareil est maintenu fermé jusqu'à ce que la tension des vapeurs atteigne 3 atmosphères. Lorsque cette pression est atteinte, le tube de dégagement est introduit à travers le trou de la serrure dans l'appartement à désinfecter. *L'appareil fonctionne donc en dehors de la pièce à désinfecter.* On a eu soin simplement au préalable de bien fermer toutes les ouvertures de la pièce, de baisser le tablier des cheminées, de coller des bandes de papier sur la porte si celle-ci joint mal.

La durée d'une désinfection pour un local de 100 mètres cubes,

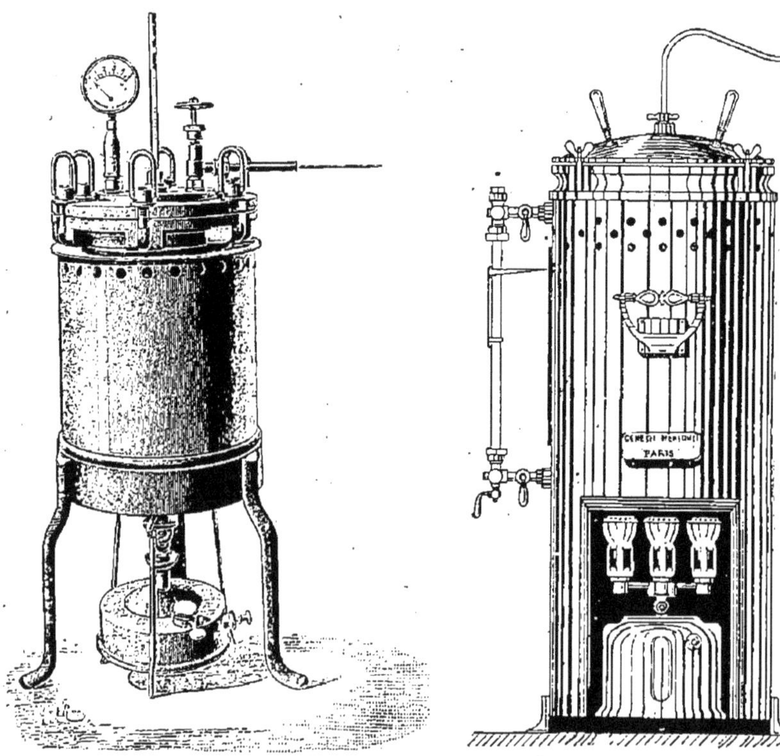

Fig. 66. — Appareil de Trillat. Fig. 67. — Appareil de Hoton.

demande une heure environ, mais il vaut mieux laisser assez longtemps les vapeurs renfermées dans l'appartement. Ce mode de désinfection est préconisé par Nicollé (de Rouen), Funck, Henri Meunier, Rietsch et Raybaud, Sedan, etc.... Il est déjà passé dans la pratique courante et adopté dans différentes villes, hôpitaux ou administrations.

II. L'appareil Hoton, construit par Geneste Herscher (*Journal de*

Pharmacie d'Anvers, 1901), présenté sous les auspices de Van Ermenghem, n'est également, comme le montre la figure, qu'une sorte d'autoclave pouvant se chauffer à l'essence ou au pétrole.

On utilise l'aldéhyde à 7,5 pour 100. Pour cela on prend 3/4 de litre d'aldéhyde à 40 pour 100 et on y ajoute 3 litres 1/4 d'eau pure. L'aldéhyde à 40 pour 100 se polymérise assez rapidement. Il convient de le diluer aussitôt que possible : la solution à 7,5 pour 100 se conserve indéfiniment.

La durée de la désinfection d'une chambre est d'environ sept heures, et on fait disparaître l'odeur piquante qui reste, en évaporant un peu d'ammoniaque.

III. *Appareil Fournier*. — L'utilisation de la « Formacétone » a été récemment préconisée par M. E. Fournier (*Congrès international de Pharmacie*, Paris, 1900); c'est un produit à base de formaldéhyde et d'acétone.

L'opération de la désinfection comprend :

Deux projections successives d'eau acétonée et de formacétone suivies d'une troisième à base d'ammoniaque qui, en saturant instantanément toutes les aldéhydes et leurs composés, enlève toute odeur; une aération de quelques instants, même aussi large que possible, permet de réoccuper le local presque immédiatement. Les substances les plus susceptibles de s'altérer à la chaleur, telles que le cuir, le feutre, les chapeaux, les plumes apprêtées, les étoffes aux nuances les plus délicates, les objets d'art, les tableaux, les meubles ne sont pas endommagés. Parmi les métaux, l'acier, le cuivre et le fer polis sont légèrement ternis; on en ramène le brillant par une simple friction, mais il suffit de les recouvrir de papier mince pour en empêcher toute oxydation.

Pour ses désinfections à la formacétone, M. Fournier utilise un petit autoclave portatif pouvant se chauffer au gaz, à l'alcool ou au pétrole, et pouvant se transformer en un appareil destiné à la projection à haute pression de vapeurs désinfectantes. Il conseille aussi l'emploi d'une étuve démontable pouvant se transformer facilement pour les désinfections à distance.

Nous n'aurons garde de nous prononcer sur la valeur pratique de ces désinfections, ce sont là des procédés tout nouveaux et récents, à l'étude. *A priori*, rien ne nous empêche de croire qu'ils sont excellents; mais c'est à l'usage que l'on devra de juger en dernier ressort.

Emploi de la chaleur sèche. — L'emploi de la chaleur sèche, préconisée il y a quelques années, n'a pas donné tous les résultats qu'on en attendait, car, s'il est certain qu'une température de 110 à 120 degrés centigrades détruit avec certitude les microbes pathogènes, il est non moins certain qu'elle altère toujours les objets et d'autre part, la pénétration des fortes chaleurs sèches se fait difficilement au travers d'objets plus ou moins épais, ou plus ou moins bons conducteurs. Aussi, la désinfection par la chaleur sèche a-t-elle fait place à la désinfection par la chaleur humide.

Les appareils de Ramson établis à l'hôpital de Nottingham en 1871, et l'appareil de Esse, établi à l'hôpital de Berlin, ont été les prototypes des étuves désinfectantes à chaleur sèche.

Emploi de la chaleur humide. — La vapeur humide est supérieure aux gaz chauds comme agent de désinfection, car elle permet d'obtenir, dans une capacité assez grande, une température rigoureusement uniforme. En 1885, le comité consultatif d'hygiène concluait dans son rapport, que l'étuve à vapeur humide sous pression est un instrument de désinfection excellent, et qu'il suffit d'obtenir, dans cette étuve, la température de 106 degrés centigrades, ce qui est facile, pour tuer sûrement, même au sein d'un matelas, les microbes pathogènes. Il donnait donc la préférence à ce mode de désinfection, qui depuis est d'usage courant et installé presque en tous endroits. Le seul inconvénient est l'imprégnation du linge, lorsqu'il est souillé par des matières colorées, comme le sang et les matières fécales. Pour y remédier, il suffit de tremper le linge maculé dans un baquet contenant une solution de permanganate de potasse.

A l'époque actuelle, on se contente, avant le passage à l'étuve, d'humecter les parties salies avec une solution de sulfate de cuivre à la dose de 10 grammes par litre d'eau, puis de laver successivement les parties tachées.

On peut également employer le chlorure de chaux ou l'eau de Javelle.

Une étuve à désinfection du système Geneste-Herscher est installée à l'hôpital des Enfants-Malades, et nous croyons utile de décrire le dispositif employé, et cela pour plusieurs raisons, d'abord le pavillon de la diphtérie est un des plus sérieux utilisateurs de la désinfection, et d'autre part, beaucoup de médecins n'ont que des notions insuffisantes à ce sujet et sont souvent assez embarrassés pour en acquérir de précises.

DESCRIPTION DE L'ÉTUVE *fixe* A DÉSINFECTION PAR LA VAPEUR SOUS PRESSION. — L'étuve proprement dite est essentiellement formée d'un corps cylindrique, avec porte en avant montée sur un pivot, pour l'introduction des objets à désinfecter et porte de sortie en arrière; de deux rails intérieurs formant voie ferrée pour un chariot; d'une enveloppe isolante extérieure. Les deux portes se ferment au moyen de boulons à bascule, comme le couvercle d'un autoclave.

Deux voies ferrées extérieures pour l'avant et l'arrière et un chariot forment le complément normal de l'étuve.

L'installation comporte en outre une chaudière à vapeur avec ses accessoires, et enfin deux tuyaux de raccordement entre ladite chaudière et l'étuve elle-même.

Un tuyau projette la vapeur dans la chambre de désinfection, l'autre amène la vapeur dans deux batteries chauffantes, constituées par des tubes en fer rivés et mandrinés dans des boîtes de distribution, et placées l'une en haut, l'autre en bas. La batterie basse est disposée de manière à provoquer le séchage rapide des objets après l'épuration; la batterie haute a surtout pour but d'empêcher les condensations à l'intérieur de l'étuve et par suite d'éviter les taches et le mouillage.

Afin de purger l'eau condensée provenant de la vapeur directe, deux tuyaux de purge, se réunissant en un seul terminé aussi par un robinet, partent, sous l'étuve, des deux extrémités basses du corps cylindrique.

On fait fonctionner l'appareil en chauffant d'abord les batteries pour élever la température de l'étuve à 133 degrés, qu'on maintient pendant toute la durée de la désinfection. L'air, plus froid et plus dense, se réunit à la partie inférieure de l'étuve, d'où il est évacué par un tuyau de dégagement. Lorsqu'il ne sort plus par ce tuyau qu'un fort jet de vapeur, tout l'air a été expulsé, et on peut fermer le robinet. La pression s'élève alors progressivement à 108. On fait alors une ou plusieurs décompressions brusques en ouvrant le robinet de dégagement pour évacuer tout l'air. Lorsque tout l'air est chassé, on ramène la pression à 115 degrés et on la maintient à ce niveau pendant 10 minutes.

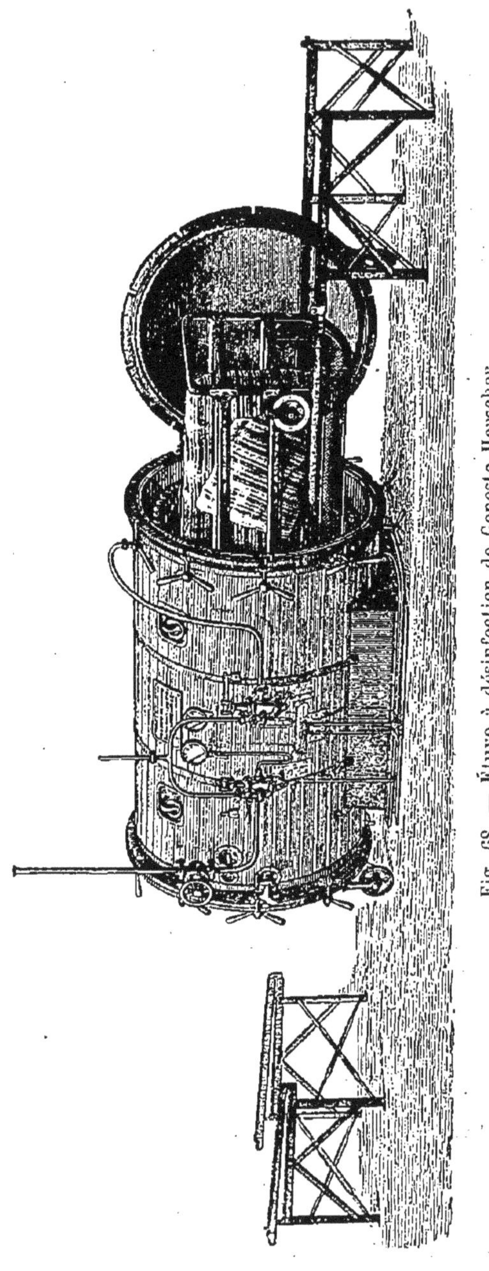

Fig. 68. — Étuve à désinfection de Geneste Herscher.

A l'hôpital des Enfants-Malades, chaque extrémité de l'étuve se trouve dans une chambre isolée, l'une la chambre d'entrée, pour les objets infectés ; l'autre la chambre de sortie, pour les objets épurés.

Quand on n'a pas d'étuves fixes, à la campagne ou par département, on peut se servir d'étuves locomobiles construites sur le même système.

Ces étuves à vapeur sous pression sont d'usage courant en France, depuis qu'elles ont reçu l'approbation de MM. Grancher, Vinay, Nocard, A.-J. Martin.

Étuves à vapeur fluente sous pression ou à faible pression. — Ces étuves à vapeur fluente à 100 degrés sont basées sur le pouvoir de pénétration que possède la vapeur sous forme de courant. D'après les expériences d'Esmarch (cité par Guiraud, *Manuel pratique d'hygiène*), la pénétration dans un paquet ou dans un matelas serait trois fois plus rapide, quand on imprime un mouvement à la vapeur, que quand on la laisse agir par simple contact. D'après Budde, dans l'intérieur des objets placés dans ce courant, la température peut monter jusqu'à 104-105 degrés, même quand la vapeur est à la pression normale. Beaucoup d'appareils basés sur ce principe sont utilisés en Allemagne. En France, MM. Vaillard et Besson ont préconisé l'étuve suivante : l'étuve proprement dite, au-dessous de laquelle se trouve le foyer comprend deux cylindres concentriques à couvercle fermant hermétiquement, dont l'intérieur constitue la chambre de désinfection où se placent les objets, et l'extérieur forme la chaudière. La vapeur qui se dégage de l'eau contenue dans la cavité inférieure circule dans le manchon extérieur, pénètre par les orifices supérieurs dans la chambre de désinfection, la traverse de haut en bas et s'échappe par le tuyau. Ce tuyau est pourvu d'un clapet spécial dont l'ouverture est réglée par un levier à contre-poids, de façon à obtenir à volonté une faible pression dans l'appareil (1/20 à 1/10 d'atmosphère). Ces étuves à vapeur fluente ne donnent peut-être pas une stérilisation aussi complète que les étuves à pression.

Nous nous sommes longuement étendus sur les procédés de

désinfection. Nous l'avons fait intentionnellement pour montrer que c'est là un des gros points de la prophylaxie de la diphtérie, et aussi pour faire mieux connaître les procédés

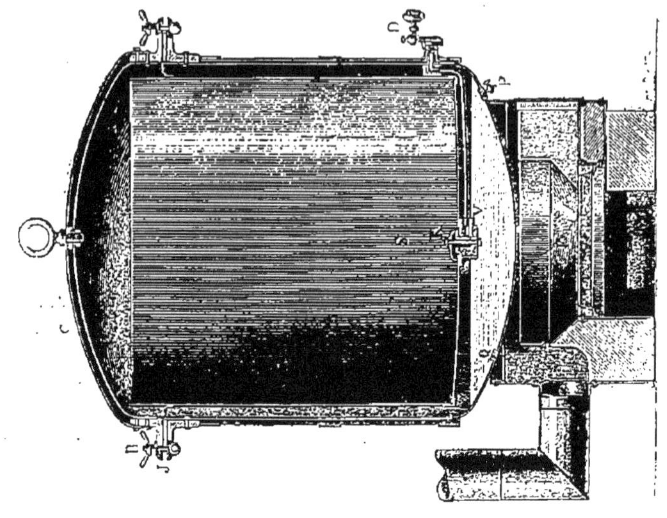

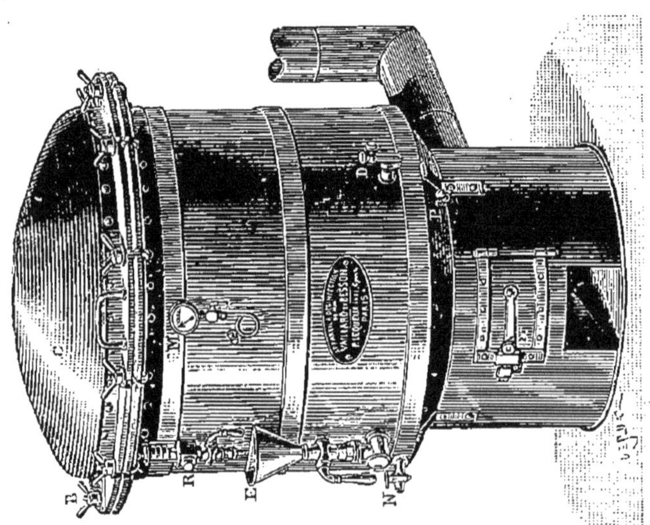

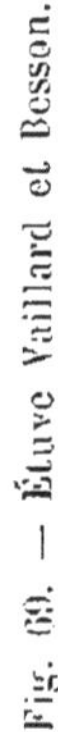

Fig. 69. — Étuve Vaillard et Besson.

usuels. La question de la désinfection est primordiale en matière de diphtérie, et il nous suffit pour le prouver, de citer cette phrase de M. Brouardel (*L'exercice de la médecine*, Paris, 1900) : « Les germes de la diphtérie, vous le savez, sont très tenaces; un jouet manié par un enfant diphtérique, puis enfermé dans une armoire pendant un an, contient encore des germes virulents. Quand nous avons parlé de la désinfection pour cette maladie, on nous a objecté, et l'on nous a démontré par des cultures que, dans des linges souillés, puis désinfectés, on pouvait retrouver des microbes de Lœfler qui, cultivés, étaient capables de récupérer toute leur virulence.

« Cela est exact; mais, vous avez déjà dû vous en apercevoir, messieurs, en médecine, il n'est pas de panacée universelle, les médicaments les meilleurs, ceux que nous manions avec le plus de confiance, nous donnent parfois des insuccès.... Il ne faut pas demander à une méthode d'être absolument bonne dans tous les cas; la désinfection ne tue pas tous les germes, je l'avoue, mais elle en fait disparaître 90 ou 95 sur 100, et je vous assure que ce résultat est encore fort appréciable, puisque, au lieu de 100 germes disséminés, il n'y en a plus que 5; les chances de transmission ont diminué d'autant. »

Un autre fait nous montrera l'importance des désinfections bien faites; nous l'empruntons à de Pradel (cité par Baillière, *Les maladies évitables*, Paris, 1898) : « Dans un local, un enfant est atteint de la diphtérie. Il guérit. L'appartement est désinfecté tant bien que mal, par les parents du malade, qui, quelque temps après, déménagent et vont habiter ailleurs. Un nouveau locataire prend possession du logement; et deux ans après, un de ses enfants est atteint de diphtérie. Il meurt. Les désinfecteurs de la Ville pratiquent les pulvérisations au sublimé; les objets ayant appartenu au malade sont brûlés. Peu de temps après, un nouveau cas de diphtérie se produit dans l'appartement; une nouvelle désinfection est faite par le service municipal. Un troisième locataire vient occuper le même local; trois mois après, un des enfants est atteint de diphtérie, il meurt; le service municipal opère encore une fois la désinfection.

« Il en résulte donc que les deux premières désinfections avaient été mal faites; je ne parle pas de celle qui a été faite par les premiers locataires eux-mêmes, qui, évidemment avait dû être très sommaire. »

La question du licenciement des écoles. — La diphtérie est une maladie éminemment susceptible de se transmettre à distance, même si l'individu qui transmet la diphtérie ne l'a pas eue lui-même. Les bacilles de Lœfler virulents peuvent persister, comme nous l'avons dit, pendant plusieurs semaines dans la gorge d'enfants antérieurement atteints de diphtérie; d'autre part, ils peuvent persister plus longtemps encore avec toute leur virulence dans les linges souillés, et c'est là une cause de contagion importante pour la propagation à distance. M. Brouardel cite un cas curieux qui montre avec évidence ce fait, d'une part, et le danger du licenciement, d'autre part.

« Aujourd'hui même, dit-il, au Comité d'hygiène, on nous a lu une communication au sujet de l'étiologie d'une épidémie de diphtérie qui se produisit dans quelques villages de la Vendée. L'enquête fut minutieuse et permit de constater les faits suivants : une épidémie de diphtérie avait régné dans la garnison de Melun. Les cavaliers du 2e régiment de chasseurs avaient été renvoyés dans leurs foyers, et un certain nombre étaient retournés dans leurs villages, en Vendée. Quelques-uns, même parmi ceux qui étaient partis indemnes de Melun, et qui n'eurent pas la diphtérie plus tard, créèrent des foyers dans leurs villages. L'infection s'était faite par simple contact. Chose plus curieuse encore, quand la caserne fut désinfectée et assainie, on rappela les soldats qui avaient été licenciés. Ils revinrent et rapportèrent de leur pays les germes de la diphtérie, qui occasionnèrent une nouvelle épidémie dans la garnison. »

La diphtérie peut donc être comptée au nombre des maladies évitables. La désinfection et le sérum curatif nous permettent de diminuer dans des proportions encore plus considérables le nombre des décès occasionnés par cette infection.

A notre avis, le licenciement d'une pension, d'un collège, d'une caserne, d'une salle d'hôpital, ne s'impose pas quand surviennent quelques cas isolés de diphtérie. Il est extrêmement facile d'éteindre sur place une petite épidémie locale, et cela par des mesures rigoureuses qui s'imposent et doivent être sous la surveillance directe du médecin à savoir :

1° La désinfection soigneuse;

2° L'isolement des suspects;

3° Les injections préventives de sérum.

Nous avons suffisamment indiqué et détaillé ces diverses mesures, et les arguments qui nous ont conduits à les conseiller. Le licenciement n'est qu'une mesure inefficace et dangereuse, car elle peut créer des foyers secondaires d'infection et la dissémination de la maladie. En tous cas, le licenciement *ne doit* être effectué qu'après désinfection préalable des vêtements des individus à licencier, et après avoir établi rigoureusement la *loi des suspects*, très facilement mise en vigueur en raison de la faible durée d'incubation de la diphtérie. Pour plus de sécurité, on ne fera le licenciement qu'après avoir systématiquement fait un ensemencement de la gorge de tous les enfants ou adolescents faisant partie de l'agglomération. Tous ceux où cet examen décèlera la présence de bacilles diphtériques devront, avant licenciement, être mis en observation et recevoir une injection préventive de 10 centimètres cubes de sérum.

APPENDICE

MÉDECINE LÉGALE ET DIPHTÉRIE

Responsabilité médicale. — Le principe qui constitue la base de la responsabilité civile du médecin se trouve dans les articles 1382 et 1383 du code civil.

Art. 1382. — Tout fait quelconque de l'homme qui cause à autrui un dommage, oblige celui par la faute duquel il arrive à la réparer.

Art. 1383. — Chacun est responsable du dommage qu'il a causé, non seulement par son fait, mais encore par sa négligence et son imprudence. La responsabilité pénale est réglée par les articles 319 et 320 du code pénal.

Art. 319. — Quiconque, par maladresse, imprudence, inattention, négligence ou inobservation des règlements aura commis involontairement un homicide, ou en aura involontairement été la cause, sera puni d'un emprisonnement de 3 mois à 2 ans et d'une amende de 50 à 600 fr.

Art. 320. — S'il n'est résulté du défaut d'adresse ou de précaution que des blessures et coups, l'emprisonnement sera de 10 jours à 2 mois et l'amende de 16 à 100 fr.

La jurisprudence qui régit actuellement le corps médical a pour base deux jugements rendus de 1825 à 1835.

Il est de toute évidence que le fait pourrait se présenter que des plaintes soient portées contre le médecin qui aura échoué pour une trachéotomie ou un tubage. Nous pensons qu'on ne peut le rendre responsable car ce sont là des interventions délicates qui peuvent être un écueil pour les plus habiles et les plus exercés, en raison des circonstances dans lesquelles elles sont pratiquées, des syncopes possibles, des convulsions mortelles par intoxication intense, en raison aussi de la possibilité de diphtéries bronchiques ou trachéales qui rendent illusoire toute opération palliative.

Au sujet des soins à donner, le médecin est absolument libre de se rendre ou non à l'appel d'un malade; rien ne peut l'y obliger; qu'il ait raison ou tort, c'est affaire de conscience, et personne n'a le droit de pénétrer dans ce domaine réservé. Mais, où le médecin devient répréhensible, c'est quand il y a promesse écrite ou verbale; quand il y a contrat, même tacite, il est tenu de se rendre auprès de son malade (*Cour d'Amiens, 18 novembre* 1857). Il est cependant des cas où la conscience professionnelle devrait être plus élevée. M. Brouardel cite le fait suivant : « Un père de famille, habitant une commune située aux portes de Paris, alla demander à son médecin habituel de se rendre auprès de son enfant pris d'étouffements; ce médecin était absent et son suppléant lui fit dire qu'il se rendrait au chevet du petit malade le lendemain. A 11 heures du soir, les étouffements augmentant d'intensité, le père, éploré, alla frapper à la porte des 7 médecins de la localité, qui, tous, ne purent ou ne voulurent pas se rendre à son domicile. L'enfant fut amené à l'hôpital Trousseau où la trachéotomie fut pratiquée *in extremis*.

« Assurément, continue M. Brouardel, ces médecins étaient dans leur droit; mais, à mon avis, il y avait, dans les circonstances que je viens de vous exposer, un droit d'humanité qui devait passer avant toute considération. Le public le sent bien, il ne pardonne pas au médecin un acte de ce genre, et, malheureusement, il fait rejaillir un peu de sa rancune sur la corporation médicale tout entière. »

Déclaration obligatoire. — La loi du 30 novembre 1892 est ainsi conçue :

Art. 15. — Tout docteur, officier de santé, sage-femme est tenu de faire à l'autorité publique, son diagnostic établi, la déclaration des maladies épidémiques tombées sous son observation et visées dans le paragraphe suivant :

La liste des maladies épidémiques, dont la divulgation n'engage pas le secret professionnel, sera dressé par arrêté du ministre de l'intérieur, après avis de l'Académie de médecine et du comité consultatif d'hygiène de France. Le même arrêté fixe le mode de déclaration des dites maladies.

Art. 21. — Le docteur en médecine ou l'officier de santé qui n'aurait pas fait la déclaration prescrite par l'article 15, sera puni d'une amende de 50 à 200 fr.

L'arrêté ministériel du 23 novembre 1893 fixe une liste de 12 maladies à déclaration obligatoire, parmi lesquelles figure la diphtérie (croup et angine couenneuse).

Le mode de déclaration est fort simple. Le médecin doit envoyer sa déclaration à l'autorité locale, c'est-à-dire au maire ou au secrétaire de la mairie, et, en même temps, au préfet ou au sous-préfet de l'arrondissement, afin que ces derniers puissent s'assurer que le maire de la commune, qui ne serait pas toujours apte à déterminer quelles mesures doivent être prises pour arrêter une épidémie, a pris les précautions nécessaires.

Un carnet est délivré à tout médecin pour faire la déclaration, et, au lieu d'indiquer un diagnostic, il suffit d'inscrire un numéro correspondant à la maladie.

En Allemagne, la déclaration est obligatoire depuis 1832. En Angleterre également. En Hollande, on place un pavillon jaune sur les maisons où règne une maladie contagieuse. « Je me souviens, dit M. Brouardel, que, étant allé en 1885 au Congrès de La Haye, je vis ce pavillon flotter sur le palais royal, parce que la jeune reine était atteinte de rougeole. »

On a fait de nombreuses objections à la déclaration obligatoire; on a dit que la déclaration obligatoire devait être faite par le chef de famille et non par le médecin; on a dit qu'elle ne portait aucune sanction sanitaire. Ces faits sont exacts, mais il est probable qu'on y remédiera bientôt.

On a soutenu également que la déclaration obligatoire force à violer le secret médical. Cet argument n'a qu'une valeur minime en ce qui concerne la diphtérie, et, d'autre part, on ne viole pas le secret en se rendant au bureau de la mairie pour faire une déclaration de maladie infectieuse, attendu que la déclaration est faite au secrétaire de la mairie qui, lui aussi, est tenu de garder le secret professionnel.

M. Brouardel (*L'exercice de la médecine et le charlatanisme*) raconte l'histoire suivante qui juge ce point délicat :

En octobre et novembre 1895 régnait à Arpajon une épidémie de diphtérie. Le Dr V..., après avoir bien établi son diagnostic par des analyses microscopiques et des cultures, après avoir demandé à M. Netter son avis sur les résultats qu'il avait obtenus, fit coup sur coup, un certain nombre de déclarations à la mairie d'Arpajon. Le secrétaire de la mairie fit part de ces déclarations à un conseiller municipal, qui écrivit, contre ce médecin, dans un journal de la localité, l'*Écho Arpajonnais*, un article véhément.

Le Dr V..., à la suite de cette publication appelée à lui causer préjudice dans sa clientèle, intenta des poursuites devant le tribunal correctionnel de Corbeil, et le 27 décembre 1895, le secrétaire de la mairie fut condamné.

L'affaire vint en appel ; sous le prétexte que le médecin devant faire une déclaration de maladie épidémique agissait comme fonctionnaire et que la diffamation à son égard devait être jugée par la Cour d'assises, la Cour d'appel, le 13 juin 1896, réforma le jugement et acquitta le secrétaire de la mairie.

La Cour de cassation, saisie du pourvoi du Procureur général, rendit, le 13 mars 1897, un arrêt cassant l'arrêt de la Cour d'appel, et renvoyant les parties devant la Cour d'appel de

Rouen, qui le 28 juillet 1897, rendit un arrêt condamnant le secrétaire de la mairie à 16 francs d'amende et à tous les dépens.

La condamnation est légère, mais peu importe : ce qui était nécessaire, c'était d'avoir une jurisprudence bien établie. Depuis l'arrêt du 13 mars 1897 les secrétaires de mairie, aussi bien que les maires, sont tenus au secret professionnel, même envers les membres du Conseil municipal, ainsi qu'il est dit dans les considérants de l'arrêt.

Voici, du reste, le texte de ces deux jugements :

MALADIES ÉPIDÉMIQUES. — *Secrétaire de mairie, violation du secret professionnel. — Arrêt de la Cour de cassation, 13 mars 1897. — Sur le pourvoi du Procureur général près la Cour d'appel de Paris, en cassation d'un arrêt rendu le 13 juin 1896 par ladite Cour, Chambre correctionnelle au profit du sieur Dijon, secrétaire de la mairie d'Arpajon (Seine-et-Oise).*

La Cour,

Ouï à l'audience publique du 5 mars courant M. le conseiller Dumas en son rapport, et M. l'avocat général en ses conclusions ;

Après en avoir délibéré en Chambre du conseil.

Vu la requête du Procureur général près la Cour d'appel de Paris.

Sur le moyen pris de la violation de l'article 378 du Code pénal en ce que l'arrêt attaqué a décidé que la communication de déclarations relatives à des maladies épidémiques, faite par un Secrétaire de mairie à un membre d'un Conseil municipal à la veille de la réunion de cette assemblée ne constitue pas une violation du secret professionnel ;

Attendu qu'aux termes de l'article 15 de la loi du 30 novembre 1892, tout docteur, officier de santé, sage-femme, est tenu de faire à l'autorité publique, son diagnostic établi, la déclaration des maladies épidémiques tombées sous son observation ; que ce même article dispose que la liste des maladies épidémiques dont la divulgation n'engage pas le secret professionnel doit être dressée par un arrêté du Ministre de l'intérieur qui fixe en même temps le mode de déclaration de ces maladies ;

Attendu qu'il ressort de ces dispositions et des travaux préparatoires de la loi que c'est dans un but exclusif d'hygiène que la déclaration des maladies épidémiques est exigée des médecins ou sages-femmes et que ceux-ci ne sont relevés de l'obligation du secret professionnel à l'égard de ces maladies, que dans la mesure nécessaire aux communications qu'ils doivent adresser à l'autorité chargée de protéger la santé publique;

Attendu que ces communications confidentielles par leur nature, conservent ce même caractère aux mains des représentants de l'autorité auxquels elles parviennent, et qui, aux termes d'un arrêté du Ministre de l'intérieur du 23 novembre 1893, sont le sous-préfet et le maire;

Attendu qu'un secrétaire de mairie est l'auxiliaire du maire, qu'il est son confident nécessaire et se trouve dès lors dépositaire, par état ou profession, des secrets confiés au maire et confiés par le maire à lui-même;

Attendu qu'après avoir constaté, en fait, que les déclarations de maladies épidémiques parvenues à la mairie d'Arpajon ont été communiquées à un membre du Conseil municipal à la veille de la réuion de ceete assemblée, la Cour d'appel a relaxé le prévenu par ce motif que la communication de documents propres à éclairer un conseiller municipal dans l'exercice de son mandat ne constitue pas une violation du secret professionnel;

Attendu que la divulgation incriminée ne pouvait perdre son caractère délictueux qu'autant qu'il aurait été établi qu'elle était commandée par la nécessité, que la preuve de cette nécessité ne résulte pas des circonstances de fait énoncées par l'arrêt;

Qu'au surplus il n'appartient pas au Secrétaire de la mairie d'Arpajon d'apprécier si la communication demandée devait ou non être faite.

Qu'il suit de là qu'en renvoyant le prévenu des fins de la poursuite, l'arrêt attaqué a faussement interprété et violé l'article 378 du Code pénal.

Par ces motifs et sans qu'il y ait lieu de statuer sur les autres moyens de pourvoi :

Casse et annule l'arrêt rendu par la Cour d'appel de Paris, Chambre des appels de police correctionnelle, le 13 juin 1896, et pour être statué à nouveau, conformément à la loi sur l'appel interjeté par le Ministère public du jugement du Tribunal correctionnel de Corbeil, en date du 27 décembre 1895, renvoie la cause et le prévenu Dijon devant la Cour d'appel de Rouen, à ce désignée par délibération spéciale en Chambre du conseil;

Ordonne que le présent arrêt sera imprimé, qu'il sera transcrit sur les registres de la Cour d'appel de Paris, et que mention en sera faite en marge de l'arrêt annulé.

Ainsi jugé et prononcé par la Cour de cassation, Chambre criminelle, en son audience publique du 13 mars 1897.

*
* *

COUR D'APPEL DE ROUEN. — *Présidence* de M. DUFOUR. — *Audience du* 28 *juillet* 1897. — *Secret professionnel.* — *Loi du* 30 *novembre* 1892. — *Déclaration à la mairie de certaines maladies épidémiques.* — *Communication des bulletins de déclaration.* — *Secrétaire de mairie.* — *Délit.* — *Condamnation.* — *Article* 378 *du Code pénal.*

Du texte et de l'esprit de la loi du 30 novembre 1892, qui exige des médecins et sages-femmes la déclaration de certaines maladies épidémiques, il résulte que le secret, révélé par le médecin aux autorités dans des conditions déterminées, reste un secret dont la divulgation est interdite. Se rend donc coupable de violation de secret professionnel et tombe sous le coup de l'article 378 du Code pénal, le secrétaire de mairie, qui révèle à un tiers le contenu de bulletins de déclarations faites au maire par un médecin de la localité : la communication de ces bulletins ne lui ayant été faite qu'en sa qualité d'auxiliaire du maire, il devenait ainsi dépositaire par état, du secret qu'ils renfermaient.

Ainsi jugé, après plaidoirie de Me Perrin (du barreau de Paris) sur les réquisitions de M. Guiral, avocat général, dans les termes suivants :

La Cour,

Statuant en exécution du renvoi prononcé par arrêt de la Chambre criminelle, le 13 mars 1897, après cassation d'un arrêt de la Cour de Paris, sur l'appel interjeté, par le Procureur de la République de Corbeil, d'un jugement de ce tribunal qui, le 27 décembre 1895, a acquitté Dijon, secrétaire de la mairie d'Arpajon, prévenu de violation de secret;

Attendu, en fait, qu'il résulte des débats, que, en novembre 1895, le journal l'*Écho Arpajonnais* a publié, sous la signature de Lagauche, conseiller municipal d'Arpajon, une lettre visant le Dr V..., médecin au même lieu : que la teneur de cette lettre, dans lesquelles étaient indiquées les constatations de maladies épidémiques faites par le Dr V..., attestait que Lagauche avait eu connaissance des bulletins de déclaration adressées par ce médecin à la mairie d'Arpajon, en exécution de l'article 15 de la loi du 30 novembre 1892;

Attendu qu'il est constant et non contesté que c'est le prévenu qui, comme secrétaire de la mairie d'Arpajon, a communiqué, en novembre 1895, les bulletins de déclaration à Lagauche, et que cette communication lui a été faite sans avoir été préalablement autorisée par le maire d'Arpajon; que, pour la justifier, Dijon soutient : 1° que les déclarations épidémiques faites par les médecins, en vertu de la loi de 1892, n'ont pas un caractère secret, et que cette loi aurait eu précisément pour but de lever, en ce qui concerne les maladies épidémiques, le secret auquel les médecins sont tenus; 2° qu'en fut-il autrement il ne pourrait encourir de responsabilités pénales du fait de divulgation, parce que, comme secrétaire de mairie, il ne serait pas dépositaire de secrets, dans les termes de l'article 378, et qu'il ne s'agirait pas d'un secret confié à lui personnellement à raison de son état, 3° qu'enfin, la communication incriminée échapperait à la critique parce qu'elle aurait été faite à un conseiller municipal, en vue de l'exécution de son mandat;

Sur le premier moyen :

Attendu que de l'article 378, qui, dans un intérêt d'ordre public, impose à certaines personnes, notamment aux médecins, sous une sanction pénale, l'obligation du secret comme un devoir de leur état, il convient de rapprocher l'article 15 de la loi du 30 novembre 1892, l'arrêté ministériel pris en exécution de la loi, et de rechercher si l'article 15, en exigeant, des médecins et sages-femmes, la déclaration de certaines maladies épidémiques, a eu pour but de les relever d'une façon absolue de l'obligation du secret en ce qui touche ces maladies, ou seulement dans la limite restreinte des communications qui doivent être adressées à l'administration;

Attendu qu'il convient de remarquer tout d'abord, que c'est manifestement un but exclusif d'hygiène et de salubrité qui a conduit le législateur à faire de la déclaration des maladies épidémiques une obligation pour les médecins, et que l'infraction à la loi du secret qui en résulterait n'a été admise, que parce qu'elle était la conséquence forcée de la déclaration; qu'une disposition de ce genre, qui déroge à des principes primordiaux, ne peut être étendue sans un texte formel, en dehors des cas spéciaux pour lesquels elle est faite; que non seulement le texte de l'article 15 et de l'arrêté ne justifie pas cette extension, mais, bien au contraire, prouve, par la nature des précautions prises pour empêcher les indiscrétions, le caractère confidentiel de la déclaration;

Qu'ainsi, elle ne peut être faite qu'à l'autorité, en la personne de deux de ses représentants, le sous-préfet et le maire; que la liste des maladies fait l'objet d'une nomenclature étroite; que, même pour une de celles qui y figurent, l'arrêté prend soin de spécifier que la déclaration n'aura lieu qu'autant que le secret de la grossesse n'aura pas été réclamé; qu'enfin l'article 3 dispose que, dans les déclarations, la nature de la maladie doit être seulement indiquée par un chiffre de convention; que le texte et l'esprit de la loi concourent donc à demontrer que le secret révélé par le médecin aux autorités, dans des conditions déterminées, reste un secret dont la divulgation est interdite;

Attendu qu'en vain on objecte : 1° que le droit à la divulgation complète résulterait de ce que, dans la préparation de la loi, on a considéré les maladies épidémiques comme susceptibles d'être révélées sans inconvénients, par opposition à d'autres qui, tant en raison de la nature de la maladie que de ses circonstances particulières, doivent conserver la garantie d'un secret inviolable; 2° que l'exécution des mesures d'hygiène et de salubrité, qui sont, pour l'autorité, la conséquence de la déclaration, comporterait par sa publicité une divulgation complète, que le fait d'avoir dérogé à la loi du secret pour certaines maladies par opposition à d'autres, dont la révélation reste interdite, ne démontre pas que la loi ait autorisé, pour les premières, une divulgation sans limites; que la preuve du contraire ressort de l'examen qui précède; qu'en ce qui touche le second point, à la vérité, la déclaration aura souvent pour effet l'exécution de mesures qui, par la force des choses, révéleront au public des cas de maladie, mais que ces mesures prises en vertu de la loi seront effectuées sous la garantie du représentant de l'autorité en cas de nécessité, et que la publicité qu'elles pourront avoir n'implique nullement, comme conséquence nécessaire le droit à la divulgation complète;

Sur le second moyen;

Attendu que Dijon, comme dépositaire des bulletins de déclaration, était bien dépositaire de secrets par état, dans les formes de l'article 378, et que c'est à tort que les premiers juges ont décidé que le prévenu n'était légalement, à raison de sa qualité de secrétaire de mairie, ni fonctionnaire, ni agent de l'autorité publique, ne rentrant pas dans la catégorie des personnes visées par cet article; qu'en effet, il est de doctrine et de jurisprudence que la disposition finale de l'article 378, qui complète, par une formule générale l'indication des personnes soumises au secret, ne vise pas seulement celles qui par état ou profession, sont dépositaires de secrets, à la condition que la confidence qu'elles ont reçue ait été obligatoire de la part de ceux qui l'ont faite; que, sans qu'il soit besoin de rechercher si un secrétaire de mairie, en sa qualité d'agent ou préposé, reconnu par la loi, d'une administration publique, a un caractère public, il est constant que Dijon, secrétaire de mairie, auxiliaire du maire, était, pour ce dernier, un confident nécessaire et que, ayant en cette qualité communication des bulletins adressés au maire par le docteur V..., il devenait ainsi dépositaire, par état, du secret qu'ils renfermaient;

Qu'on objecte, il est vrai, que c'est au maire que le secret était confié, et qu'on ne conçoit pas comment, sans étendre indûment la portée de l'article 378, on pourrait poursuivre le secrétaire de la mairie pour violation de secret confié au maire, mais que l'infraction reprochée à Dijon n'est pas une violation de secret au regard du Dr V...., duquel il n'avait reçu aucune confidence, mais bien au regard du maire qui lui avait confié les bulletins.

Sur le troisième moyen :

Attendu qu'on ne saurait admettre davantage le troisième moyen invoqué par le prévenu et admis par la Cour de Paris, que la communication incriminée se justifierait parce qu'elle aurait été provoquée par un conseiller municipal, en vue de l'exercice de son mandat; qu'il résulte des faits de la cause que cette communication n'était pas commandée par la nécessité, que Lagauche, en la demandant, comme conseiller municipal, agissait, non en qualité de membre d'une Commission appelée régulièrement à délibérer sur des mesures intéressant la santé publique, mais individuellement, en vue d'une interpellation à faire au maire à la prochaine réunion du Conseil; que, de toute façon, il ne pouvait appartenir au secrétaire de la mairie d'Arpajon d'apprécier personnellement si la communication d'un document secret, dont il était constitué dépositaire, devait être autorisée, et le maire seul était juge de cette question; qu'en faisant cette communication à l'insu du maire, Dijon a commis le délit relevé à sa charge; que c'est, dès lors, à tort que les premiers juges l'ont renvoyé des fins de l'action du ministère public;

Attendu qu'il convient de prendre en considération pour l'application de la peine, que Dijon, en divulguant volontairement le secret dont il était dépositaire, paraît avoir cédé à l'influence de Lagauche, conseiller municipal; que les renseignements fournis sur son compte sont excellents et qu'il y a lieu de lui accorder dans une large mesure le bénéfice de l'article 463, Code pénal;

Attendu que l'appel est régulier;

Par ces motifs :

Réforme le jugement attaqué;

Et faisant droit à l'appel du Ministère public, déclare, en conséquence, Dijon convaincu et coupable d'avoir à Arpajon, en novembre 1895, révélé des secrets dont il était dépositaire par état ou profession;

Dit qu'il existe des circonstances atténuantes;

Et faisant application au premier des textes susvisés, le condamne à 16 francs d'amende, le condamne, en outre, à tous les dépens, en ce compris ceux de cassation; fixe au minimum la durée de la contrainte par corps;

Et, attendu que Dijon n'a pas d'antécédents judiciaires, et en raison des excellents renseignements dont il est l'objet, vu l'article 1er de la loi du 26 mars 1891;

Dit qu'il sera sursis pendant cinq ans à l'exécution de la peine, dans les termes de la loi précitée.

Même si on demande au médecin le secret, il est tenu néanmoins de faire sa déclaration, puisque le maire est, lui aussi, tenu au secret, et, si le fonctionnaire se laisse aller à un bavardage inconsidéré, il sera passible de poursuites.

En temps d'épidémie, en Angleterre, on fait une enquête sérieuse et l'on poursuit la personne qui, n'ayant pas fait la déclaration de la maladie, n'a pas permis de prendre les mesures prophylactiques nécessaires. En France, cette jurisprudence a tendance à s'établir, témoin deux jugements, l'un du tribunal d'Oran, l'autre de la Cour d'appel de Poitiers. Voici ces deux documents, que nous empruntons à M. Brouardel :

« Au mois d'octobre 1894, à Oran, les époux A... avaient loué un appartement dans une maison où s'était produit un cas de diphtérie suivi de mort. On avait transporté dans cet appartement inoccupé des hardes et des matelas infectés par le diphtérique, et le propriétaire loua sans prendre d'autres précautions que de badigeonner les murs à la chaux. Peu de jours après l'entrée en jouissance de l'appartement, la petite fille des époux A... mourut de la diphtérie. Sur les conseils de leur médecin, ceux-ci quittèrent l'appartement. Le propriétaire leur réclama le terme de loyer et une indemnité, pour avoir quitté l'appartement sans congé régulier. Les époux A... présentèrent une demande reconventionnelle en 1500 fr. de dommages-intérêts, le défaut de jouissance provenant du fait du propriétaire. Le tribunal d'Oran, le 4 février 1895, condamna le propriétaire à payer la somme de 1500 fr. et, de plus aux dépens.

« L'arrêt de la Cour d'appel de Poitiers a été rendu dans les circonstances suivantes : un locataire qui, à la suite du décès de son enfant mort de diphtérie, quitte son appartement avant la fin de son bail, peut-il être obligé à faire pratiquer la désinfection des locaux qu'il a occupés? L'arrêt rendu dit en substance : l'obligation imposée par la loi à tout locataire de rendre les lieux loués dans l'état où il les a reçus, lui fait un devoir d'effectuer, à sa sortie, les travaux nécessaires pour assainir l'habitation contaminée par un membre de sa famille. Il en est ainsi, du moins, lorsqu'il est constant que le germe de la maladie n'a pas été pris dans l'immeuble même, que la contamination de l'immeuble a paru au locataire assez grave pour qu'il s'en éloigne avant l'expiration de son bail, et que, d'ailleurs, le prix du bail n'a pas été établi en prévision des frais de désinfection que le propriétaire avait à faire quand il reprendrait possession des locaux. »

Les certificats en matière de diphtérie. — Les certificats, comme on sait, ne doivent être rédigés qu'avec prudence et réserve. Certains sont soumis au timbre, d'autres en sont exempts. En thèse générale, la loi du 13 brumaire an VII, dit que *tous actes et écritures, soit publics, soit privés, devant et pouvant faire titre ou être produits pour obligation, décharge, justifications, demande ou défense*, sont assujettis aux droits du timbre. Il faut en excepter, cependant, d'après l'article 16 de la même loi, *les certificats d'indigence et les actes de police général et de vindicte publique*.

Parmi les certificats pouvant intéresser la diphtérie et qui sont *exempts du timbre*, nous trouvons, d'après M. Brouardel (*La responsabilité médicale*) :

α. Certificat de maladie, pour justifier l'absence d'un enfant à l'école (Loi du 28 mars 1882) ;

β. Certificat déclaré par les médecins inspecteurs des écoles, pour la réintégration à l'école des enfants relevant de maladies contagieuses (Arrêté préf. du 27 oct. 1894) ;

γ. Certificat de maladie, pour obtenir une indemnité pour traitement médical des administrations (instituteurs, ponts et chaussées, sociétés de patronage, etc.), à la condition que le certificat du médecin soit rédigé à la suite d'un certificat d'indigence.

Soumis au timbre :

α. Certificat de maladie à l'époque de la revision ou du tirage au sort ;

β. Certificat d'aptitude pour obtenir l'admission dans certaines écoles ou administrations de l'État ;

γ. Certificat médical pour le proposant d'une habitation à bon marché.

δ. Certificat de maladie pour servir à constater la nature et la durée d'une affection (maladie soignée à l'hôpital ou à domicile); l'aptitude physique pour l'admission au travail dans les usines et manufactures des enfants âgés de moins de treize ans...

ε. Tous les certificats produits par les particuliers à titre de justification, demande ou défense (art. 12 de la loi du 13 brumaire an VII. (Lacassagne, *Vade-mecum du médecin expert*, Masson, éditeur).

En cas de doute, délivrer le certificat sur papier timbré. On fait légaliser la signature, en matière civile, par le maire et le président du tribunal, s'il s'agit d'une question pouvant toucher de près ou de loin à la médecine légale. Pour les certificats produits au delà du ressort, en matière administrative, il faut faire légaliser la signature par le préfet ou le sous-préfet.

La signature des médecins militaires est légalisée par le sous-intendant.

Il est utile de faire remarquer qu'un médecin n'est pas passible d'amende quand son certificat non timbré, délivré administrativement et *avec mention de la destination*, est plus tard produit en justice. Les médecins feront donc prudemment d'indiquer la destination de tout certificat délivré sur papier non timbré.

Tout certificat n'est délivré que contre honoraires se montant à un taux variable.

Accusations contre le médecin. — Il est arrivé que l'on a poursuivi un médecin ayant fait usage du sérum antidiphtérique pour combattre l'ozène. Le prétexte invoqué étant que le traitement pouvait être nuisible.

Le jugement suivant en faveur du médecin met désormais

nos confrères à l'abri des poursuites de ce genre. En voici le texte :

Attendu que, par exploit de Me Prunelle, huissier à Alger..., du 8 février dernier, le Dr Aubert a fait citer devant nous, les époux B..., en paiement de la somme de 90 francs, montant d'honoraires à lui dus, pour les soins donnés à la défenderesse en mai, juin, juillet 1896; que les époux B.... ont formé une demande reconventionnelle en paiement de la somme de 1000 francs à titre de dommages-intérêts;

Qu'ils ont soutenu, à l'appui de leur demande, que le Dr Aubert avait été chargé de soigner la dame B.... atteinte d'une maladie des fosses nasales et lui avait inoculé le sérum de la diphtérie;

Que d'après eux, la santé de la demanderesse en avait été ébranlée, et qu'en prescrivant un tel traitement, Aubert avait commis une faute lourde, engageant sa responsabilité ;

Attendu que les parties se sont présentées devant nous le 25 mars dernier, et nous ont déclaré proroger d'un commun accord, notre compétence pour qu'il fût statué par nous en dernier ressort, tant sur la demande principale que sur la demande reconventionnelle, que nous leur avons donné acte de leur déclaration.

Que l'affaire étant venue à l'audience, les parties ont conclu à une expertise que nous avons ordonnée; que le Dr Aubert a désigné comme expert le Dr Morand, les époux B..., le Dr Frison, et que nous avons, de notre côté, choisi comme expert le Dr Bruck, directeur de l'École de médecine d'Alger;

Que ces experts ont été dispensés du serment par les parties;

Que par jugement en date du 30 mars dernier, nous avons défini la mission des experts, les chargeant notamment de nous dire si, en appliquant le sérum antidiphtérique aux maladies des fosses nasales, le Dr Aubert avait commis une faute caractérisée, fait preuve d'imprudence, intenté un de ces essais hasardeux, téméraires, qu'un médecin expérimenté et consciencieux condamnerait;

Que les experts ont procédé à la mission qui leur était confiée et dressé leur rapport;

Qu'il résulte de ce rapport, que l'ozène dont la dame B.... est atteinte, est une maladie des fosses nasales rebelle à tout traitement; qu'on a été amené, en ces derniers temps, à appliquer à cette affection, qui paraît avoir un lien de parenté avec la diphtérie, le sérum découvert par le Dr Roux ; que les résultats obtenus par cette méthode ont même, paraît-il, été encourageants ;

Que dès lors, en pratiquant sur la dame B.... des injections de sérum antidiphtérique, le Dr Aubert n'a pas commis de faute lourde, ni fait preuve d'imprudence en tentant un de ces essais hasardeux qu'un médecin expérimenté et consciencieux condamnerait ;

Qu'ainsi, le rapport conclut que les injections de sérum étaient indiquées, qu'elles étaient suffisamment justifiées par les succès qu'ont obtenus des praticiens autorisés ; qu'elles avaient été acceptées par la dame B.... et que, d'ailleurs, le mal dont cette dame était atteinte n'avait été ni atténué, ni aggravé par le traitement ;

Que, dans ces conditions, le Dr Aubert a formé une demande additionnelle en paiement de la somme de 1 franc à titre de dommages-intérêts.

Attendu qu'en principe, le médecin exerce sa profession en vertu des droits que lui confère la loi et doit agir en pleine indépendance, suivant ses lumières et sa conscience ;

Que, néanmoins, dans la pratique de son art, il est soumis à la responsabilité générale édictée par les articles 1382 et 1383 du Code civil.

Qu'il ne nous appartient pas de trancher des questions d'ordre scientifique, d'apprécier des méthodes, de nous faire juge de l'opportunité d'un traitement et que les questions purement techniques échappent à notre compétence ;

Mais que nous pouvons rechercher s'il y a, de la part du médecin, négligence caractérisée, oubli des précautions que la prudence commande, des règles admises par tous comme certaines ;

Que c'est en nous plaçant dans cet ordre d'idées, que nous devons trancher la question ;

Qu'il est établi, par le rapport, que non seulement le Dr Aubert n'a commis aucune faute personnelle, ne s'est en rien écarté des règles que dictent la prudence et les notions générales de la science, mais, qu'au contraire, il a judicieusement appliqué à une maladie rebelle, un remède qui, par analogie, était indiqué ;

Qu'ainsi le Dr Aubert ne tombe pas sous le coup des articles 1382 et 1383 du Code civil ;

Qu'au surplus, l'exercice de la médecine n'aurait plus de raison d'être, si les médecins n'avaient qu'à se croiser les bras dans les cas extrêmes et s'il ne leur était permis de rien essayer.

Qu'il faut leur reconnaître ce droit du moment où, comme Aubert, ils ne se départissent pas des règles que dictent le bon sens et la prudence, si, comme Aubert, ils ne poursuivent d'autre but que la guérison du malade, et ne se livrent pas à des essais téméraires que réprouveraient tous les praticiens expérimentés;

Qu'en réclamant une somme aussi minime à titre de dommages-intérêts, Aubert a voulu simplement affirmer l'indépendance du médecin dans la pratique consciencieuse de son art; que nous devons, en conséquence, faire droit à sa demande principale en paiement d'honoraires et à sa demande additionnelle en dommages-intérêts;

Que, par contre, la demande reconventionnelle formée par les époux B.... n'est pas justifiée et doit être écartée.

En ce qui concerne les délais demandés par les époux B...;

Attendu qu'Aubert ne s'oppose pas à ce qu'ils soient accordés; et qu'il y a lieu de leur permettre de se libérer par paiements mensuels de 30 francs;

Par ces motifs :

Condamnons les époux B.... à payer à Aubert la somme de 90 francs, montant des honoraires que ce dernier leur réclame;

Déboutons les époux B.... de leur demande reconventionnelle;

Les condamnons à payer à Aubert, la somme de 1 franc à titre de dommages-intérêts;

Disons qu'ils se libéreront du montant des condamnations prononcées contre eux par le paiement d'une somme de 30 francs par mois, à partir du 1er décembre prochain;

A défaut de paiement d'un terme, le tout sera immédiatement exigible;

Les condamnons aux dépens.

TABLE DES MATIÈRES

46896. — PARIS. — IMPRIMERIE LAHURE
9, rue de Fleurus, 9

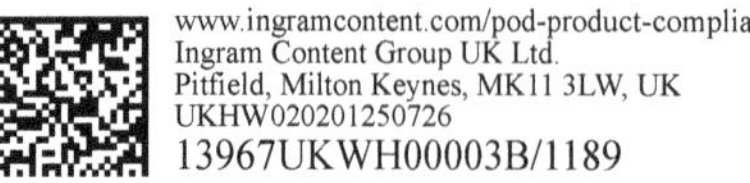
www.ingramcontent.com/pod-product-compliance
Ingram Content Group UK Ltd.
Pitfield, Milton Keynes, MK11 3LW, UK
UKHW020201250726
13967UKWH00003B/1189

9 782012 988798